河南省"十四五"普通高等教育规划教材

河南中医药大学传承特色教材

中药资源与栽培

（供中药学、中药资源与开发、中草药栽培与鉴定等专业用）

主　编　董诚明　纪宝玉

U0304385

全国百佳图书出版单位

中国中医药出版社

·北　京·

图书在版编目（CIP）数据

中药资源与栽培 / 董诚明，纪宝玉主编 .—北京：中国
中医药出版社，2022.9
河南中医药大学传承特色教材
ISBN 978 – 7 – 5132 – 7800 – 3

Ⅰ.①中…　Ⅱ.①董…②纪…　Ⅲ.①中药资源—中
医学院—教材②药用植物—栽培技术—中医学院—教材
Ⅳ.① R282 ② S567

中国版本图书馆 CIP 数据核字（2022）第 165909 号

中国中医药出版社出版

北京经济技术开发区科创十三街 31 号院二区 8 号楼

邮政编码　100176

传真　010-64405721

河北品睿印刷有限公司印刷

各地新华书店经销

开本 787×1092　1/16　印张 18.5　字数 411 千字

2022 年 9 月第 1 版　2022 年 9 月第 1 次印刷

书号　ISBN 978 – 7 – 5132 – 7800 – 3

定价　75.00 元

网址　www.cptcm.com

服 务 热 线　010-64405510

购 书 热 线　010-89535836

维 权 打 假　010-64405753

微信服务号　zgzyycbs

微商城网址　https://kdt.im/LIdUGr

官 方 微 博　http://e.weibo.com/cptcm

天猫旗舰店网址　https://zgzyycbs.tmall.com

如有印装质量问题请与本社出版部联系（010-64405510）

河南中医药大学传承特色教材

编审委员会

河南中医药大学传承特色教材

《中药资源与栽培》编委会

主　编　董诚明（河南中医药大学）
　　　　纪宝玉（河南中医药大学）
副主编　谢小龙（河南中医药大学）
　　　　吴廷娟（河南中医药大学）
　　　　乔　璐（河南中医药大学）
编　委　（按姓氏笔画排序）
　　　　兰金旭（河南中医药大学）
　　　　朱昀昊（河南中医药大学）
　　　　苏秀红（河南中医药大学）
　　　　李汉伟（河南中医药大学）
　　　　张丽萍（河南中医药大学）
　　　　罗晓铮（河南中医药大学）
　　　　荆　云（新乡医学院）
　　　　郭　涛（河南中医药大学）
　　　　裴莉昕（河南中医药大学）

前 言

教育部和国家中医药管理局《关于医教协同深化中医药教育改革与发展的指导意见》（教高〔2017〕5号）指出："改革中医药课程体系：推进中医药课程内容整合与优化，构建以中医药传统文化与经典课程为根基，以提升中医药健康服务能力为导向的课程体系。"2019年10月发布的《中共中央国务院关于促进中医药传承创新发展的意见》中指出："要改革中医药人才培养模式，强化中医思维培养，改革中医药院校教育。"在此背景下，河南中医药大学总结近十年来仲景学术传承班和中药传承班的办学经验，进一步优化培养方案和课程体系，同时进行相关学术传承特色教材建设，组织编写传承特色系列创新教材。

本套教材共计16种，分别为《中医训诂学》《中医文化学》《国学经典导读》《仲景方药学》《仲景辨治学》《仲景经方案例导读》《仲景学术历代医家研究与传承》《本草名著选读》《中药理论专论》《经典中成药》《中药药剂学》《中药炮制学》《中药资源与栽培》《中药鉴定学》《中医方药学》《中医理论基础》。该系列教材主要配套仲景学术传承班和中药学术传承班教学使用，同时适合中医、中药类相关专业研究生及医学爱好者学习，也可作为中医药教学、医疗研究人员的参考用书。

在编写过程中，我们参考了其他高等中医药院校相关教材及资料。限于编者的能力与水平，本套教材难免有不足之处，还要在教学实践中不断总结与改进。敬请同行专家提出宝贵意见，以便再版时修订提高。

河南中医药大学传承特色教材编审委员会
2020年4月

编写说明

本教材秉承"三基、五性、三特定"的编写原则，强化教材的针对性、实用性和条理性。本教材紧扣我校中药学专业特色班（中药传承班）的教学要求和课程特点，编写过程中遵循"三有人才和双思维培养"的育人模式，是在密切结合中药生产和科研实践，在满足中药传承人才培养目标的基础上编写而成的河南中医药大学中药传承班特色教材。同时，本教材也适用于中药学类其他专业使用。

本教材设置学习目的、学习要点、复习思考题、学习小结等模块。本教材主要分为绪论、上篇和下篇三部分，共20章内容。上篇主要包括中药资源与栽培有关的基本知识与技术，内容涉及中药资源与自然和社会环境、中药资源与栽培、中药资源的调查与动态监测、中药资源评价、中药资源的开发利用、中药植物栽培基础理论与技术和中药资源管理。下篇主要包括中药资源与栽培技术的应用，其中介绍了解表药、清热药、泻下药、化湿药、利水渗湿药、温里药、止血药、活血化瘀药、化痰止咳平喘药、安神药、平肝息风药、补益药、收涩药共28种常见中药植物的资源概况、栽培和采收加工技术要点。

本教材由董诚明、纪宝玉主编，负责教材内容的整体设计，并编写了绪论及其他部分章节。具体分工为：绪论由董诚明编写；第一章由苏秀红编写；第二章由兰金旭编写；第三章由乔璐编写；第四章由朱畇昊编写；第五章由纪宝玉编写；第六章由谢小龙编写；第七章由李汉伟编写；第八章由荆云编写；第九章由乔璐和纪宝玉编写；第十、十三章由苏秀红编写；第十一、十二章由张丽萍编写；第十四章由罗晓铮编写；第十五章由裴莉昕编写；第十六、十八章由朱畇昊编写；第十七章由郭涛编写；第十九章由吴廷娟、兰金旭编写；第二十章由吴廷娟编写；最后由董诚明、纪宝玉、谢小龙、吴廷娟、乔璐多次统稿。

由于编者水平所限，加之时间仓促，尽管我们反复审阅、修改、纠正，但书中难免存在疏漏和不妥之处，敬请读者和广大师生在使用过程中提出宝贵意见，以便修订和完善。

《中药资源与栽培》编委会
2022 年 5 月

目　录

下篇 中药资源与栽培技术的应用

绪　论 ▷▷▷▷

第一节　中药资源与栽培的特点和地位

一、中药资源与栽培的内涵

资源是一切可被人类开发利用的物质、能量和信息的总称，包括自然资源和社会资源。中药资源是自然资源的组成部分，是指一定地区范围内分布的各种药用植物、动物和矿物及其蕴藏的总和。广义的中药资源还包括人工栽培、养殖和利用生物技术繁殖的药用植物、动物及其产生的有效物质。20 世纪以来，一方面，由于人口的剧增、经济和社会的发展，人类对中药资源的需求快速增长；另一方面，由于气候变化、环境污染、生态恶化及对动植物的过度采捕、生物生存栖息地的破坏等，造成中药资源不断萎缩。由此导致中药资源利用与保护之间的矛盾日益突出，如何解决这一矛盾，是中药资源学面临的重要任务。

中药资源学是研究中药资源的种类、分布、形成、蕴藏量、品质、保护与可持续利用的科学，是在药用植物学、药用动物学、药用矿物学、生物学、生药学、药理学和管理学等学科的理论和技术的基础上发展起来的学科。

中药绝大部分来源于药用植物。所谓中药栽培是指专门研究中药植物的生态习性、生长发育规律、产量与品质形成、栽培技术的综合性、实践性很强的直接服务于植物类中药材生产的应用学科。中药栽培主要涉及保证"植物－环境－措施"这一农业生态系统协调发展的各项农艺措施，包括了解不同药用植物的生物学特性、生长发育所需的环境条件，并在此基础上通过选地整地、繁殖和育种、田间管理、病虫草害的防治等各种栽培技术措施，满足药用植物生长发育和品质形成的要求，最大限度地提高中药材的品质。

中药材栽培过程中，产量是生产目标之一。此外，中药是中医治疗疾病的物质基础，中药质量直接决定着中医临床治疗效果，因此必须时刻关注产量与质量问题。为保证中药的产量与质量，中药栽培要重点突出以下几个方面：一是探究中药植物的生长发育规律。每种中药植物均具有自身的生物学特性和生长发育规律，如不清楚种子的生物学特性，就不能确定适宜的种子处理方法及贮藏条件，就无法实现种子繁殖；不了解药用植物对光照、温度、水分、土壤等环境条件的需求，就不能采取有效措施保证其正常生长发育，获得品质优、产量高的中药材；不了解药用植物对肥料的需求规律，就无法实现合理施肥，从而无法达到高产优质的目的等。只有了解清楚，才能有目的地选择适宜的栽培区域和制定合理的栽培措施。二是加强中药植物的栽培区域环境选择与调控研究。不同的药用植物，生物学特性不同，其最适宜的生态环境有明显差异。当环境条件不能满足中药植物的正常生长发育需要时，就要采取一定措施对环境进行调控，如人参遮阴、地黄起垄等，否则就不能达到高产优质的目的。

开展中药栽培，就离不开生态问题。社会和经济的快速发展也对自然环境造成了破坏，生态平衡遭到了严重威胁。生态系统平衡失调后，中药资源不断遭到破坏，野生中药蕴藏量急剧减少，某些珍稀中药种类已濒于绝迹。资源在减少，用量在增加，供求矛盾日益扩大，如何解决好这一矛盾，不仅关系到中医药文化的传承与发展，而且也关系到社会安全保障与经济发展。为解决这一矛盾，首先需要更好地保护、合理地利用中药资源，制定一些中药资源保护的措施，禁止乱采、乱挖野生中药资源。在适宜地区建立特定品种的自然保护区，加大保存中药资源物种的力度。鉴于此，就需要相应的中药资源与栽培技术，需要相应的理论作为指导，中药资源与栽培也就应运而生。

二、中药资源与栽培的特点

中药资源与栽培作为一门新兴学科，拥有独特的技术体系和特点。

（一）中药资源与栽培技术的多样性和复杂性

我国中药资源有 1.1 万余种，其中常用中药资源有 500 余种，大面积栽培的有 250 种左右。由于中药资源种类繁多，其生长习性、繁殖方法、采收加工、药用部位、生长年限及对环境要求的多变性，形成了中药资源与栽培技术的多样性和复杂性。在生产中需要因地制宜地调整栽培措施才能达到预期目的，如种植人参、黄连等耐阴植物时需搭设荫棚来提供一定的荫蔽条件；种植地黄、忍冬等喜阳植物时则需选择阳光充足的地块；种植菊、红花等花类中药时需要打顶促进分枝，以增加头状花序数量、提高花的产量；种植浙贝母、白术等以根及根茎入药的种类时常于现蕾前剪掉花序或花蕾，可以起到终止生殖生长、提高根及根茎产量的目的。

（二）中药资源与栽培更加注重产品质量

"医无药不能扬其术"，中药资源是中医治疗疾病的物质基础，决定着中医临床的治疗效果。中药植物栽培具有经济属性，必须重视质量问题，稳定和提高药材质量才能保证中成药和中医临床的安全、有效，这是中医药事业健康可持续发展的基础。

（三）中药资源与栽培强调药材道地性

药材多具有鲜明的区域性特性，即所谓"道地性"。传统意义上的道地药材是指经过临床长期优选出来的，具有特定地域、品质和疗效更好、质量稳定、被世人所公认的药材。良好的生态条件、悠久的栽培历史、独特的产地加工技术及优良的种质资源是道地药材形成的主要原因，遗传、环境和人文作用（含生产技术等）是道地药材形成的基本条件。在中医药发展的早期，人们通常重视药材是否来自原产地，是以道地药材作为质优的标志。将药材与地理、生境和种植技术等特异性联系起来，形成了关药、北药、怀药、浙药、南药、云药及川药等道地药材类别。

（四）现代研究起步较晚，理论体系与技术方法有待完善和提高

我国中药资源与栽培历史悠久，甚至可追溯到2000多年前，但其科学高效的栽培技术及生产规模化、集约化程度还远远落后于小麦、水稻等农作物。目前，很多中药种类尚处于半野生状态，已形成的栽培品种特别是具有推广价值的优良品种还很少；沿用传统种植技术或经验的现象还很普遍，生产管理比较粗放，科学高效的栽培技术体系尚不健全，致使药材产量低、质量不稳定的现象较为突出。同时，药材重金属和农药残留问题凸显，已成为制约中医药国际化、现代化进程的主要瓶颈。

中药资源与栽培学科建立时间尚短，许多领域研究还处于初级阶段，有待进一步充实和完善。因此，必须加强中药资源的生物学、生态学、生理学、生物化学等基础研究，综合运用现代生物技术、现代农学及其他相关学科知识与技术，强化药用植物资源与栽培生产的规范化、标准化，加快中药资源与栽培的理论创新和实践创新，逐步完善中药资源与栽培学的理论体系与技术体系。

（五）药材市场的特殊性

中药材市场与一般农产品市场不同，有其特殊性。

1. 中药材质量必须符合《中华人民共和国药典》规定的标准，同时为体现质量差异，市场流通的中药材通常有产地、规格、等级之分。

2. 中医在利用中药治疗疾病时，需要辨证论治，多行复方配伍，不同中药的性味、归经、功效、主治有异，相互之间不能随意替代，因此中药材消费有品种齐全的特点。

3. 中药是在医生或执业药师的指导下使用的，患者自主选择品种、质量的权限有限，因此专业人士对中药的应用具有一定的导向性。

4. 中药材"少了是宝，多了是草"，开发或栽培中药资源时需要根据市场需求做好预测，尽量使品种、种植面积与市场需求量相适应。

5. 在特殊疫情发生时往往导致某些药材的市场价格大幅度上涨甚至缺货断档，除了加强市场管理外，也需要做好中药资源的储备工作。

此外，中药资源还具有可再生性、可解体性、有限性、动态性、地域性、多用性等自身特点。

三、中药资源与栽培的地位和作用

1. 中医药是中华民族的瑰宝，中药资源为中华民族的繁衍生息作出了重要贡献 中华民族在对中药资源与栽培的长期开发利用中形成了其独特的理论和技术体系，中药在保障人类健康、保持社会稳定繁荣方面发挥其独特的重要作用。伴随着"返璞归真，回归自然"理念的认知普及，天然食品和植物药受到大众的青睐，丰富的中药资源和以养

生健身为核心的中医药理论，已吸引了全球的目光，中药资源在推动我国国际交流中展示出了不可小觑的力量。

2. 中药材对中医药及相关产业的发展具有决定性的作用 中药材作为中药、保健食品、化妆品、香料、生物农药及部分化学药物生产的原料或添加剂，是相关产业的源头，其资源蕴藏量、产量和质量对多种产业的发展都具有重要影响。随着中药现代化和国际化的发展，中药材的社会需求量将越来越大，中药资源的危机将会日趋严重，中医药产业的可持续发展将会受到中药资源危机的严峻挑战。可见，中药资源的蕴藏量、产量及其可持续利用，是保障中药资源的供应、中药和相关产业稳定健康发展的物质基础和前提条件，对中医药产业的发展具有决定性的作用。

3. 中药资源与栽培是实现生态、经济和社会效益协调发展的根本保障 我国生物多样性极其丰富，从生物多样性保护和生态环境保护两方面来看，中药资源作为地球生态系统的一部分，其中的药用植物资源，不仅是森林、草原、湿地等生态系统的重要组成部分，还有相当一部分是脆弱的生态环境所需要的重要先锋植物和环境保护植物，如起到固沙作用的甘草、麻黄、沙棘、肉苁蓉等。其中的药用植物资源影响着生物圈的平衡，是生物链中的重要组成部分，任何一个环节的缺失或中断，都有可能打破生态系统固有的平衡。可见，中药资源影响着生态系统的生物多样性及其平衡和稳定，发挥着不可替代的生态价值。开发利用时，在保持其良好的生态价值的条件下，力求获得较大的经济价值，从而最终实现中药资源的生态、经济和社会效益的统一。

4. 巩固"脱贫攻坚"成果，助力乡村振兴 开展中药材栽培可以帮助调整农村产业结构，是精准扶贫、乡村振兴的有效途径。许多地区通过发展中药材，调整了农村产业结构，提高了农民收入，实现了"精准脱贫"，发挥了稳定农村社会的积极作用。

5. 中药资源是中药产业发展的源头 中药材生产是中药产业的第一个车间，开展中药材栽培，建立稳定的中药材生产基地，为各种中药产品提供产量足、质量优的药材原料，是整个中药产业健康发展的基础。稳定的中药材生产基地是中药饮片、中成药及中药保健品生产企业产品质量稳定的前提，而且还能稳定市场价格、提高产品质量，有利于促进企业健康可持续发展。

第二节　中药资源与栽培的性质和任务

一、中药资源与栽培的概念

中药资源与栽培是以中药资源为研究对象，探究中药资源的形成、种类构成、时空分布、数量、质量、开发、保护、更新、可持续利用和管理的科学。

中药资源与栽培是在自然资源学、中药学、生物学、生态学、植物学、农学、地理学、经济学和管理学等传统学科的理论和方法基础上，融汇现代生物技术、计算机技术和信息技术而形成的新兴综合性学科。我国丰富的中药资源和悠久深厚的中医药传统文化，为中药资源与栽培的建立和发展奠定了物质与知识基础。中药资源与栽培不仅在保障人类健康方面具有其他学科不可替代的作用，在国民经济的发展中也占有重要地位。它在规划和发展中药及其相关产业，保障临床用药，有效保护和利用中药资源与栽培技术，扩大和寻找中药新资源，开发中药新品种和新产品，服务人类医疗保健事业等方面具有十分重要的意义。

二、中药资源与栽培的研究目标

中药资源是国家的战略资源，是中药产业链的源头和核心。其研究目标为：获取更多更好的中药材原料，解决中药材的数量和质量问题；提高中药资源利用效率；开创新资源寻找途径；实现中药资源的可持续利用；发展循环经济，促进资源节约型社会的发展。

具体体现在：明确中药材的构成及时空动态变化规律；实时监控中药资源现状，规划、预测中药资源开发利用前景；实现中药资源的经济、社会、生态效益协调发展；探究道地药材成因、保护及质量评价；培育优质高产新品种，探索优质中药材生态种植模式及技术，研究中药材质量追溯体系等。

三、中药资源与栽培的研究内容

为实现中药资源的经济、社会、生态效益协调发展，中药资源与栽培的研究内容有以下几个方面。

（一）环境对中药资源及其栽培的影响研究

自然环境和社会环境都会对中药资源与栽培产生影响。自然环境的影响包括气候、土壤及生物等因素，社会环境的影响有政策、法规及地区经济发展水平因素等。近几年，我国相继制定了一系列的法律法规，目的在于保护自然资源和生态环境，有序发展中药材，逐步改善由于人为破坏而造成的恶劣生态环境和自然资源短缺现象，使自然环境能够得到有效恢复，实现可持续发展。

（二）中药资源的调查与动态监测

中药资源作为一种再生性资源，具有生长周期长、分布区域广、动态性强等特点，其蕴藏量极易受自然和人为因素的影响。我国先后进行了四次全国性的中药资源调查工作，基本掌握了药用动植物资源的种类及分布情况，这些工作的开展，将有助于全面掌握中药资源现状，提出中药资源管理、保护及开发利用的总体规划，建立中药资源动态监测机制。

（三）中药资源评价研究

中药资源评价是基于一定的科学理论、技术和方法，对特定区域内中药资源的数量、质量、效益等方面进行分析与评估，为资源开发、利用和保护及其科学管理提供科学依据。正确理解中药资源数量、质量、效益的内涵和外延，综合分析中药资源数量、质量、效益的特征，了解中药资源形成的过程及其影响因素，建立中药资源科学评价体系，对于全面、准确地反映资源现状，制定科学的保护与利用计划，确保中药资源可持续发展具有重要的意义。

（四）中药材生长发育规律、影响因素及调控措施

中药材生长与发育是药材产量与质量形成的基础。每种中药材均具有自身的生物学特性和生长发育规律，又受多种环境因素的影响，其最适宜的生态环境有明显差异。同一种中药材在不同的生长发育时期，对生态环境的要求也有不同。选择适宜的生态环境，保证中药材的正常生长发育，是提高药材产量、保证药材质量的前提。根据中药材对环境的需求，采取人工调控措施，满足中药材生长发育的需求。

（五）中药材优良品种选育与良种繁育

选育优良品种是实现药材高产优质目标的有效途径。一些中药材经过长期种植会发生遗传分化而形成不同的种质。收集和整理现有种质资源，通过药材产量与质量的比较，选育出优良品种，是目前中药材优良品种培育最为常用的方式。良种选育除需要重视药材产量、质量以外，还要重视抗逆性、农艺性状等。因此，具体的选育目标应根据生产需求来确定，但高产优质是通常的追求目标。选育出的优良品种在推广之前需要进行繁育以扩大种苗数量，推广时需要制定种子、种苗质量标准，推广后随着时间延长，种质会发生退化，需要建立良种提纯复壮技术体系等。

（六）病虫害综合防治

由于中药材生物学特性、生态环境的特殊性，决定了其病虫害的发生有着一般农作物所不具备的特点，如病虫害种类多、地下器官病虫害严重等。为有效控制病虫害，需要调查研究病虫害的种类、发生发展规律与生活习性，了解各种病虫害的防治措施，因地制宜地制定以预防为主、综合防治为主的病虫害防治技术体系。农药残留影响着中药安全性，而所用的农药种类、使用数量、使用方法、使用时期等决定着药材中的农药残留量。因此，农药合理使用也是中药资源与栽培需要研究的重要内容。

（七）中药材产量与药材品质形成

任何作物的产量均来自光合作用，产量有生物产量与经济产量之分，经济产量是栽培所追求的。通常情况下，经济产量只是生物产量的一部分，但生物产量高不一定经济产量也高，生产中需要采取措施在提高生物产量的同时，尽量多地使生物产量转化为经济产量，方能达到药材高产的目的。品质是药材的生命，包括外在品质和内在品质，外在品质是指药材的外观性状，内在品质是指活性物质与有害物质含量。无论是外在品质还是内在品质均与栽培措施密切相关。一般来讲，产量与品质是相矛盾的，高产与优质很难同时达到，在栽培过程中需要我们合理调控使两者尽量达到统一。

（八）药材采收与产地加工技术

药材产量和质量变化与中药材个体发育具有密切关系，确定合理的栽培年限和采收时间，是保证药材产量与质量的重要环节。采收后的鲜药材仍然具有生活力，在完全干燥之前仍然进行着各种生理生化代谢，从而使药材的活性成分发生变化。药材采收后进行的产地加工影响着药材的干燥速度与干燥时间，因此对药材的产量与质量也会有影响。研究采收后、干燥前药材产量与质量的变化机理，确定合理的产地加工工艺，改进落后的产地加工方法，也是中药材栽培过程中需要予以重视的问题。

第三节　中药资源与栽培的形成与发展

一、中药资源与栽培学科的形成

我国劳动人民发掘利用中药资源历史悠久，源远流长。人们在长期的生活和生产实践中，发现了许多能够消除或减轻疾病痛苦的药物，逐步形成了对药物的感性和理性认识。据考证，早在 7000 多年前的新石器时代，我们的祖先便开始在利用自然资源的同时，有意识地栽培植物和饲养动物，并逐步积累保护和利用资源的经验和教训。中医药有正式的文字记载，可追溯到三四千年以前，"神农尝百草，一日而遇七十毒"，是中药资源利用的萌芽时期。在数千年的漫长发展中，中药资源的发现、发掘、利用和保护，虽然进展较为缓慢，但从未停止。早在 3000 年前的《诗经》和《尔雅》中，不仅记述了枸杞、白芷、甘草、蒿、芩、葛、芍药等 50 余种药用植物及其生长环境、采集季节、产地等，同时也记述了既可果用，又可入药的枣、桃、梅等栽培情况。古代具有代表性的药物著作（本草）主要有《神农本草经》（公元 1 世纪到 2 世纪），收载药物 365 种，该书总结了汉代以前的医药经验，是我国现存的第一部记载药物的专著，为后人用药及编写本草著作奠定了基础。明代李时珍撰写的《本草纲目》，记载药物 1892 种。该书全面总结了 16 世纪以前我国人民认、采、种、制、用药的经验，首先记载了近 200 种栽培的中药植物（包括药用果蔬），并且较为系统地观察记载了一些药用植物的生长习性、种植和采收加工方法，其中川芎、附子、麦冬、牡丹等许多中药植物的种植方法至今仍被沿用，为世界各国研究中药植物栽培提供了极其宝贵的科学资料，至今仍不失参考价值。清代赵学敏撰写的《本草纲目拾遗》收载药物 921 种，补充记载了 716 种《本草纲目》中未曾记载的中药植物。清代吴其濬撰写的《植物名实图考》和《植物名实图考长编》共收载植物 2552 种。综上所述，我国悠久的中医药历史文化，为中药资源与栽培学的形成和发展奠定了坚实的理论和实践基础。

二、中药资源与栽培的研究现状与展望

(一) 中药资源学的研究现状

1. 中药资源的调查研究 中药资源调查不仅是摸清"家底"，也有利于中药产业的发展。我国先后于 1960 年、1969 年、1983 年、2011 年进行了四次大规模的全国性中药资源调查。现代科学技术的发展为中药资源调查方法的改进和提高提供了技术支撑，将"3S"、计算机数据库和网络、现代仪器分析、群落学、统计学等多学科技术融合到中药资源调查中，极大地丰富了调查内容，使中药资源调查更加科学化、准确化。

2. 中药资源区划与产地适宜性分析 中药资源区划以全国中药资源与药材生产地域系统为研究对象，从分析影响中药资源分布及开发利用的自然条件与社会条件入手，突出区划的地域性、综合性、宏观性三大特征，综合考虑相关因素，划分不同级别的中药资源合理开发利用、保护抚育与生产区域。将生态背景系统、气象系统、数值分类、模糊数学和灰色系统等新兴理论与定量科学广泛应用于中药资源区划领域。利用群落分类、卫星遥感、计算机等高新技术，开展野生重点中药资源及生产区域化的调查与研究；应用建立在聚类分析、模糊数学基础上的数值区划方法和"3S"技术、生物技术和仪器分析技术等，为中药区划与产地适宜性分析提供科学的研究方法；同时指导生物多样性保护、生态环境建设、中药材生产质量管理规范（GAP）生产基地建设及中药资源可持续利用等研究工作。

3. 中药资源的野生抚育和可持续利用研究 野生抚育是一种新兴的中药资源生态产业模式，目前主要进行抚育基地选址、优良品种选育、种群密度优化、数据模型产量预测及采收期确定等方面的生理生态学研究；以资源储量、可采收量、产品质量与种质及环境的关系、资源合理采收期及可持续采集方法等为研究内容的资源学研究；对野生药用植物生活史、繁殖特性、种群更新机制、收获器官生长发育规律等进行生物学研究。

4. 中药新资源的开发研究 一是从现有中药资源中，特别是中药生物资源或未被开发的生物资源中，寻找具有新的药用价值的活性物质，开发新药用资源；二是利用现代科学技术人工培育具有药用价值的新物质，替代现有中药资源，满足社会需求。

5. 中药资源的综合利用研究 中药资源的利用是多方面、多层次的，应以药物开发为中心并辐射其他多种产品的开发，如保健品、植物农药、兽药、化妆品、调味品、色素、甜味剂、香精香料等。为解决中药资源需求日益增加与资源相对短缺之间的矛盾，通过多方位、深层次的综合利用，促进中药资源的可持续发展。

6. 中药资源的保护和管理 中药资源的有效保护和科学管理是实现中药资源可持续发展的基本保障。通过调查和资源监控，依据国际上通用标准，结合我国中药资源濒危程度，编制中药资源保护名录；考察评价各级各类自然保护区、植物园区，加强中药种质资源保护的研究；重点系统地调查濒危中药资源现状、濒危原因与发展趋势，编制濒危中药名录；出台相关的文件和法规，用于保护药用生物资源和环境。

（二）中药材栽培的研究现状

中华人民共和国成立后，药用植物栽培取得了突飞猛进的发展，已开展野生转家种或引种栽培的药用植物有 2000 余种，其中家种成功的药用植物有 1000 余种，大面积栽培生产的有 250 余种。目前主要依靠人工栽培满足需要的药材有人参、三七、附子、黄连、浙贝母、当归、麦冬、太子参、白芍、党参、川芎、元胡、砂仁、山楂、牡丹皮、红花、郁金、姜黄、莪术、天麻、菊花、玄参、泽泻、黄芪、白芷、巴戟天、云木香、广藿香、紫苏叶、枸杞子、瓜蒌、地黄、怀牛膝、百合、板蓝根、小茴香、丝瓜、佛手、薏苡仁、薄荷、金银花、玫瑰花等。部分来源于人工栽培的药材有大黄、甘草、细辛、五味子、桔梗、丹参、半夏、天南星、远志、徐长卿、何首乌、石斛、黄柏、诃子、王不留行、灵芝等。从国外引种成功并种植的药用植物有西洋参、金鸡纳、古柯、丁香、白豆蔻、颠茄、洋地黄、水飞蓟、蛔蒿、狭叶番泻、胖大海、澳洲茄、小蔓长春花、印度萝芙木，其中有不少种类已经开展大面积生产、逐步实现自给。另外，我国还对新发现、可治疗严重疾病的药用植物进行了野生转家种的驯化工作，如具有抗癌作用的喜树、美登木、长春花等，对心血管类疾病具有治疗作用的月见草、黄草、毒毛旋花等，具有抗衰老作用的小蔓长春花、牛皮消、红景天等，对肺脓疡有特殊疗效的金荞麦等。

我国药用植物栽培发展十分迅速，中药材生产正在从零星种植向规模化种植、从粗放管理向规范化管理、从原始人工向机械化和智能化方向发展，长此以往，必将为中医药事业与产业发展提供强有力的支撑。

（三）中药资源与栽培的研究展望

1. 中药资源的可持续发展研究 中药资源可持续发展关系到中药大产业的生存和发展，建立中药资源可持续发展技术和管理体系具有重要的现实和战略意义。中药资源可持续发展技术体系，可以分为现有资源的保护、野生资源可持续利用和资源的人工定向培育三个方面。要实现野生资源的可持续利用，首先要做好资源和环境的保护工作，在此基础上，处理好保护和利用的关系。保证资源可持续发展的野生抚育技术是野生资源可持续利用的核心研究内容。开展野生中药资源变家种（家养）和中药材规范化生产技术研究，是中药资源人工定向培育的主要研究方向。

2. 中药资源的评价技术和方法研究 中药资源的评价是中药资源可持续利用的基础，是中药资源研究的难点问题。中药资源评价可以分为定量和定性评价两类，其内容涉及多个方面，资源的可利用量、资源的质量、资源的生态价值等。多指标化学成分评价、生物学评价等多种新的评价方法正在研究和探索之中。开展中药资源评价技术和方法的研究，将是中药资源研究的一项重要和长期任务。

3. 中药资源学的信息化研究 利用现代信息等技术，建立中药资源的调查、动态监测和预警系统，随时掌握中药资源数量的动态变化，对实现中药资源的宏观、动态、科学管理具有十分重要的意义。将计算机数据库和网络技术、遥感和地理信息系统技术以及全球定位系统应用于中药资源调查和资源动态监测的研究工作，必将会给中药资源科学管理和决策带来质的飞越。

4. 民族医药资源的开发研究　据初步统计，我国有 47 个少数民族拥有具民族特色的药物资源，民族药资源约有 5000 余种，但民族医药资源学研究基础较薄弱，给民族医药资源的开发利用带来了很大困难。民族药物资源的研究工作多数处于对药物资源和种类的初步调查、归纳和总结阶段，民族医药资源的质量标准的制定还有待进一步完善。民族药资源具有巨大的开发潜力，不仅关系到民族医药学的发展，而且对于丰富中药资源宝库，提高中药资源综合利用水平，实现中药资源的可持续利用都有重要意义。

5. 天然药物的开发研究　植物药和天然药物的开发，越来越受到国内外医药界的重视。据统计，目前临床使用的化学药物 50% 以上直接或间接来源于天然产物，表明天然产物在药物研究中的重要地位。我国传统医药学中大量的信息和经验，为利用中药资源进行天然药物开发奠定了坚实的基础。我国有药用植物 10000 余种，其中绝大多数种类还没有进行过系统的化学和药理研究，具有巨大的发展潜力。

三、中药资源与栽培和相关学科的关系

中药资源与栽培属于一门综合性学科，既有其系统的理论和技术体系，又是生物、化学、地理、生态、数学、农学、信息、医药及管理等多种社会学科和自然学科相联系。与中药资源栽培联系较紧密的学科主要有以下几类。

1. 植物生态学和植物生理学　生态环境对生物的形成、分布和生长发育都具有重要的作用，对中药材的质量也具有重要的影响。生物的生长发育、体内活性成分的形成和积累过程，直接受其生理活动的制约。因此，调控其生理活动对中药材质量具有重要影响。

2. 植物学和动物学　植物学和动物学是中药资源调查研究的基础。中药资源种类的鉴别和动植物群落的研究，都需要运用动植物分类学及生物群落的调查研究方法。

3. 中药化学及其他化学学科　中药材质量优劣的评定，虽有多种方法、多个途径，但药用活性成分及其含量的分析测定是最为直接和重要的手段，需要多种化学知识和技能才能完成这项工作。此外，人工麝香和人工牛黄等资源的化学合成，均需中药化学及其他相关化学学科的知识和技能。

4. 中药鉴定学　中药鉴定学为中药资源质量评价提供了良好的技术支持。中药材真、伪、优、劣的鉴定，都离不开中药鉴定学的知识和技能。

此外，中药学、植物地理学及现代生物技术等，与中药资源栽培的关系也十分密切。

上篇　中药资源与栽培基本知识与技术

第一章　自然环境和社会环境对中药资源的影响 ▷▷▷

【学习目的】

1. 掌握影响中药资源的自然环境和社会环境因子。

2. 熟悉自然环境和社会环境因子如何对中药资源产生影响。

3. 了解人为因素对中药资源开发和利用的影响。

【学习要点】

　　影响中药资源形成、分布、品质的自然环境因子种类及影响机制。社会环境对中药资源需求、开发、野生中药资源保护和中药资源可持续利用的影响。

　　生物生存的外界条件的总和称为环境。生物周围所有自然形成的物质和能量的总和均为自然环境，自然环境中的光照、温度、水、大气、土壤、生物群落等生态因素可直接或间接地影响药用动植物的生长和发育，从而影响中药资源的分布和质量；人类在历史发展过程中所形成的人口、政治、经济和文化体系等都可以视为社会环境。各种环境因素之间相互联系、相互作用、相互影响，其综合作用维系着生物的生存和发展，并与构成社会环境的人口和文化等因素一起，影响着中药资源的形成、发展、利用及其可持续发展。

第一节　自然环境对中药资源的影响

一、自然环境对中药资源形成及分布的影响

（一）光照条件

　　光对中药植物生长发育的影响由光质、光强、光照时间的对比关系构成，它们各有

其空间和时间的变化规律，且随着不同的地理条件和不同的时间而变化。

太阳辐射连续光谱，可分为红外光、可见光和紫外光三个光谱区。不同波长的光质，对植物生长发育影响不一。红外光谱区辐射具有促进植物茎延长生长的作用。可见，光谱区辐射既有热效应，又有光效应，对植物的光合作用和生长发育、动物的视觉等都具有重要作用。紫外光谱区辐射对病菌和病毒都有杀灭作用，对生物体也有一定影响，能引起植物的日灼、生长停止和蛋白质凝固等。

光对植物的生态习性有着重要影响，在不同光照强度下，形成了阳生、阴生和耐阴性三种类型。阳生植物指在强光照条件下生长发育健壮的植物，多分布于旷野、向阳坡地等，如蒲公英、甘草、麻黄、黄芩、红花、芍药等；阴生植物是在微弱光照条件下生长发育健壮的植物，多生于潮湿、背阴或密林之下，如人参、三七、黄连、细辛等；耐阴植物介于阳性植物和阴性植物之间，在光照良好和稍有荫蔽的条件下均可正常生长，如麦冬、侧柏、桔梗、党参、沙参等。

光照时间主要影响中药植物花芽分化、开花结实、地下贮藏器官的发育、休眠等，根据植物对日照长短的适应可分为长日照、短日照和中日照三类。光周期决定了植物的地理分布和生长季节，低纬度地区日照时间较短，分布的植物种类多为短日照植物；高纬度地区日照时间较长，分布的植物种类多为长日照植物；在中纬度地区将混合分布着长日照植物和短日照植物。

（二）水分条件

药用植物的光合作用、呼吸作用、组成等均离不开水分。一般植物的含水量占鲜重的 70% ~ 90%，水生植物含水量最高可达鲜重的 90% 以上，肉质植物的含水量约为90%，草本植物的含水量一般为 80%，木本植物约为 70%。可见，水分是植物生长发育必不可少的条件之一，直接影响其生长发育，根据植物对水分的适应能力和适应方式划分为旱生、中生、湿生和水生等类型。

中药植物在不同的生长发育阶段对水分的需求也不同。一般前期需水量少，中期需水量多，后期需水量居中。另外，植物的需水量还受气候条件和栽培措施的影响。低温、多雨时需水量减少；反之，高温、干旱时需水量增加。此外，植物在严重缺水时造成的干旱及长期阴雨天气导致田间水分过多时均会对植物的生长发育造成严重影响，甚至死亡。植物对水分最敏感的时期，称为需水临界期，该时期如果水分亏缺，将造成药材产量的损失和品质的下降，后期也不能弥补。因此，应根据中药植物不同生长发育时期的需水规律、气候条件、土壤水分状况，适时、合理地灌溉和排水，以确保中药材产量及质量的稳定、优良。

（三）温度条件

不同的中药植物类群，分布的地理格局与温度条件密切相关。如人参与三七为同属植物，但其生理生化和生长发育过程对温度具有不同的适应范围，从而形成南北不同的分区。中药植物种类繁多，对温度的要求也各不相同，但每种植物对温度都有最佳的适应范围，即最适点、最低点和最高点，称为温度三基点。超过两个极限温度范围，都会对植物造成影响。如人参的适宜生长温度是 10 ～ 34℃，超过这一温度，叶片将会被灼伤以致枯死。

每种中药植物较为恒定的温度条件是与分布区相联系的，根据中药植物对温度的不同要求，可分为以下 4 类。

1. 耐寒植物　一般能耐 –2 ～ –1℃的低温，短期内可忍耐 –10 ～ –5℃低温，最适同化作用温度为 15 ～ 20℃，如人参、百合、平贝母、大黄、羌活。根茎类药材在冬季地上部分枯死后，地下部分越冬仍能耐 0℃以下，甚至 –10℃的低温。

2. 半耐寒植物　这类植物通常能耐短时间 –2 ～ –1℃的低温，最适同化作用温度为 17 ～ 23℃，如枸杞、菘蓝、知母等。

3. 喜温植物　植物的生长发育过程中均需要较高的温度，如种子萌发、幼苗生长、开花结果时期等。这类植物如花期气温低于 10 ～ 15℃则不宜授粉或易落花、落果等。同化作用最适温度一般为 20 ～ 30℃，如忍冬、颠茄、枳壳、川芎等。

4. 耐热植物　生长发育时期要求温度较高，个别植物甚至可在 40℃下正常生长，同化作用最适温度一般在 30℃左右。

温度对植物生长的影响极为复杂。许多中药植物种子的萌发需要低温处理，有的甚至需要高温和低温交替作用才能萌发，如西洋参种子需要高、低温交替处理方能萌发。菘蓝秋播或春播太早，当归、白芷秋播过早，均会引起开花结籽，造成根部空心不能药用。各种器官的生长对温度的要求也不相同。根在地温 20℃左右的春秋季节生长迅速，而炎热的夏天较慢。低温对中药植物的开花有促进作用（即春化作用），如当归、白芷、牛蒡、菘蓝等都需要经过一段时间低温春化，才能开花结实。需要春化的植物有一年生植物、大多数两年生植物及一些多年生植物。如当归的栽培，应根据栽培目的合理控制春化的温度及时期，若采收药材则要防止早期抽薹，若要采种则要进行低温春化处理，促使其开花结实。

（四）土壤因素

土壤是植物赖以生存的物质基础，是中药植物生长发育所必需的水、肥、气、热的供应者。除了少数寄生、水生植物外，大多中药植物均生长在土壤中。它由液体、气体、固体三部分组成，按质地将其分为沙土、黏土和壤土。沙土通气透水性能好、土温变化快，但保水、保肥能力差，有些中药植物适合在沙土上生长，如珊瑚菜、甘草、麻黄等。黏土土壤结构致密、耕作阻力大、通气透水能力差，但保水、保肥能力强，适宜在黏土上种植的中药植物较少，如泽泻等。壤土是最优良的土质，其性质介于沙土和黏土之间。土质疏松、透水良好，保水、保肥能力又较强，适宜种植的中药植物种类较多，特别是根和根茎类中药材适宜在此土壤上种植，如地黄、当归、丹参、黄连等。

土壤肥力是指土壤供给植物正常生长所需的水、肥、气、热的能力。按其来源不同分为自然肥力和人为肥力。自然肥力是土壤原有的肥力；人为肥力是在自然土壤的基础之上，通过耕作、施肥、改良、种植等措施人为创造出来的肥力；两者在栽培植物当季产量上的综合表现，称为土壤的有效肥力。中药植物产量的高低与土壤的有效肥力密切相关，需要根据中药植物的需肥规律和土壤的肥力状况，科学地调整中药植物与土壤的关系，通过相应的耕作改土、灌溉施肥及调整种植方式等，达到用地、养地相结合的生产目的。

土壤水分是植物生存和发展的必要条件。当土壤相对含水量为 80% 时，人参根增重快，生长健壮，药材产量高、质量好；土壤相对含水量在 60% 以下时，人参根生长缓慢，并有烧须现象发生；土壤过湿（相对含水量 100%）则烂根现象严重。细辛适宜生长的土壤相对含水量为 40% ～ 50%，砂仁开花要求土壤含水量为 22% ～ 25%。土壤酸碱性对土壤肥力、土壤微生物的活动、土壤有机质的分解、土壤营养元素的释放等有很大影响。中药植物对土壤的酸碱度都有一定的要求。多数适宜在微酸性或中性土壤上生长，但也有比较耐酸的植物，如荞麦、肉桂、黄连、槟榔等，而有些中药植物则比较耐碱，如红花、甘草、枸杞、土荆芥等。

（五）生物因素

影响中药资源分布的生物因素主要包括种群因素和群落因素。

1. 种群因素对中药资源分布的影响　种群是同一物种占有一定空间和一定时间的个体集合群。每个物种都有自己特有的空间范围，即分布区。植物分布区的形状和大小主要是受种系发生的年龄、繁殖和传播的能力，以及自然环境条件或人类活动的影响，地理的隔离和障碍也有很大的作用。

中药资源物种之间相互作用形成种间关系，种间关系是物种进化、群落演替的基础和表征，基本类型可以分为正相互作用和负相互作用。正相互作用按其作用程度分为偏利共生、原始协作和互利共生三类。负相互作用包括竞争、寄生和偏害等。例如，菟丝子常攀缘于豆科植物，吸收寄主的营养，继续迅速蔓生；冬虫夏草是麦角菌科真菌寄生在蝙蝠蛾科昆虫幼虫上的子座及幼虫尸体的复合体。

2. 群落因素对中药资源分布的影响　生物群落是指在一定时间和空间内分布各物种的种群集合，包括动物、植物、微生物等各个物种的种群，共同组成生态系统中有生命的部分。居住在一个地区的一切生物所组成的共同体，它们彼此通过各种途径相互作用和相互影响，是不同种群之间通过种间关系（互利共生、竞争、寄生、捕食等）形成的有机整体。

在自然群落中，多种群群落更为普遍，群落内的种群成分按照自身的生理生态特性占据一定的空间，执行一定的生态功能。优势种、建群种对群落的性质和结构有显著的决定作用，一般分布在群落的最上层。如在落叶阔叶林中，群落的垂直结构可分为乔木层、灌木层、草本层和地被层，苍术、芍药、九节菖蒲等分布在草本层中，而杜仲、厚朴等高大乔木则分布于乔木层中，还有一些特殊的植物，如北五味子、中华猕猴桃等藤本植物，依附于乔木向上生长，称为层间植物。中药植物群落是具有特定药效的植物群落。

随着经纬度、海拔高度和温度的变化，中药植物群落分布具有一定的地带性，可分为水平地带性、垂直地带性和分布过渡带。

（1）水平地带性 主要包括热量变化所形成的纬向地带性和水分变化引起的海洋至大陆的径向地带性；纬向地带性，从南向北形成了各个热量带，每一个带从东向西延伸又由北向南更替。与此相应，各种植被也呈带状分布，所有植物都有一定的分布范围，如杜仲主要分布于长江以南的部分地区、长江中游及秦巴山地等，超出这些区域，杜仲在自然界将会消失。经向地带性，以水分条件为主导因素，引起植被分布由沿海向内陆发生更替。例如，在我国温带地区，沿海空气湿润，降水量大，分布夏绿阔叶林；离海较远的地区，降水减少，旱季加长，分布着草原植被；到了内陆，降水量更少，气候极端干旱，分布着荒漠植被。

（2）垂直地带性 海拔高度不同导致植被成带状分布，一般山体愈高，垂直分布的类型越多，种类的构成也越复杂；从低温山地到高温山地，中药植物的垂直分布带谱由简变繁，垂直带的高度也逐渐由高到低。

（3）分布过渡带 两个不同群落交界的区域，在此地带中，生物生活的环境条件往往与两群落的核心区域明显区别。例如，在森林和草地的交界处，林缘风速较大，水分蒸发加快，故较为干燥，太阳的辐射也强。

二、自然环境对中药资源品质的影响

中药资源品质是中医药治病的基础，目标产品是中药材。影响中药资源品质的自然环境包括气候条件、地理条件等方面。从生物学角度看，药材品质是基因型与环境相互作用的结果。

（一）气候与中药资源品质

1. 光照对中药资源品质的影响 中药材活性成分多属于次生代谢产物，光照不仅影响植株的形态建成，导致中药材外观性状与显微结构发生变化，也在一定程度上决定着生物产量与活性成分含量。光照的影响主要体现在光照强度、光照时间和光质等因素。

（1）光照强度 不同的中药植物对光照强度有着不同的要求，可分为阳生植物、阴生植物和中间类型的耐荫植物。阳生植物和阴生植物对于光照的需求不同。以三萜皂苷的合成为例，人参为阴生植物，在 5% 和 20% 透光棚下，人参根中皂苷含量随着淀粉含量的增加而增加，并达到最大值；在 35% 和 50% 的透光棚下，人参根中皂苷含量随着淀粉含量的增加而下降；只有荫棚的透光率保持在 20% 时，人参中的皂苷含量才表现为最高；叶片中皂苷含量以在 15% 透光棚下最高。与之相反，阳生植物对光照的需求较高，光强较大时三萜皂苷的合成较为旺盛，当相对照度在 65% 或 70% 左右时绞股蓝体内的总皂苷含量最高，当低于 50% 或高于 85% 时，其总皂苷含量均呈降低趋势。

（2）光照时间 光照时间对中药植物活性成分的合成与积累也有影响。以西洋参总皂苷对产地主要气候因子做回归分析，发现日照时间是影响中国西洋参总皂苷生物合成的主要气候因子，如皖西人工种植的西洋参，在海拔 530～850m，由于年日照时数随着海拔高度逐渐增加，其总人参皂苷含量呈线性增加，由 6.75% 上升到 8.72%；在海拔

850～1000m，由于形成了强云雾带，年日照时数大为减少，总人参皂苷表现为海拔升高 100m 含量降低 1.38%；在海拔 1000m 以上时，云雾较少，年日照数有显著增加；海拔 1160m 时，总人参皂苷含量高达 8.60%。对不同产地三七的研究中也得出相似的结果，日照时数高的产区所产三七中皂苷成分较高。

（3）光质　光质受纬度海拔高度及季节的影响，对植物活性成分的积累亦有影响。一般情况下，短波光随着纬度的增加而减少，随着海拔高度的提高而增加。在时间变化上，冬季长波光增多，夏季短波光增多。如紫花洋地黄中的苷积累不仅受光照强度影响，也受光谱中成分的影响，紫外光照射能促进叶中苷的积累。有报道称，紫外光照射可促进曼陀罗生物碱含量的提高。

2. 温度对中药资源品质的影响　植物体内的各种代谢活动需要众多催化酶的参与，光合作用的暗反应为酶促反应，不同的酶有着各自的催化适温，温度的改变能影响植物体内酶的活性和生化反应的速度，从而影响植物的生长发育和有效成分的形成。光合作用有温度三基点，因植物种类不同而有很大差异，C_4 植物的光合最适温度一般在 40℃左右，而 C_3 植物在 25℃左右。温度过低可导致膜脂相变、叶绿体超微结构破坏及酶的钝化，从而抑制了植物生长，引起某些代谢中间产物的积累；高温可能会引起膜脂和酶蛋白的热变性，加强光呼吸和暗呼吸。气温的适度升高对多数植物的生长发育及活性成分积累有利。颠茄、秋水仙、欧乌头、紫花洋地黄和欧薄荷等植物有效成分含量都与年平均温度呈正相关。毒芹在苏格兰并不产生有毒性的毒芹碱，欧乌头的根在寒冷气候条件下栽培可渐变为无毒，而生长在温暖的地中海地区则具有一定毒性。

3. 降水量对中药资源品质的影响　降水量包括降雨量和降雪量，它与环境的湿度和土壤含水量密切相关。如同一地区不同的年份洋地黄叶中苷的积累变化，很大程度上与降水量相关：有研究发现，在生长期，洋地黄叶中苷的积累和产量提高的先决条件之一是湿度不能过高。栽培在刚果的香茅在雨季挥发油含量约为 0.2%，在旱季则为 0.3%，但并非所有植物都需要干旱的环境，一些植物如缬草根和芫荽果实中的挥发油、白芥种子中的脂肪油和白芥子苷都随雨量的增加而增加。干旱的气候条件也会造成野生药材产量的下降，如甘肃武都、云南丽江、四川所产当归挥发油含量分别为 0.66%、0.50%、0.25%，其中武都属半干旱气候环境，多光干燥环境使得当归挥发油含量较高，而四川环境为少光潮湿，所以挥发油含量较低。

4. 其他间接条件对中药资源品质的影响　海拔高度和地球纬度主要通过影响光照条件和气温对中药植物产生影响。不同的纬度和海拔高度导致温度、湿度、光照、气压、紫外线辐射、风速等综合环境资源要素的变化。因海拔高度差异而发生的环境胁迫必然对植物的生长发育产生影响，多数植物会以代谢产物含量和分布部位的变化产生生理补偿效应，如西洋参中的总糖与还原糖含量随海拔高度的升高而增加，而总皂苷含量在海拔 600～850m 含量显著下降，在 1000m 以上含量又显著回升。云南红豆杉分布的海拔高度与其林木枝叶紫杉烷的含量高低具有高度的相关性。原产于青海高原带的山莨菪植株当海拔高度分别为 2400m、2600m、2800m 时，其山莨菪碱含量分别为 0.109%、0.146%、0.196%。进一步研究表明，山莨菪地上部分中的樟柳碱和东莨菪碱含量随着海拔的升高而升高，山莨菪碱和阿托品含量则呈抛物线变化，中间低、两头高；地下部分中的樟柳碱含量随海拔的升高而升高，东莨菪碱、山莨菪碱和阿托品含量则呈抛物线变化，前两者的含量是中间高、两边低，后者含量变化与地上部分类似。热带植物含生物碱的平均分子量和含挥发油的比重均比温带植物低。

温带植物在温和湿润的条件下，产生的脂肪油含较多不饱和脂肪酸，有较高的碘价；在高纬度地区，脂肪酸中癸酸、辛酸、正己酸、月桂酸、豆蔻酸几乎找不到。热带植物含生物碱的平均分子量和含挥发油的比重均比温带植物低。酒石酸主要在南方植物的果实中形成，而苹果酸主要在北方植物果实中形成。松脂酸为松柏目树脂中典型的酸，主要形成于北方高纬度的植物或南方的高等植物中。

（二）土壤与中药资源品质

1. 土壤质地对中药资源品质的影响 土壤质地是指土壤中各级土粒含量的相对比例及其所表现的土壤砂黏性质，它是土壤较稳定的自然属性，影响着土壤一系列物理与化学性质，包括土壤结构、孔隙状况、保肥性、保水性、耕性等。根据土壤中砂粒、粉粒和黏粒含量，可划分为沙土类、壤土类和黏土类三大质地类型。不同土壤类型中结构和理化性质的差异，引起土壤中的水、气、热、养分和通透性也不同，这些差异通过影响植物的呼吸作用而影响植物根压的变化，从而直接影响了根系从土壤中吸收水分和矿物质，造成植物药材中化学成分含量的变化。如甘草是钙质土壤的指示植物，据分析，土壤环境对于甘草中甘草酸含量存在影响，在各种土壤环境中生长的野生甘草的甘草酸含量依次为栗钙土＞棕钙土＞风沙土＞盐碱化草甸土＞次生盐碱化草甸土＞碳酸盐黑钙土；薄荷生长在砂质土壤中，生物碱含量高；金银花最适合的土壤类型是中性或稍偏碱性的砂质土壤，且要求土壤的交换性较好。

2. 土壤肥力对中药资源品质的影响 土壤肥力与中药材产量高低、品质优劣密切相关。土壤有机质是土壤肥力的重要组成部分，土壤有机质在土壤中经过一系列的转化亦可分解出作物所需的矿质元素，为作物生长提供养分。土壤中氮元素增加常可提高茄科植物生物碱的积累，铵态的氮肥施用能促进颠茄生物碱的合成，施用碳酸铵可使生物碱积累获得最大效益。对影响杜仲有效成分的主导土壤因子进行筛选，得出杜仲叶中绿原酸含量主要受土壤有机质影响，芦丁含量的主要影响因子是土壤全磷、有机质，槲皮素含量的主导因子主要为有机质、有效磷等，山柰酚含量的最大影响因子为有机质。药用白菊花活性成分总体影响最大的因子为速效磷和速效钾含量，其次为脲酶、磷酸酶、蔗糖酶活性和有机质含量。

3. 土壤微量元素对中药资源品质的影响 土壤矿质元素作为植物的"营养库"，现已确定碳、氧、氢、氮、磷、钾、钙、镁、硫、铁、锰、硼、锌、铜、钼、氯、镍17种元素为植物的必需元素。它们既是细胞结构物质的组成成分，又可参与调节酶的活动，起电化学作用和渗透调节作用。各种药材的有效成分含量，甚至同一种药材的道地性与非道地性均受土壤矿质元素的控制。每种药材都具有其特征的微量元素，而同种产品因产地不同也存在差异。如不同产地的天麻中铷、锰、钴、锂、钼等元素含量不同，优质天麻中含较高的铷、锰，这与天麻道地药材产区土壤中微量元素分布一致。钼、锰、锌、硼对当归均有一定的增产效果，其中钼作用最大，施加钼、锰微肥能提高当归中挥发油、多糖、阿魏酸含量。乌头品质与土壤中磷、铜、铁、锌的含量也具有极其密切的关系。

4. 土壤酸碱性对中药资源品质的影响　土壤酸碱度不仅直接影响植物生理活动，还通过微生物的活动、土壤有机质的分解、土壤营养元素的释放等，间接影响植物的生长发育。如益母草中生物碱含量与土壤的 pH 值呈正相关，产于碱性土壤的北方地区生物碱含量约为产于酸性土壤的南方地区的两倍。木通适宜于偏酸性环境下生长，有利于有效物质的积累。

5. 栽培土壤环境恶化对中药资源品质的影响　中药植物栽培中存在一个突出问题，即连作障碍。对于多年生或连作中药植物，由于耕作、施肥、灌溉等方式固定不变，会导致土壤理化性质恶化，肥力降低，有毒物质积累，有机质分解缓慢，有益微生物种类和数量减少。因此，土壤环境恶化是中药植物栽培无法回避的问题，一般可借助常规的轮作倒茬解决。中药植物根际土壤的恶化，通常是由多个因素引起。如养分胁迫对植物造成生理伤害，导致植物生理代谢的异常变化和根系原生质膜透性的增加，从而促进了分泌物的大量分泌，这些根系分泌物的大量增加又可能引起植物自毒作用，同时改变土壤微生物群落结构及土壤 pH 值，引起土壤理化性质的改变。对人参连作障碍的综合分析发现，土壤病害占 35%，线虫占 16%，营养缺乏占 12%，土壤酸化占 7%，土壤物理性状变坏占 5%，盐分积累占 5%，其他占 3%，不明原因占 17%。由此可见，中药植物土壤环境恶化通常表现为土壤环境的全面改变，对其治理应采取多种手段的综合治理策略。在生产实践中，应根据中药植物根际土壤环境恶化的具体表现，不但要有针对性地选用土壤环境治理措施，还要考虑到中药植物根际土壤恶化的系统表现，综合利用各种土壤环境治理措施，对土壤环境进行综合治理。同时，针对中药植物的栽培生理学特点，制定合理的种植制度和土壤耕作制度，实施科学的田间管理，如采用客土栽植、秋天深翻、调整播期、合理布局、高温闷晒、嫁接技术，结合间作、套作、立体经营等种植制度，作为克服中药植物栽培过程中土壤环境恶化的长期而重要的措施。

农药残留和重金属超标是土壤环境污染影响中药材品质的另一重要方面，是影响药材安全性的重要因素，也是影响药材出口的主要制约因素之一。随着工业的快速发展，废水废料的排放，土壤中的重金属逐渐超出土壤的负载能力，引起了土壤重金属含量部分超标，从而间接导致药材重金属含量超标。此外，为片面求取高产量，部分地区大量使用农药等，在土壤中长期保留并逐渐被中药植物富集，导致药材农药残留超限。

6. 土壤微生物对中药资源品质的影响　在高等绿色植物根系范围以内，生活着大量的微生物，它们和高等植物的生活有着密切的联系，绝大部分的植物养料要先经过微生物的分解和转化，才能变成植物可以直接吸收的状态，为植物提供生长发育所必需的营养。因此土壤微量元素与植物营养密切相关。在农业生产中，有益微生物的施用已经成为提高作物产量与品质的有力措施。

（三）生物因素与中药资源品质

影响中药资源品质的生物因素包括动物、植物、微生物，以及生物之间的各种关系，如生态关系－营养关系（寄生、共生、竞争、捕食等）；化学相互关系，如生物之间通过挥发性分泌物互相产生影响；机械关系，如附生植物、藤本植物、绞杀植物、动物的共栖等。各种生物之间的关系极为复杂，通常包括互惠、偏利、偏害、中性等类型，主要有食物、捕食者、寄生物和病原微生物。环境（内环境和外环境）生物因子的变化将引起药用动植物代谢和抗性的变化，从而影响中药资源的品质。

1. 群落环境对中药植物品质的影响　同种中药植物生存的群落环境不同，其药效成分的类型、量也不尽相同。植物群落决定着物种的生存、演替和变异等，对中药材品质也有影响。红松林和针阔叶混交林下刺五加整体的紫丁香苷含量相近，但均显著高于落叶松林下的刺五加。红松林下和针阔混交林下更适宜种植以获得紫丁香苷为目的的刺五加种群。根据蛇床果实中香豆素成分与生境类型的相关性，可将蛇床分为 3 个类型：分布于福建、浙江、江苏等亚热带常绿阔叶林区域的以蛇床子素和线型呋喃香豆素为主要成分的化学型；分布于辽宁、黑龙江、内蒙古等温带针阔叶混交林区域的以角型呋喃香豆素为主要成分的化学型；分布于河南、河北、山西等暖温带落叶阔叶林区域的蛇床子素、线型和角型呋喃香豆素共存的过渡类型。

2. 内生真菌对中药植物品质的影响　植物内生真菌是指在植物体内完成其生活史的部分或全部，生长于植物组织细胞间，分布于根、茎、叶和种子中，但又不引起任何病证的微生物。内生真菌是植物内环境重要的组成部分，与植物长期共进化过程中形成了一种稳定的互利共生关系，具有促进植物生长、增强抗性和其他生物活性，使植物具备了优良的抗逆性和生长特性；尤其是内生真菌能够显著促进中药植物次生代谢物的生物合成。中药植物内生真菌具有丰富的生物多样性，在中药植物不同生长期，由于其生理状态及气候条件的变化，影响内生真菌的种群和分布，而这种种群结构的动态变化显著影响中药植物的生长与代谢。内生真菌能够产生一类可诱导中药植物细胞生物合成次生代谢产物的物质，称之为内生真菌诱导子，属于外源性诱导子。内生真菌诱导子作为一种特定的化学信号，在中药植物与微生物的相互作用中，可以快速、专一和选择性地诱导中药植物代谢过程中特定基因的表达，进而活化特定次生代谢途径，调控中药植物活性成分的生物合成。目前，利用内生真菌诱导子调控中药植物有效成分合成与积累的报道，几乎涉及天然产物的所有种类，包括生物碱类、萜类、皂苷、黄酮类、多糖、蛋白质及肽类等。如从明党参植株中共分离到 8 属 116 株内生真菌，利用内生真菌诱导子使明党参细胞中多糖的产量提高了 38.01%。将内生真菌黑曲霉和米曲霉诱导子分别与黄芩毛状根共培养，结果黄芩苷的产量从 7.64% 分别增至 9.18% 和 8.81%。利用内生真菌 Rhizoctonia sp1 诱导子处理茅苍术悬浮培养细胞，苍术素的产量比对照提高了 48.3%。

综上所述，影响中药资源品质的自然因素众多。一方面，各个生态因子不是孤立或恒定地发挥作用，而是彼此相互联系、相互促进、相互制约，环境中任何一个单因子的变化，必将引起其他因子发生不同程度的变化，即对中药资源起作用的是生态环境中各因子的综合作用；另一方面，在各个生态因子中，其中一个或两个因子，在一定条件下，起着主导作用，即该主导因子改变时就会引起所有生态因子的重大改变，而形成另一个生态类型。

在中医药长久的发展历史中，已认识到生态学对药材质量的影响，如道地药材的形成就反映了生态因子对药材质量的影响，是基因型与环境之间相互作用的产物。优良品种遗传基因是形成道地药材的内在因素，而特定的生态环境条件是构成道地药材最重要的外在因素。由中药资源学与生态学相互融合所产生的中药资源生态学是一门新的交叉学科，它是研究中药资源与所在的自然环境、中药资源与其他生物之间相互关系，以及人类对中药资源影响的一门学科。在进行中药资源生态学研究时需要注意：首先，中药资源的药效物质基础是中药材中能实现该中药功效和性能的一系列化学成分，因此，不同于农作物和经济作物主要追求快繁、高产的生产目的，中药资源的药效学属性，决定了其生产质量与产量并重的特点，甚至对质量的要求超过产量，这使中药资源生态学在研究目的、方法及内容上均与普通生态学有所不同；其次，中药材药效质量的物质基础主要是小分子的次生代谢产物，追求质量的特点使其对生态学研究不止关注药材的中药资源学生长发育，更关注代表着药效属性的次生代谢产物的积累；最后，以种群生态学的研究方法对道地药材的形成进行研究，是中药资源学的研究重点和难点。

第二节　社会环境对中药资源的影响

社会环境包括经济环境和文化环境等多方面。经济环境是在自然环境的基础上，由人类社会形成的一种地理环境，主要指自然条件和自然资源经人类利用改造后形成的生产力的地域综合体，包括工业、农业、交通和城镇居民点等各种生产力实体的地域配置条件和结构状态。社会文化环境是人类社会本身所构成的一种地理环境，包括人口、社会和国家等方面，也包括民族、民俗、语言、文化等。社会环境的作用，主要体现在资源的利用、保护、恢复和发展等方面，受其社会属性的局限。社会环境对资源的可持续利用具有决定性作用，资源的可持续利用受到体制、政策、法律、经济、科学技术、文化、道德等多方面的影响。

一、社会环境对中药资源需求的影响

（一）社会发展导致中药资源需求量增加

中药资源是人类防治疾病的物质基础，在一定历史条件和医疗水平下，中药资源的社会需求量会随人口增长而成比例增长。20世纪中期以前，人类对中药资源的需求量小于自然界蕴藏量，一度认为中药资源并不稀缺；之后人口急剧增长，生活水平不断提高，医疗保健意识不断增强，人均医药需求量也在一定水平范围内增长。人们不仅将中药资源作为疾病治疗的物质材料，还以此为原料开发保健食品等，导致某些种类中药资源严重的过量消耗。

随着中药工业的发展，世界植物药市场的复苏与天然药物热的兴起，人们对中药资源的开发利用大大加速，对中药资源的需求量大幅提高，加剧了对中药资源的消耗，使得中药资源日益成为制约中医药产业和社会经济发展的瓶颈。

（二）科学技术发展对中药资源的影响

科学技术发展使中药资源的供应和需求发生变化，使中药资源配置状态处在不断的运动之中。早期人类对中药资源的利用方式基本是采后直接利用，经过漫长的知识积累和探索，逐步形成了中药的炮制和剂型加工方法，出现了丸、散、膏、丹等多种利用形式，使中药的加工和利用逐步趋于完善。随着科学技术的不断发展，先进的科学技术和生产工艺不断应用于制药行业，片剂、胶囊、针剂等多种疗效快速、质量稳定、使用便捷的利用形式相继完善，在方便人们用药需求的同时，也增加了中药资源的用量。科学技术的发展在提高效率的同时，打破了原有的资源配置均衡，加剧了某些中药资源的短缺。例如，甘草化学成分提取方法和工艺的发展，为中医药行业以外的其他行业利用甘草资源开辟了新的途径，除部分用于中成药和西药的生产外，还多用于食品添加剂、香烟、防腐剂等多个行业中，加速了中药资源的过度消耗。

（三）贸易发展对中药资源的影响

中药资源的早期利用范围主要限于自然资源分布的地区，随着信息化时代的到来，扩大了中药资源的交流地区，出现了中药材贸易的集散地、贸易市场及商贸集团。目前，经国家相关部门批准建立的中药材交易专业市场有 17 个，为确保中药资源的有序流通提供了保障。随着国际贸易的发展，我国的中药资源产品出口量逐年增长，以中药植物为主的传统中药资源产品在国际市场上被越来越多的人了解，使中药资源让全人类共享。

（四）人为因素对中药资源的影响

引种栽培是解决中药资源问题最有效的途径，而各种栽培措施、田间管理等属于人为因素，如栽培过程中整枝、打杈、摘心和摘蕾等措施直接作用于中药植物，而适时播种、施肥灌水、合理密植、中耕除草和防病等措施，则是改善生活因子或生态因子，促进植物正常生长发育。采取科学的"应变"措施进行药材生产，既要让植物适应当地的条件环境，又要使环境条件满足中药植物的要求，才能取得优质高产，如肉苁蓉、人参、川贝等均成功抚育出栽培品，解决了其资源产业可持续发展的问题。

二、社会环境对中药资源开发的影响

（一）文化发展和交流促进了中药资源开发利用

中药资源的开发利用始终伴随着文化的发展与交流。古代文化的发展使中医药防病治病的经验得到记载和传播，为中药资源的开发利用积累了丰富的历史资料。最早的本草著作《神农本草经》载药 365 种，至明代李时珍的《本草纲目》已发展至 1892 种。我国有 56 个民族，绝大多数民族都有自己的医药知识体系，随着民族文化的发展，具有民族特色的动植物药用资源的开发利用不断深入。如被誉为藏药本草的《晶珠本草》，收载藏药 2294 种，其中约 30% 主产或特产于青藏高原，约 1/3 的药物只限于藏医使用。文化的交流，使不同国家和民族之间药用资源开发利用的知识得到传播和融合，扩展了中药资源的应用范围。除了各民族之间的交流外，文化的国际交流，也促进了中药资源在世界各国的传播和利用。

（二）科技进步促进了中药资源开发利用

近代科学技术的发展为中药资源的鉴定奠定了良好的实验基础，植物分类化学等学科的建立，为寻找相同或相近药用成分的代用资源提供了理论基础和研究方法，加快了资源的开发和利用。分析化学、中药化学、药效学和药理学等学科的发展，加快了新资源的寻找速度，而且使其准确性大大提高，为中药资源的利用增加了应用途径，拓宽了应用领域。

三、社会环境对野生中药资源保护的影响

对于可再生的动植物药用资源来说，采收量小于再生量时，不会对中药资源构成明显的影响。采收量大于再生量时，对中药资源可造成严重的破坏。导致资源破坏的社会因素可以归纳为以下几点。

（一）政策能够制约资源保护和破坏

国家的政策法规对中药资源的破坏和保护具有决定性的作用。导致资源破坏的直接因素是社会需求，政策法规在限制资源的破坏方面具有重要的作用。由于野生资源较丰富，几千年来除少数珍稀种类外，资源没有达到近几十年来的危机程度，因而保护的问题也就没有提到法规的高度。从 20 世纪 50 年代到 20 世纪 80 年代，短短几十年时间，就有多种动植物药用物种资源出现严重危机，我国有 300 多个种类濒临灭绝。我国政府及时制定了一系列法规、细则、通知，并制定了相应的贸易政策，及时遏制了资源的灭绝性破坏，使一批濒危品种得到保护，部分濒危物种的野生种群也逐步得到恢复。

（二）土地过度开发导致野生中药资源的消失

随着经济的发展，用于耕作、城镇建设及游憩等功能的土地需求量越来越大，大批中药植物生长的土地或生存环境遭到破坏，直接破坏或危及野生种群的生存和发展。其中土地开发对中药资源的破坏最为严重。20 世纪后期的大规模开荒，使一大批宝贵的药用动植物群落在其繁衍生存的地域永远消失。经过十几年或几十年耕种以后，很难见到野生中药植物。

四、社会环境对中药资源可持续利用的影响

中药资源可持续利用最重要的任务就是积极调动社会因素中的各种因子，保护药用物种资源及其环境，适度扩大资源的再生产。

（一）出台保障中药资源可持续利用的法规

根据中药资源的自然属性和社会属性特点，在现有相关法律法规的基础上，制定并完善可持续利用政策法规体系，保障保护和利用各项措施的具体落实。

（二）政策导向促进中药资源可持续利用

近年来，国家相关部门积极鼓励药用动植物的野生转家种、家养的科学研究和技术推广，并取得了突破性进展。人参、三七、天麻、灵芝等上百种中药转入规模化生产；梅花鹿、马鹿、熊、林麝等药用动物人工饲养获得成功。国家药品监督管理局、农业农村部、国家林业和草原局、国家中医药管理局联合发布了《中药材生产质量管理规范》（2022 年第 22 号）等有关中药材人工生产的政策和法规，在满足社会需求、推动中药材人工培育、提高生产质量方面逐步形成了完整的政策体系。

【学习小结】

影响中药资源形成和分布的自然环境因素，主要包括环境中的光照、温度、水、大气、土壤、海拔、地貌及生物因素；病菌、昆虫及生物群落等都会直接或间接地影响药用动植物的生长和发育，从而影响中药资源的品质。

影响中药资源的社会环境因素包括经济环境和社会文化环境等多方面。社会环境因素对中药资源的作用，主要体现在中药资源的栽培、利用、保护、恢复和发展等方面。社会环境对资源的可持续利用具有决定性作用。资源的可持续利用可受到体制、政策、法律、经济、科学技术、文化、道德等多方面的影响。人类活动等社会环境也会对中药资源的形成和发展产生重要的影响。

【复习思考题】

1. 影响中药资源的社会环境因素有哪些？
2. 如何运用社会环境因素对中药资源进行利用和开发？

第二章　我国中药资源与栽培 ▷▷▷

【学习目的】

1. 掌握我国中药资源与栽培概况。

2. 熟悉我国中药资源的自然分布概况、中药材产地适宜区、道地药材概况。

3. 了解我国中药资源分布与栽培的现状、中药区划概况、道地药材形成原因和发展变迁过程。

【学习要点】

我国中药资源的概况、中药植物栽培的概况和现状，中药资源的自然分布概况。中药材产地适宜性分析的主要因素，中药区划的目的、内容及依据的原则。道地药材的含义、特点、形成原因、发展变迁及常见道地药材品种。

第一节　我国中药资源与栽培概况

一、我国中药资源概况

中药资源的种类从汉代《神农本草经》的 365 种到现代《中华本草》的 8980 种，增加了近 25 倍，到 20 世纪末期，调查、整理出的中药资源已有 1 万余种。中药资源按自然属性可分为植物药资源、动物药资源和矿物药资源。

（一）植物药资源

植物药资源是指来源于植物的器官（如根、茎、叶、花、果、种子）或植物的全株等，可供药用的一类植物资源。自古以来，中药植物资源就是人类使用最多的天然药用资源，它在中药资源中的种类最多，占总量的 87% 以上。根据第三次全国中药资源普查的资料统计，我国的药用植物资源分布于 385 个科，其中藻类植物 42 科、菌类植物 41 科、地衣植物 9 科、苔藓植物 21 科、蕨类植物 49 科、种子植物 223 科；共有 2312 属分布有药用植物，其中被子植物 1957 属，占 84.6%；孢子植物共有 328 属，占 14.2%；裸子植物 27 属，占 1.2%。

1. 药用藻类植物资源　目前，我中国药用藻类植物有 42 科 54 属 113 种，主要集中在红藻门、褐藻门、绿藻门和蓝藻门。

常见的药用藻类植物有红藻门的石花菜、甘紫菜、海人草；褐藻门的海带、昆布、海蒿子、羊栖菜；绿藻门的石莼、水绵及蓝藻门的葛仙米等。

2. 药用菌类植物资源　中药菌类资源集中分布在真菌门中，有 40 科 109 属 297 种可供药用，是药用低等植物中种类最多的类群。

常见的药用菌类植物有子囊菌亚门的麦角菌、冬虫夏草；担子菌亚门的茯苓、猪苓、猴头菌、灵芝、蜜环菌、脱皮马勃、大马勃、紫色马勃及半知菌亚门的球孢白僵菌等。

3. 药用地衣植物资源　地衣植物多生长在较恶劣的环境中，资源量有限，我国的药用地衣植物种类较少，现知 9 科 15 属 55 种可供药用。

常见的药用地衣植物有松萝、长松萝、雪茶、石耳、石蕊、冰岛衣及肺衣等。

4. 药用苔藓植物资源　现已知我国可供药用的苔藓植物有 25 科 39 属 58 种。

常见的药用苔藓类植物有苔纲的地钱、石地钱及藓纲的葫芦藓、大金发藓、暖地大叶藓等。

5. 药用蕨类植物资源　我国的蕨类植物多分布在长江以南各省区，其中有药用价值的约有 49 科 117 属 455 种。

常见的药用蕨类植物有松叶蕨亚门的松叶蕨；楔叶蕨亚门的木贼、问荆、笔管草、节节草；石松亚门的石松、卷柏及真蕨亚门的紫萁、海金沙、金毛狗脊、绵马鳞毛蕨、石韦、槲蕨等。

6. 药用裸子植物资源　我国是世界上裸子植物最丰富的国家，有 11 科 41 属 243 种，目前具药用价值的裸子植物有 10 科 25 属 126 种。

常见的药用裸子植物有苏铁、银杏、马尾松、金钱松、侧柏、红豆杉、三尖杉、麻黄等。

7. 药用被子植物资源　我国被子植物有 226 科 2700 多属约 3 万种，据全国中药资源普查资料，具有药用价值的有 213 科 1957 属 1 万余种，占中国药用植物总种数的 90.2%，占中药资源总数的 78.5%。

二、我国中药植物栽培概况

"神农尝百草，一日而七十毒"的传说，充分反映出我们祖先从古代便开始在实践中认识药物、应用药物。这个时期没有中药植物栽培，也谈不上中药材品质，人们只是采挖野生植物资源供药用。

我国古籍中有关中药植物及栽培的记载可追溯到 2600 多年以前。《诗经》记述了蒿、苓、葛、芍药等 100 多种中药植物，枣、桃、梅等当时已有栽培，既可果用，又可入药。《山海经》记载药物达百余种，其中多数是中药植物，当时除供食用外，已兼药用。《尚书禹贡》《尔雅》都有关于北方的枣和南方的橘类等作药用的记载。

秦汉时期，出现了扁鹊、华佗、张仲景等名医，同时中国第一部医书《黄帝内经》和世界上最古老的一部本草《神农本草经》的问世，标志着中医药学基本理论的形成和基本内容的确立。《神农本草经》载有 252 种植物类药材，概括地论述了药材的生境、采集时间及贮藏等。张骞出使西域，把许多有药用价值的植物引种栽培，如将红花、安石榴、胡桃、胡麻和大蒜等在关内栽种，丰富了中药植物种类。

北魏时期贾思勰著《齐民要术》（6 世纪 40 年代），记述了地黄、红花、吴茱萸、竹、姜、栀子、桑、胡麻和蒜等 20 余种中药植物栽培方法。

隋代（6 世纪末～ 7 世纪初）在太医署下专设"主药""药园师"等职，掌管中药植物栽培，并设立中药植物引种园，"以时种莳，收采诸药"。在《隋书》中还有《种植药法》的记述。

唐代宋时期（7 ～ 13 世纪）医学、本草学均有长足的进步，如苏敬等编著的《新修本草》（657 ～ 659 年）全书载药 850 种，为我国历史上第一部药典，也是世界上最早的一部药典。它比世界上有名的欧洲《纽伦堡药典》要早 800 余年，对我国药学的发展具有推动作用，流传达 300 年之久，直到宋代刘翰、马志等编著的《开宝本草》（973 ～ 974 年）问世以后，才替代了它在医药界的位置。中药植物栽培在此时也相应发展。在本草学及有关书籍，如宋代韩彦直《橘录》（1178 年）等书中记述了橘类、枇杷、通脱木、黄精等数十种中药植物栽培法。《千金翼方》收载了枸杞子、牛膝、萱草、地黄等药物的栽培方法，详述了选种、耕地、灌溉、施肥和除草等一整套栽培技术，如对百合的种植记载："上好肥地加粪熟菽砍讫，春中取根大者，擘取瓣于畦中种，如蒜法，五寸一瓣种之，直作行，又加粪灌水，苗出，即锄四边，绝令无草，春后看稀稠所得，稠处更别移亦得，畦中干，即灌水，三年后其大小如芋然取食之。又取子种亦得，或一年以后二年以来始生，甚小，不如种瓣。"文中涉及百合的有性繁殖和无性繁殖，并指出有性繁殖生长缓慢。

明清时期（14 ～ 19 世纪）有关本草学和农学名著，如明代王象晋《群芳谱》、徐光启《农政全书》、清代吴其濬《植物名实图考》、陈扶摇《花镜》等都对多种中药植物的栽培法做了详细论述。特别是明代李时珍在《本草纲目》这部医药巨著中，仅"草部"就记述了荆芥、麦冬等 62 种中药植物为人工栽培，为世界各国研究药用植物栽培提供了极其宝贵的科学资料。

中华人民共和国成立前，中药植物的研究未能受到重视，中药植物栽培的发展受到很大的影响，许多栽培药材的产量和种植面积下降，中药材仍以采挖野生药材为主，栽培的种类和数量极为有限。尽管如此，中医药学工作者对中药材栽培也做了一些研究工作。如 1946 年在重庆南川金佛山垦殖区设常山种植场，进行野生变家种研究和种植。另外还出版了两本药用植物栽培方面的书籍，一是李承祜、吴善枢撰写的《药用植物的经济栽培》，二是梁光商撰写的《金鸡纳树之栽培与用途》。

三、我国中药植物栽培现状

中华人民共和国成立以来，中药植物栽培事业也得到了迅速发展。在我国市场上流通的 1000 余种中药材中，常用的为 500 ～ 600 种，其中主要依靠人工栽培的已达 250 多种，且近一半已大部分或全部来源于人工栽培，如山茱萸、地黄、人参等，其生产总量已占市场总需量的 70% 左右。此外，包括西洋参和番红花在内的 20 多种国外名贵中药植物已在我国成功栽培。

据 1998 年统计，全国已有 600 多个中药材生产基地，药材生产专业场 1.3 万余个，中药材专业户达 34 万户，种植面积达 1100 多万亩。其中林木药材 500 多万亩，其他家种药材 600 多万亩。民族地区药材种植面积占全国的 11%。2002 年以来，随着国家"中药现代化研究与产业化行动"的推进和《中药材生产质量管理规范》（GAP）的颁布实施，在全国范围内已先后建立了 180 多种中药植物的规范化生产基地。2004 年 "41 种地道 / 濒危药材种质资源及其评价研究"被列入"国家'十五'科技攻关计划"；2006 年"人参等 18 种中药材的优良品种选育研究"被列入"国家'十一五'科技支撑项目"。这标志着我国中药植物栽培研究内容在开展栽培关键技术研究的同时，已重视优良种质评价及其优良品种的选育研究。

随着科学技术的发展，现代生物学、农学、药物学的新技术开始广泛融入和影响中药植物栽培学的研究和发展，逐步解决以前遗留下来的难题和新出现的问题，如栽培粗放、品种混杂、农药污染、药材品质不稳定等。例如，在人参栽培技术研究方面，近年来研究总结出一套以施肥改土、集约化育苗、高棚调光、科学灌水、病虫害防治为特点的综合性农田栽培技术，使得人参总皂苷、微量元素、挥发油等含量与伐林栽参基本相同，从而改变了我国长期以来停留在原始伐林栽参的现象，保护了森林资源和生态平衡。在天麻的研究方面，证明了紫萁小菇等一类真菌对天麻种子萌发的促进作用。运用等位酶、脱氧核酸（DNA）指纹及聚合酶链式反应（PCR）等技术进行分子亲缘的研究，为了解中药植物遗传多样性，进行优良品种选育奠定了基础。为降低药材中农药残留量，广泛开展了中药植物无公害栽培技术的研究。生物防治技术被应用到药材生产中，如利用管氏肿腿蜂防治蛀干害虫，利用木霉防治人参、西洋参等根类药材土传病害等。

近年来，组织培养技术在中药植物研究中的应用越来越广泛。除了理论研究以外，组织培养主要用于中药植物的快速繁殖、脱毒苗生产及有效次生代谢产物的提取等方面。

第二节 中药资源的自然分布

我国幅员辽阔，南北跨越 50 个纬度，拥有热带、亚热带、暖温带、中温带和寒温带 5 个温度带和 1 个高原气候区，地形地貌复杂，自然条件优越，中药资源蕴藏量极为丰富。根据地貌、气候、土壤和植被等自然因素，将中药资源的自然分布划分为东部季风、西北干旱和青藏高寒三大（一级）自然区域，再依据气候条件，特别是温度条件划分为 14 个（二级）自然带。中药资源中，仅少量分布在海洋中，绝大部分分布在各区域的森林、草原、荒漠、江湖和农田等各种陆地生态系统中。

一、季风自然区域

本区域地处中国东部，属于湿润、半湿润季风气候，气候湿润，夏季普遍高温多雨，雨热同季，冬季寒冷干燥。年降水量均大于400mm。根据温度、降水和地貌等自然条件，该区域可以分为5个地域单元。

（一）东北寒温带和中温带地区

东北寒温带和中温带地区包括黑龙江、吉林、辽宁和内蒙古东北部地区，区内有大小兴安岭、长白山和松辽平原。本区是中国最寒冷地区，属于寒温带、温带湿润、半湿润地区，年降水量为400～1000mm，夏季降雨量集中。植被以针叶林为主，南部地区有针阔混交林，土壤有寒温带的漂灰土、中温带的暗棕壤、黑土和黑钙土。

1. 本区中药植物资源有1600余种，如人参、五味子、细辛、关黄柏、防风、刺五加、升麻、牛蒡子、桔梗、地榆、槲寄生、赤芍、草乌、平贝母、龙胆、玉竹、穿山龙、白薇、金莲花、柴胡、威灵仙、关苍术等。

2. 本区中药动物资源较为丰富，约为300多种，有鹿茸、熊胆、麝香、蟾蜍、全蝎等。

3. 本区中药矿物资源有50多种，如芒硝、滑石、硫黄、磁石、硼砂、赤石脂、钟乳石、石膏等。

（二）华北暖温带地区

华北暖温带地区包括山东、河南、北京、天津、河北和山西的中部及南部、陕西北部和中部、辽宁南部、宁夏中南部、甘肃东南部，以及安徽和江苏北部地区。气候位于温带和亚热带之间，大部分地区属于暖温带，夏季较热，冬季寒冷，降雨量400～1000mm。植被以针阔混交林为主，东部丘陵山地为棕壤，中部丘陵山地为褐土，黄土高原为黑垆土，黄淮海平原地区主要是潮土和盐渍土。

1. 中药植物资源有1500余种，如柴胡、金银花、黄芩、黄芪、远志、桔梗、知母、地黄、山药、牛膝、党参、北沙参、板蓝根、酸枣仁、杏仁、山楂、紫菀、瓜蒌、连翘、柏子仁、沙棘等。

2. 中药动物资源近250种，有阿胶、牛黄、全蝎、蟾蜍、土鳖虫、蜈蚣、桑螵蛸、五灵脂、刺猬皮等。另外，本区域临海，分布有大量的海洋动物药资源，主要有牡蛎、海螵蛸、瓦楞子、海盘车、海马、海龙等。

3. 中药矿物资源有滑石、磁石、紫石英、代赭石、自然铜、云母、石燕、钟乳石、胆矾、硼砂、赤石脂、石膏、白矾等30多种。

（三）华中亚热带地区

华中亚热带地区包括浙江、江西、上海全境，以及江苏和安徽的中部及南部、湖北和湖南的中部及东部、福建中部和北部、河南和广东的小部分地区。区内有秦岭、淮阳山地、南岭山地、长江中下游平原、江南丘陵地区。本区气候温暖湿润，降水充沛，年降水量为800～2000mm。该区北亚热带地区植被为常绿落叶阔叶混交林，中亚热带地区主要为常绿阔叶林，土壤主要是黄棕壤、黄壤和红壤。

1. 中药植物资源有2500多种，水生和湿生的种类较多。如贝母、菊花、麦冬、延胡索、玄参、郁金、白术、白芍、牡丹皮、山茱萸、木瓜、茯苓、泽泻、莲子、枳壳、玉竹、茅苍术、薄荷、太子参、女贞子、辛夷、栀子、薏苡仁、芡实等。

2. 中药动物资源有蟾酥、地龙、土鳖虫、珍珠、蕲蛇、金钱白花蛇、桑螵蛸、蜈蚣、灵猫香、麝香、鳖甲、水蛭等300多种。

3. 中药矿物资源有滑石、磁石、紫石英、自然铜、云母、石燕、钟乳石、鹅管石、胆矾、硼砂、赤石脂、石膏、阳起石等。

（四）西南亚热带地区

西南亚热带地区包括贵州、四川、云南的大部分地区、湖北和湖南西部、甘肃南部、陕西南部、广西北部及西藏东部。本区地貌复杂，有秦巴山区、四川盆地、云贵高原等。热量、雨量丰富，大陆性气候明显，年平均气温为15℃～18℃，降水量为800～1500mm，该地区主要植被类型为北亚热带地区植被，为常绿落叶阔叶混交林，中亚热带地区主要为常绿阔叶林，土壤类型为黄褐土、黄壤、红壤和石磷灰土等。

1. 中药植物资源有4500多种，如川芎、黄连、附子、木香、黄柏、川牛膝、三七、明党参、巴豆、石斛、当归、南沙参、独活、川乌、川楝子、川郁金、川白芷、续断、木瓜、吴茱萸、佛手、杜仲、厚朴、大黄、天麻、款冬花、女贞子、前胡、半夏等。

2. 中药动物资源约有300多种，如麝香、牛黄、灵猫香、乌梢蛇、水牛角、水蛭、僵蚕、全蝎、银环蛇、蕲蛇等。

3. 中药矿物资源有石膏、赭石、滑石、鹅管石、朱砂、雄黄、白矾、石燕、硫黄、钟乳石、芒硝、自然铜、硼砂等80种左右。

（五）华南亚热带、热带地区

华南亚热带、热带地区包括海南、台湾及南海诸岛、福建东南部、广东南部、广西南部及云南西南部。区内有近沿海地区的山地和丘陵、珠江三角洲、台湾和海南及雷州半岛。本地区高温多雨，冬暖夏长，水、热资源丰富，干湿季节分明。年平均气温22℃，年降雨量多为1200～2000mm，台湾地区和海南省部分地区年降雨量高达3000～5000mm。该区植被主要为常绿阔叶林、热带季雨林，土壤由南到北以砖红壤、赤红壤为主。

1. 中药植物资源有3800余种，如广藿香、巴戟天、砂仁、益智、肉桂、鸡血藤、鸦胆子、红豆蔻、苏木、诃子、穿心莲、芦荟、茯苓、泽泻、北沙参、蔓荆子、栀子、钩藤、葛根、土茯苓、乌药、贯众、佛手、木鳖子、使君子、草豆蔻、狗脊等。

2. 中药动物资源有200多种，如刺猬皮、银环蛇、蛤蚧、燕窝、海马、珍珠、牡蛎等。

3. 中药矿物资源有30种左右，如石膏、赤铁矿、方解石、钟乳石、自然铜、禹粮石、雄黄、朱砂等。

二、西北干旱自然区域

西北干旱自然区域地处中温带至暖温带，区域内高山、盆地、沙漠、戈壁广泛分布，昼夜温差大，冬季寒冷，夏季炎热，降水量自东向西减少，年降水量差距较大，多数地区不足 250mm。根据其干旱强度分为 2 个地域单元。

（一）内蒙古温带干旱地区

内蒙古温带地区包括内蒙古中部及东部、黑龙江中南部、吉林西部、辽宁西北部、河北及山西的北部。本区冬季寒冷干燥，夏季凉爽，长年多风，东部年降水量为700mm 左右，至西部降到 200mm 左右。植被为典型草原或荒漠草原，东部平原为黑土、草甸土。

1. 中药植物资源有 1000 余种，如甘草、麻黄、黄芪、知母、赤芍、黄芩、防风、银柴胡、沙棘、金莲花、锁阳、郁李仁、苍术、柴胡等。

2. 中药动物资源有牛黄、鹿茸、刺猬皮、鸡内金、全蝎、土鳖虫、蛇蜕等。

3. 中药矿物资源有芒硝、大青盐、石膏、炉甘石、紫石英、赭石、寒水石等。

（二）西北温带干旱区域

西北温带干旱区域包新疆全域、青海及宁夏北部、内蒙古西部、甘肃西部和北部，阿尔泰山、天山、昆仑山、祁连山、贺兰山坐落其中。区域内日照时间长，干旱少雨，一般地区年降水量仅为 20～200mm，山区为 200～700mm。以戈壁、沙漠和荒漠草原为主，山地和河岸有森林植被，土壤有灰棕漠土、灰漠土、棕钙土和灰钙土等。

1. 中药植物资源有 2000 余种，如甘草、麻黄、枸杞子、肉苁蓉、锁阳、软紫草、伊贝母、藁本、羌活、独活、阿魏、红花、罗布麻、苦豆子、秦艽等。

2. 中药动物资源有 160 多种，如刺猬皮、牛黄、五灵脂、鹿茸、鹿角、阿胶、麝香、龟甲等。

3. 中药矿物资源有 60 多种，如大青盐、云母石、石膏、硫黄、寒水石、朱砂、芒硝、炉甘石、禹粮石、胆矾、硼砂、磁石等。

三、青藏高寒自然区域

青藏高寒自然区域包括西藏大部分、青海南部、四川西北部和甘肃西南部，地势复杂，山脉纵横，多高山峻岭。本区寒冷干燥，日照强烈，降水量为 50～900mm，植被主要有高寒灌丛，高寒草甸，高寒荒漠草原，湿性草原以及温性干旱落叶灌丛，土壤有高山草甸土和寒漠土。

（一）药用植物资源

药用植物资源有 1100 多种，如川贝母、冬虫夏草、胡黄连、大黄、甘松、羌活、藏茵陈、绿绒蒿、山莨菪、雪莲花、珠子参、雪上一枝蒿等。

（二）动物药资源

动物药资源有鹿茸、麝香、鹿角等。

（三）矿物药资源

矿物药资源有朱砂、雄黄、石膏、硝石、大青盐、芒硝、云母、硼砂、紫硇砂等。

第三节　中药材产地适宜性与中药区划

中药资源作为中华民族的瑰宝，其空间分布具有明显的地理特征。中药资源需求的快速增长与环境变化，导致大量药材资源趋于濒危，迫切需要野生变家种；加之很多药材存在连作障碍，如人参、三七种植地分别需要间隔30年和8～10年以上才能再次种植，因此每年很多药材的生产均面临产区扩大和重新选地等问题。但是，盲目引种和扩大种植会导致药材品质下降，影响中药材生产的合理布局。因此，开展中药材产地适宜性和中药区划研究具有重大现实意义。

一、中药材产地适宜性

"诸药所生，皆有其境"。生态环境适宜性对药材的品质有重要影响。道地药材的形成，从生物学角度分析是药材基因型与环境相互作用的产物。中药材产地适宜性分析多集中在产地气候、土壤、地形地貌和群落生态等方面。

（一）中药材产地适宜性分析的主要因素

1. 气候因子与中药材产地适宜性　道地药材是物种受特定生境的影响，在长期生态适应过程中所形成的具有稳定遗传特征的个体群。同种植物长期生长在不同的生长环境中，因趋异适应而形成在生态学上有差别的同种异地个体群，是道地药材形成的生物学实质。国内外学者已相继开展了关于各种气候因子与药材道地性的研究。早在19世纪，达尔文就发现乌头生长在寒冷环境下无毒，而生长在温暖气候条件下就有毒。通过对吉林西洋参栽培产地生态环境的分析，确立了以1月份平均气温、年空气相对湿度、无霜期为栽培西洋参气候生态因子数字模型，根据分析结果分为最适宜区、适宜区、尚适宜区和可试种区。在全日照条件下穿心莲花蕾期内总内酯含量较遮阴条件下要高10%～20%，说明光照条件的强弱对药用植物的药效会产生影响。对苍术的研究表明，降雨量是影响苍术挥发油量的生态主导因子，高温则是影响苍术生长发育的生态限制因子。由此可见，气候因子对药材品质的影响是多角度、多层次的。

2. 土壤及成土母质与中药材产地适宜性　土壤因素与药材生态适宜性方面的研究主要集中在土壤组分、土壤微量元素、土壤结构、土壤酸碱度等方面。由于土壤微量元素差异，不同产地的同种药用植物，其药材有效成分含量有明显差异，如产于湖北蕲春的艾叶挥发油含量为0.83%，产于河南和四川的只有前者的一半；蕲艾中Ca、Mg、Al、

Ni 含量较高，川艾中 Co、Cr、Se、Fe、Zn 含量较高，而豫产艾叶中除 Cu 含量较高外，其余元素含量均较低。对不同土壤类型和三七皂苷含量的相关性研究表明，不同土壤类型对三七皂苷含量影响显著，但土壤微量元素对三七皂苷量无直接影响。对野马追的生态适应性研究表明，野马追适宜在微酸环境中生长。道地金银花的分布受地质背景系统制约，主要分布于大陆性暖温带季风性半干旱气候区内，由于受成土母质影响，金银花最适合的土壤类型是中性或稍偏碱性的砂质壤土。

3. 地形地貌因素与中药材产地适宜性　中药材具有明显的空间分布地域规律，药材的不同产区间不仅存在地理位置差异，而且在地形地貌方面也有很大差异。海拔的变化会引起气候微环境的改变，不同坡向和坡度的太阳辐射量、土壤水分和地面无霜期不同，因此对药材品质会产生一定的影响。如黄连同一时期生长在低海拔处的根状茎重量和小檗碱含量大于高海拔处，而短葶飞蓬在同一地区总黄酮含量有随海拔升高而上升的趋势。

4. 群落因素与中药材产地适宜性　道地药材生长的群落环境（包括群落组成和群落结构）是植物生长的关键因素，关系到物种的生存、多样性、演替和变异等方面，研究道地药材生长的最适群落环境是道地药材与环境相关性研究中的重要内容。陈士林等以数值分类方法进行研究，初步确定了暗紫贝母分布的植物群落类型及其群落特征，并研究了其群落类型与松贝（川贝母）品质之间的相关性，指出绣线菊＋金露梅＋珠芽蓼群落、窄叶鲜卑花＋环腺柳＋毛蕊杜鹃群落、委陵菜＋条叶银莲花群落所产松贝为品质最优；并运用相似系数法对暗紫贝母和川贝母分布的群落类型进行了数值分类。王良信等对适于黄芪生长的群落类型进行了调查，结果表明榛灌丛是最佳群落。

5. 中药材产地适宜性的遗传分析　运用 DNA 分子标记方法，可以分析不同产地药材基因型与品质间的相关性，研究种质资源的遗传分化，确定道地产区药材种质资源的基因型，明确药材道地性形成的遗传机制。因此，DNA 分子标记方法不仅是药用植物道地性研究的重要手段，而且可以为筛选和寻找药效好、有效成分含量高的药物资源提供分子水平的依据。对广藿香不同产地间的叶绿体、核基因组的基因型与挥发油化学型的关系研究发现，广藿香基因序列分化与其产地、所含挥发油化学变异类型呈良好的相关性；基因测序分析技术结合挥发油分析数据可作为广藿香道地性品质评价方法及物种鉴定的强有力工具。对浙江产车前种群遗传分化的主成分分析表明，其种群的遗传分化与地理位置和海拔高度有关。对不同产地浙贝母的基因序列及生物碱含量比较研究表明，不同产地浙贝母的差异不是由碱基序列引起的，而是由小环境因素引起的。

（二）中药材产地适宜性案例分析

长期以来，中药材产地适宜性分析停留在依靠传统经验和单个气候因子、单个产地的基础上，效率低、准确性差。信息技术的推广使中药材产地适宜性的定量研究和多因子综合分析得以实现。地理信息系统技术（GIS）的发展及气候资料数据库的完善，为中药材产地适宜性的深入研究提供了基础。陈士林等人基于地理信息系统（GIS），选择农业生产常用的 ≥ 10℃积温、年平均气温、七月最高气温、七月平均气温、一月最低气温、一月平均气温、年平均相对湿度、年平均降水量、年平均日照时数及土壤类型共 10 个生态指标作为中药材产地适宜性分析的评价指标，创建了"中药材产地适宜性分析地理信息系统"（TCMGIS）。该系统通过对中药材产地适宜性进行多生态因子、多统计方法的定量化与空间化分析，得出中药材单品种在全国范围内不同生态相似度等级的区域，并将其图形化，可有效指导中药材引种和扩种，并合理规划中药材生产布局。

二、中药区划

中药区划是指以中药资源和中药生产地域系统为研究对象，通过分析中药资源区域分布和中药生产特征，依据区域相似性和区级差异性原理，将全国划分成不同等级的区域，以指导中药资源保护管理、开发利用和中药生产。

中药区划是发展中药生产和促进中药资源可持续发展的重要基础性工作。在 20 世纪 80 年代全国中药资源普查基础上，原中国药材公司于 1995 年组织编写了《中国中药区划》，为中国中药区划奠定了基本格局。

（一）中药区划的目的和研究内容

开展中药区划，主要是为了揭示中药生产的地域分布规律，明确各区域发展中药生产和开发利用中药资源的优势及其地域性特点，在此基础上提出生产发展方向和建设途径，为因地制宜调整中药生产结构和布局、科学指导中药生产及发展中药事业提供必要条件和科学依据。

中药区划的研究内容是在中医药理论指导下，充分应用中医药学、本草学、生态学、生物分类学、农业区划学、地理学、系统工程学及信息技术等有关学科的理论和方法，研究中药资源的种类、分布及其动态变化规律；研究中药（特别是道地药材和大宗药材）的生态适宜区与生产适宜区；研究中药生产的现状特点和合理布局；确定不同地区中药资源可持续利用策略和中药材产业发展方向，并提出促进中药资源可持续利用的有效途径和措施；为适应全国中药产业科学发展进行地域分区。

（二）中药区划的原则依据

合理开展中药区划，对中药生产和中药资源可持续利用具有重要指导意义。在整个区划过程中，应遵循以下几项原则。

1. 中药资源分布和利用特点的相对一致性 药用生物所处的气候、土壤、地形地貌和群落生态等区域环境要素，直接或间接地影响着中药资源的形成和分布，这是处理中药资源开发利用的基础和前提。保持中药资源分布和利用特点的相对一致性，是中药区划的重要依据。例如，在进行区域划分时，在分析中药资源水平地带性和垂直地带性分布规律的基础上，综合分析不同区域的主要种类和分布特征，再按照中药生产利用区域差异，确定不同等级的区域划分。

2. 中药生产条件和特点的相对一致性 中药区划的重要目的之一是科学指导中药生产。中药生产受到自然和社会经济条件影响，在具体区划中，应充分考虑不同区域生产力水平和经济发展水平，坚持同一区域内中药生产条件和生产特点相对一致，才能更有效率地促进中药生产和中药资源可持续利用。一般来说，在中药区划中，一级区内主要代表药材种类的蕴藏量和产量占全国75%以上，二级区内占全国50%以上，代表药材种类的道地产区通常位于以上区划范围内。

3. 中药生产发展方向、途径和措施的相对一致性　中药生产发展方向是指一定时期内各区域中药材生产专业化发展的趋势。一个区域内的中药材生产发展方向，一般以家种家养药材为主，或以野生中药资源开发利用和保护为主要情形。在一个区划单元的不同地区之间，在资源开发和生产中常常存在相似的问题，如中药资源的开发利用和保护措施、提高家种家养药材生产水平的技术手段、适当调整中药材生产布局等，针对这些问题所采取的措施以及解决途径都应保持相对一致。

4. 中药区划与农业区划的相协调　中药区划作为一项行业区划，与农业区划在很多环节相互渗透，应同各类农业区划（农业部门区划、自然条件区划、农业技术改造和综合农业区划等）相协调。某些在农业上具有重要价值的气候指标（如≥10℃积温、最冷月和最热月气温值、无霜期、年降水量等）均应作为中药区划的主要参考依据。药材生产（特别是药用植物种植和药用动物饲养）要与农业、林业、牧业、渔业等相结合，有些地区实行粮药、林药、果药间作或套种，以上情形均是中药区划与农业区划相协调的典型例证。

5. 不同等级的中药区划的相互衔接　中药区划是一个区划系统。按行政区域范围，中药区划分为全国中药区划、省（区）级中药区划、地市级中药区划和县级中药区划。下级区划是上级区划的基础，上级区划指导下级区划。全国中药区划建立在省、市、县级区划基础上，不同级别的区划上下协调，相互衔接，构成完整的中药区划体系。在依据全国中药生产地域分异规律和与农业区划相协调的前提下，为全国中药区划确定区界线时，尽量考虑与省级区划界线相衔接，一般采用省级一级区界线，有的根据情况采用省级二级区界线。

6. 保持一定的行政区界的完整性　在确定中药区划时，应尽量保持一定的行政区界的完整性。这样便于从各级区划单位获取和分析统计资料，也有利于对中药区划所提出的发展方向、途径和措施组织实施。不同等级的中药区划，所保持的行政区界应有所不同。县级区划到村，省级区划到乡，全国中药区划一般应保持县级行政区划的完整性。

（三）中药区划的分区系统与命名

中药区划采用二级分区系统。一级区主要反映各中药资源区不同的自然、经济条件、中药资源开发利用与中药生产的地域差异；在一级区内根据中药资源优势种类、组合特征、生产发展方向与途径的不同划分二级区。一级区、二级区均采用三段命名法命名：一级区为地理方位＋热量带＋药材发展方向；二级区为地理位置＋地貌类型＋优势中药资源名称。

根据中药区划分区系统，全国共划分出9个一级区和28个二级区。

1. 东北寒温带、中温带野生及家生中药区

（1）大兴安岭山地赤芍、防风、满山红、熊胆区。

（2）小兴安岭与长白山山地人参、五味子、细辛、鹿茸、蛤蟆油区。

2. 华北暖温带家生及野生中药区

（1）黄淮海辽平原金银花、地黄、白芍、牛膝、酸枣仁、槐米、北沙参、板蓝根、全蝎区。

（2）黄土高原党参、连翘、大黄、沙棘、龙骨区。

3. 华东北亚热带、中亚热带家生及野生中药区

（1）钱塘江、长江下游山地平原浙贝母、延胡索、菊花、白术、西红花、蟾酥、珍珠、蕲蛇区。

（2）江南低山丘陵厚朴、辛夷、郁金、玄参、泽泻、莲子、金钱白花蛇区。

（3）江淮丘陵山地茯苓、辛夷、山茱萸、猫爪草、蜈蚣区。

（4）长江中游丘陵平原及湖泊牡丹皮、枳壳、龟甲、鳖甲区。

4. 西南北亚热带、中亚热带野生及家生中药区

（1）秦巴山地、汉中盆地当归、天麻、杜仲、独活区。

（2）川黔湘鄂山原山地黄连、杜仲、黄柏、厚朴、吴茱萸、茯苓、款冬花、木香、朱砂区。

（3）滇黔桂山原丘陵三七、石斛、木蝴蝶、穿山甲区。

（4）四川盆地川芎、麦冬、附子、郁金、白芷、白芍、枳壳、泽泻、红花区。

（5）云贵高原黄连、木香、茯苓、天麻、半夏、川牛膝、续断、龙胆区。

（6）横断山、东喜马拉雅山南麓川贝母、当归、大黄、羌活、重楼、麝香区。

5. 华南南亚热带、北热带家生及野生中药区

（1）岭南沿海、台湾北部山地丘陵砂仁、巴戟天、化橘红、广藿香、安息香、血竭、蛤蚧、穿山甲区。

（2）雷州半岛、海南岛、台湾南部山地丘陵槟榔、益智、高良姜、白豆蔻、樟脑区。

（3）滇西南山原砂仁、苏木、儿茶、千年健区。

6. 内蒙古中温带野生中药区

（1）松嫩及西辽河平原防风、桔梗、黄芩、麻黄、甘草、龙胆区。

（2）阴山山地及坝上高原黄芪、黄芩、远志、知母、郁李仁区。

（3）内蒙古高原赤芍、黄芪、地榆、草乌区。

7. 西北中温带、暖温带野生中药区

（1）阿尔泰、天山山地及准噶尔盆地伊贝母、红花、阿魏、雪荷花、马鹿茸区。

（2）塔里木、柴达木盆地及阿拉善、西鄂尔多斯高原甘草、麻黄、枸杞子、肉苁蓉、锁阳、紫草区。

（3）祁连山山地秦艽、羌活、麝香、马鹿茸区。

8. 青藏高原野生中药区

（1）川青藏高山峡谷冬虫夏草、川贝母、大黄、羌活、甘松、藏茵陈、麝香区。

（2）雅鲁藏布江中游山原坡地胡黄连、山莨菪、绿绒蒿、角蒿区。

（3）羌塘高原马勃、冬虫夏草、雪莲花、熊胆、鹿角区。

9. 海洋中药区

（1）渤海、黄海、东海昆布、海藻、石决明、海螵蛸、牡蛎区。

（2）南海海马、珍珠母、浮海石、贝齿、玳瑁区。

第四节 道地药材资源

一、道地药材概述

道地药材是指经过中医临床长期应用优选出来的，在特定地域，通过特定生产过程所产的，较其他地区所产的同种药材品质佳、疗效好，具有较高知名度的药材。

（一）道地药材的含义

道地药材作为专有名词见于《本草品汇精要》，每味药材项下专列"道地"条目。汤显祖《牡丹亭》曰："好道地药材。"可见，道地药材的概念已经被吸收为文学语言，家喻户晓，妇孺皆知。往前追溯，"道"在唐代用于划分行政区域。在孙思邈所著的《千金翼方》中，首次采用当时的行政区划"道"来归纳药材产地，并强调"用药必依土地"的概念。而道地药材作为优质药材的思想则历史更为久远。《本草经集注》中已经明确强调一些药材以某产地"为良""最佳""最胜"等。道地药材有时也称为地道药材，都是对药材货真质优的褒奖和推崇，也是形成当今道地药材完整体系重要的思想和文化基础。在当代，道地药材与中药资源、中医药文化、地理标识、非物质文化遗产、地方经济等紧密相关，不仅体现中国形象的地理标识，而且包含了中药的技术体系、知识体系和人文特点。

（二）道地药材的特点

1. 一个复杂的系统科学 中药是在中医药理论指导下应用的药物，反映了中国自然资源及历史、文化等方面的若干特点。中药具有多基原、多品种、多产地、多规格、多成分、多剂型、多途径、多性能、多功效、多用途的特点，是一个复杂系统。

从系统科学的角度看，中药复杂系统是环境生态复杂系统、人体复杂系统相互作用的结果，而决定中药复杂系统的关键因素是中药的"品、质、性、效、用"五个要素。品，包括不同来源的品种、加工后的炮制品和实际应用的产品；质，是指中药的质量，包括外在性状质量和内在品质，内在品质主要包含遗传物质和药效物质；性，是指中药的药性，包括四气、五味、升降沉浮、归经、毒性、补泻、润燥、走守、猛缓、动静、刚柔等；效，是指中药的功效，包括中药的治疗作用、保健作用和毒副作用；用，是指中药的临床应用和应用规律，包括辨证施治、配伍应用、用量用法、使用注意等。其中，中药功效是五个要素的核心，是提高中医药疗效、保障人民健康的根本，也是判断道地药材的重要标志。

2. 具有显著的临床疗效　道地药材的产生和发展，首先是基于显著的临床疗效。如大黄属在中国西北至西南地区分布多达 43 种，能入药的主要有掌叶组和波叶组的数种植物的根和根状茎。掌叶组的掌叶大黄、唐古特大黄及药用大黄为正品大黄，前两种习称"北大黄"，是甘肃、青海的道地药材；后一种习称"南大黄"，是四川等地的道地药材。但是，来源于波叶组的藏边大黄、河套大黄、华北大黄、天山大黄等的根和根茎，虽然也含有蒽醌衍生物成分，却不含双蒽酮苷、番泻苷类，故泻下作用很差，药材的横断面除藏边大黄外均无星点，所以都不是正品大黄，仅在部分地区或民间称山大黄或土大黄，一般作兽药用或作工业染料的原料。

3. 具有明确的地域性　道地药材一般特指原产或栽培于某一地区的某种优质正品药材。这些地区有着特定的自然条件，该药材在该地区有一定的集中生产规模，在全国药材市场中享有良好的声誉。因此，道地药材一般在药名前冠以地名，如宁夏枸杞、川贝母、关黄柏、怀地黄、密银花、宣木瓜、浙玄参、杭菊花、茅苍术、建泽泻、阳春砂仁等，以表示其道地产区。也有少数道地药材名前面的地名是指该药材传统的或主要的集散地或进口地，而不是指产地，如藏红花，并非西藏所产，而是最早由西藏进入中国；广木香，原产印度，因从广州进口故名广木香。这种因集散得名的道地药材，其实依然有确切的道地产区，如资丘木瓜，因在宜昌市资丘镇集散而得名，其实道地产区在榔坪镇；又如广木香，后因云南引种栽培成功，广木香之名渐被云木香取代。

4. 具有较高的经济价值　道地药材是其主产地经济的重要组成部分。"民以药为主，地以药为显，药以地为贵"，是道地药材经济的集中刻画。由于生产规模大，成本低，栽培加工技术娴熟，质量上乘，使道地药材在同一品种的不同产区竞争中处于领先地位，带来了巨大的经济效益，加速了当地经济的良性循环。如河南产怀牛膝价格高出其他地区近 30%。我国的道地药材还大量出口国外创汇。道地药材在一定程度上带动了当地农业、工业、旅游、出口创汇等方面的经济发展。

二、道地药材形成原因

道地药材的形成，主要依赖于系统的中医药临床实践、优良的物种遗传基因、特有的自然生态环境和成熟的生产加工技术。

（一）中医药的临床实践是道地药材形成的前提

系统的中医药理论与长期的临床实践是道地药材形成的前提。中药离开中医理论的指导则不是中药，更谈不上是道地药材。从古到今，中医名家均以货真质优的药材作为增强临床疗效、提高健康服务水平的物质基础。因此，在我国古代大量的医书医案中无不浸润着对道地药材的精辟论述和推崇赞誉，我国历代医药学名家历经千辛万苦编著的本草著作，更是以道地药材为其特有精华，奠定了形成道地药材的坚实思想基础。

现存最早的药物专著《神农本草经》谓："土地所出，真伪新陈，并各有法。"其收载的药物名称中，亦出现巴豆、蜀椒、秦椒、阿胶等带有道地色彩的一些药名，巴、蜀、秦、东阿等均是西周前后的古国名或古地名。《伤寒论》在医方中也应用道地药材，112 首方剂涉及 80 余种中药，其中道地药材阿胶、代赭石、巴豆等广泛用于临床。梁代陶弘景所著《本草经集注》则进一步论述："诸药所生，皆有境界。自江东以来，小小杂药，多出近道，气力性理，不及本邦。假令荆、益不通，则全用历阳当归、钱塘三建，岂得相似？所以疗病不及往人，亦当缘此故也。"该书对 40 多种常用药材明确以何处所产为"第一""最胜""为佳""为良"等记述，明确地记载了当时的道地药材，也是现今确定道地药材的最原始依据之一。唐代《新修本草》对药材的道地性概括为："窃以动植形生，因方舛性。离其本土，则质同而效异。"宋代《本草图经》附图常以产地冠名，如"齐州半夏""银州柴胡"等，共 144 处，约 250 种药材。宋代《本草衍义》有"凡诸草本昆虫，产之有地，失其地则性味少异"等论述。至明代《本草品汇精要》明确标注道地项，以突出道地药材。《本草纲目》中薄荷"今人药用，多以苏州为胜"，麦冬"浙中来者甚良"，均是对道地药材临床实践的概括。道地药材逐渐从专业的医药学家走向民间，成为家喻户晓的中医药文化元素之一，为道地药材的发展提供了强大的社会、经济、文化基础。

（二）优良的物种遗传基因是形成道地药材的内在因素

道地药材的形成，首先取决于种质。药材种质不同，其质量差异很大。以菊花为例，以河南焦作、安徽亳州、安徽滁州、安徽歙县、浙江桐乡为道地，分别习称"怀菊""亳菊""滁菊""贡菊""杭菊"。中医临床认为其各有侧重，其中，亳菊疏风清热，解暑明目，主要供药用；滁菊偏于祛风润燥，药茶皆宜；贡菊和杭菊善于解暑除烦，清肝明目，主要供茶饮，也药用。之所以能形成各具特色的"菊花"道地药材，除了生态环境、采收加工外，还有重要的因素就是其种质不同。

（三）特有的自然生态环境是形成道地药材的外在条件

我国地域辽阔，气候和地理条件复杂，自然生态环境得天独厚。特定的自然环境条件是形成道地药材极为重要的外在因素。其中，土壤和气候对道地药材形成有显著的影响。

土壤是生物与非生物之间进行物质与能量移动和转化的基本介质，更是形成道地药材的天然基础。品质优良的道地药材通常需要特有的土壤类型。有的道地药材对土壤的选择性很强而使最佳的栽培地区更为集中，如怀牛膝的最佳栽培地在河南省武陟县，其中以西陶乡、大封乡最好，因该地受黄河、沁河多次泛滥和改道的影响，土层深厚，土壤肥力强，使牛膝根可长达 1.5m，且侧根、须根少，油性足，成色好，当地称为"怀参"，长期受到国内外药商的青睐。

气候对道地药材质量的形成具有密切的相关性。大多数道地药材对温度的需求有一定的范围，当温度达到或接近药材耐受的极限时，药材的生长、产量和质量即受到限制。如人参、西洋参的适宜生长温度为 10 ~ 34℃，超过 35℃时茎叶会灼伤以至枯死。益智在花期对温度敏感，适宜温度为 24 ~ 26℃，22℃以下开花少，低于 10℃时不开花。湿度也对道地药材的品质产生影响，如灰色关联分析表明：泽泻生育期内的平均相对湿度是影响泽泻有效成分 2,3- 乙酰泽泻醇 B 含量的主导气候因子。

环境因素对形成道地药材的影响是综合性的，各种环境因素绝不是孤立地影响植物，而是在某一特定区域内构成的一种连续变化的综合环境条件中作为较强因素起作用。如果环境条件发生变化，也将会改变药材的道地性特征，甚至使其品质和药效降低。如青蒿（黄花蒿）由于产地不同，环境条件有异，青蒿素的含量差异很大，生长在南方如四川、广东、海南、广西等地的黄花蒿中青蒿素的含量较生长于北方地区者高得多。

（四）成熟的生产加工技术是形成道地药材的可靠保证

除少数道地药材是来自野生资源外，大多数均来源于栽培或驯养，其中栽培品所占比例较大，如人参、三七、地黄、川芎、当归等。这些道地药材的栽培历史悠久，有的已经形成优良的栽培品种，具有完备的栽培技术和采收加工技术，形成了成熟的生产技术。

种子种苗的质量在药材生产中具有重要的地位。道地药材的栽培对种子种苗的采收、保存、处理都具有特定的要求。例如，在道地产区采收当归种子时，要求当种子由红转为粉白色时分批采收，并以 3 年生当归的种子留种。实践证明，如过熟呈枯黄色的当归种子播种后容易提早抽薹，长期使用提早抽薹的植株所结的种子，育苗抽薹率就高。

科学完善的栽培管理和病虫害防治技术保证了道地药材正常的生长发育和优良的品质，大多数道地药材的种植都具有独特的技术特点。如伊贝母栽培中，采用适当降低土壤含水量、增施氮和磷肥料，以及降低光照强度等技术措施，均可不同程度地提高鳞茎中生物碱含量。实践证明，种植川贝母之前先种一季大蒜，可以有效地降低虫害。

经过长期实践和经验总结，确定了道地药材的最佳采收期并掌握了最适宜的加工方法，保证了道地药材的品质与产量。如杭菊花的主产地浙江桐乡一带于 11 月份分三批采收菊花，采摘花色洁白、花瓣平直、花心散开 60% ~ 70% 者，并注意选择晴天露水干后或下午进行，不采露水花，以免腐烂；采用蒸法加工时，锅水分次少加，以免水沸影响质量，蒸花时间 4 ~ 4.5 分钟，过快易致生花变质；晒干时强调未干不翻动，晚收不叠压，晒 3 天翻身 1 次，6 ~ 7 天后贮藏数天再晒 1 ~ 2 天，至花心变硬即可。如此采收加工，有效地保证了杭菊花朵大瓣阔、色白芯黄、清香甘醇的道地性状。

三、道地药材发展变迁

（一）发展变迁的概况

道地药材是指特定产区的优质药材，但是道地药材的产地并不是一成不变的，很多道地药材的产地都存在着或者存在过道地产区的变迁。古代就有人参道地产区变迁的情况（下述），现在也有一些药材产地正在发生变化，很多新的优质产区逐渐被人们发现，同时现代的 GAP 规范化药材种植也在寻找一些适合发展规范化种植的新地区。如在贵州赤水新建设了金钗石斛的 GAP 生产基地，并于 2006 年经原国家质量监督检验检疫总局批准注册了道地药材地理标志"赤水金钗石斛"。类似的道地药材产地还有"商洛丹参""平利绞股蓝"等；而上海的西红花 GAP 基地，也使西红花成为上海的道地药材。由此可见，因为不同的原因，药材的道地产地一直存在着变迁，有的道地产区逐渐消失，而新的道地产区渐渐发展，有时还会出现一个药材多个道地产区的多道地性。总体而言，道地产地的形成，最终还是取决于药材的品质与数量。

（二）发展变迁的方式

道地药材涉及两个重要元素，一是种质，二是产区。道地药材在历史长河中经历了沿革与变迁。有的道地药材种质与产区一直代代相传，未发生变迁，如宣木瓜，自《本草图经》记载："木瓜处处有之，而宣城者为佳。"此后历代本草均以安徽宣城所产为道地。但是，一些道地药材在形成和发展过程中，常受政治、地理、文化、交通、科学技术、临床应用及植物分类水平等诸多因素的限制，其种质与产区常常发生变迁，有的道地药材种质不变，产区发生变迁，有的则是产区不变而种质发生变迁，有的则是种质与产区均发生变迁，正与李时珍说："古今药物兴废不同。"

1. 种质不变，产区发生变迁

（1）原道地产区资源濒危，其他地区演变为新的道地产区。如在早期的记载中，山西上党与辽东均为人参道地产区。在《名医别录》中就有人参"生上党山谷及辽东"之说。但从清代开始，山西上党人参逐渐消失，尤其是乾隆皇帝曾在为人参所写颂诗的自注中说："昔陶弘景称人参上党者佳，今惟辽阳、吉林、宁古塔诸山中所产者神效，上党之参直同凡卉矣。"可以认为，人参的主要产区在清代由上党、辽东并立，而后变迁为东北直至今日。究其原因，森林被大量砍伐，导致人参生长环境的极大破坏，这可能也是人参在上党等地绝迹的重要原因之一，使原有的道地产区不复存在。

（2）经引种栽培，产生新的道地产区。三七原为野生，以广西百色地区为道地。20世纪 30 年代，云南文山大规模种植并逐渐形成规模。三七现主产于云南文山、红河、玉溪、曲靖等地，质量优良。砂仁，原名缩砂蜜，唐代主要依靠进口，宋代广东开始引种，历代以阳春为道地。云南西双版纳又从广东阳春引种，成为主产区之一。

2. 产区不变，种质发生变迁　道地药材的种质常随产区变迁而变迁，只有少数种类产区不变而种质发生变迁。如古代将银柴胡列入柴胡项下，据考证宋代记载银州柴胡为柴胡属植物，明代石竹科银柴胡开始出现，至《神农本草经疏》记载银柴胡功效是专治劳热骨蒸，与伞形科柴胡以解表发散之功有别。清代《本经逢原》则将柴胡与银柴胡分条并列。现今银柴胡与古代的银州柴胡，虽然产区相同，但是已经由伞形科柴胡属植物演变为石竹科银柴胡了。

3. 种质与产区均发生变迁

（1）种质出现分化、产区与种质相应变迁，有些道地药材最初仅有一种名称，而后伴随时代的变迁，发生了品种的分化。如贝母，在明代以前仅言贝母而无川、浙之分，仅有少量产地和临床疗效的不全面记载，《本经逢原》即有"贝母川产味甘，最佳；西产味薄，次之；象山者微苦，又次之"之说。至《滇南本草》苦马菜条附案中首次出现川贝母名。当人们逐渐认识到川、浙所产贝母在功效上的明显区别后，贝母即被分化为川、浙两大类。目前，贝母品种又进一步分化，《中国药典》将主产于四川的川贝母、主产于浙江的浙贝母、主产于新疆的伊贝母、主产于东北的平贝母分条记述，这是由于功效不同所致品种分化。

（2）道地药材因野生资源濒危，种质与产区被迫变迁。如黄连，古代长期以"宣黄连"为道地，宣黄连特指分布于与安徽宣城相邻的部分皖南山区和毗邻的浙江西北山区的短萼黄连 *Coptis chinensis* var. *brevisepala* W.T.Wang et Hsiao。该地区的短萼黄连品质优异，作为道地药材上可追溯到约 536 年的《本草经集注》，下可至 1803 年的《本草纲目拾遗》。如唐代《新修本草》记载："江东者节如连珠，疗痢大善。"《本草图经》记载："今江、湖、荆、夔州郡亦有，而以宣城者为胜。"但是一直依靠对野生资源的采挖，导致黄连资源渐渐枯竭。致使黄连道地药材在明清时期开始以四川为作为道地，种质也由短萼黄连改为黄连 *Coptis chinensis* Franch.。

（3）道地药材因产区变迁，种质相应改变。如延胡索，始载唐代《本草拾遗》。据本草考证，唐宋时期延胡索以东北野生品为道地药材，经考证应为齿瓣延胡索。明代《本草品汇精要》在道地项下以江苏镇江为佳。明代《本草纲目》记载江苏茅山有延胡索栽培，根据其附图和文字描述，应为延胡索。《本草原始》认为茅山延胡索为道地药材。《本草乘雅半偈》记载浙江杭州也产延胡索。近代以来，延胡索道地产区进一步南移，以浙江为道地产区。自唐以来，延胡索从东北迁为江苏，再南移至浙江；种质也由齿瓣延胡索变为延胡索，并由野生品改为栽培品。

（4）发现了更优质的种质，道地药材种质及产区均相应改变。如紫草，始载《神农本草经》，列为中品，历代本草所记载的原植物均为紫草科植物紫草 *Lithospermum erythrorhizon* Siebold et Zucc.，习称为"硬紫草"，《名医别录》记载："生砀山山谷及楚地。"《博物志》记载："平氏阳山紫草特好。"现今紫草商品为"软紫草"，为历代本草均未记载的同科植物新疆紫草 *Arnebia euchroma*（Royle）Johnst.。软紫草是 20 世纪中期以后被开发利用的大宗药材，其根条肥大，松软易碎，气味特殊，色素含量为硬紫草的 3.5 倍，其抑菌种类和强度也大于硬紫草，被认为品质最佳。紫草因种质变化，产区也转移到新疆、内蒙古等地。

四、道地药材品种概述

（一）东北、华北地区道地药材

1. 人参 为五加科植物人参 *Panax ginseng* C. A. Mey. 的干燥根及根茎。《名医别录》

载人参生上党山谷及辽东。《本草纲目》记载："上党，今潞州也。民以人参为地方害，不复采取，今所用皆是辽参。"由此可见，唐宋以前山西所产人参为佳，由于生态环境被破坏，此后以东北产者为主。野生人参分布于北纬40°～48°、东经117°～137°具有海洋性气候的部分山区，主产于俄罗斯、中国东北和朝鲜半岛；栽培人参主产于吉林、辽宁、黑龙江，以吉林长白山所产质量最佳。

2. 五味子 为木兰科植物五味子 *Schisandra chinensis*（Turcz.）Baill. 的干燥成熟果实，习称"北五味子"，始载于《神农本草经》，列为上品。《本草经集注》记载："今第一出高丽，多肉而酸甜；次出青州、冀州，味过酸其核并似猪肾。"《本草纲目》记载："五味今有南北之分，南产者色红，北产者色黑，入滋补药必用北产者乃良。"东北大、小兴安岭及长白山地区为其最适宜区。现主产于东北，河北、山东一带也是五味子的产区；以辽宁产者油性大、紫红色、肉厚、气味浓、质量最佳，有"辽五味"之称。

3. 鹿茸 为鹿科动物梅花鹿 *Cervus Nippon* Temminck 或马鹿 *Cervus elaphus* Linnaeus 的雄鹿未骨化密生茸毛的幼角，前者习称"花鹿茸"，后者习称"马鹿茸"，始载于《神农本草经》，列为中品。《图经本草》云："今有山林处处皆有之。"《增订伪药条辨》云："东三省及青海、新疆产均佳。"《药物出产辨》云："产中国边境，长白山为最佳，关东亦佳。"现今"花鹿茸"主产于辽宁、吉林、河北，以家养为主；"马鹿茸"主产于黑龙江、吉林、内蒙古，以野生为主。

4. 党参 为桔梗科植物党参 *Codonopsis pilosula*（Franch.）Nannf.、素花党参 *Codonopsis pilosula* Nannf. var. *modesta*（Nannf.）L. T. Shen 或川党参 *Codonopsis tangshen* Oliv. 的干燥根，始载于《本草从新》，记载："参须上党者佳……根有狮子盘头者真，硬纹者伪也。"《植物名实图考》记载："山西多产。长根至二三尺，蔓生，叶不对，节大如手指，野生者根有白汁，秋开花如沙参，花色青白，土人种植为利，气极浊。"由此可见，山西为党参的主要产区。现主产于山西、陕西、甘肃、四川等地，其中党参 *Codonopsis pilosula*（Franch.）Nannf. 为商品党参的主要品种，以山西"潞党"为道地。

5. 地黄 为玄参科植物地黄 *Rehmannia glutinosa* Libosch. 的新鲜或干燥块根，始载于《神农本草经》曰："生咸阳川泽，黄土地者佳，二月、八月采根。"明代《本草品汇精要》记载："今怀庆者为胜。"《本草纲目》记载："江浙壤地黄者，受南方阳气，质虽光润机时力微；怀庆府产者，禀北方纯阴，皮有疙瘩而力大。""今人惟以怀庆地黄为上，亦各处随时兴废不同尔。"《本草从新》谓："以怀庆肥大而短，糯体细皮，菊花心者佳。"由此可见，地黄原出咸阳，后发展成为河南怀庆府的道地品种，习称"怀地黄"，为四大怀药之一，量大质优。现地黄多栽培，除河南外，山西、河北、内蒙古、山东等地亦产。

（二）西北地区道地药材

1. 黄芪 为豆科植物蒙古黄芪 *Astragalus membranaceus*（Fisch.）Bge. var. *mongholicus*（Bge.）Hsiao 或膜荚黄芪 *Astragalus membranaceus*（Fisch.）Bge. 的干燥根。原名黄者，始载于《神农本草经》，列为上品。陶弘景谓："第一出陇西洮阳，色黄白甜美，今亦难

得。"《本草图经》云"今河东（山西境内黄河以东统称）、陕西州郡多有之。"《汤业本草》中记载"绵上即山西沁州（今山西沁源），黄芪味甘，柔软如绵，能令人肥"。清代《本草求真》谓"出山西黎城"。由此可见山西为中国黄芪的道地产区，目前主要分布在山西浑源、繁峙，甘肃岷县，内蒙古武川、武东及黑龙江等地。

2. 甘草　为豆科植物甘草 *Glycyrrhiza uralensis* Fisch.、胀果甘草 *Glycyrrhiza inflata* Bat. 或光果甘草 *Glycyrrhiza glabra* L. 的干燥根及根茎。始载于《神农本草经》，列为上品，素有"十方九草，无草不成方"之说。《千金翼方·药出州土》出甘草者有岐州、并州、瓜州，位置在今陕西、山西、甘肃。《本草图经》云："今陕西河东州郡皆有之。"《药物出产辨》云："产内蒙古，俗称王爷地。"今以内蒙古伊盟的杭旗一带、巴盟的橙口、甘肃及宁夏的阿拉普旗一带所产品质最佳，新疆产量最大，产于杭旗的"梁外草"被誉为优质道地药材。

3. 枸杞　为茄科植物宁夏枸杞 *Lycium barbarum* L. 的干燥成熟果实。始载于《神农本草经》，列为上品。李时珍谓："古者枸杞、地骨取常山者为上，其他丘陵阪岸者皆可用。后世惟取陕西者良，而又以甘州者为绝品。"《弘治宁夏新志》（1501 年纂修）物产部分有枸杞作为贡品的记载，清代《中卫县志》有"枸杞宁安一带家种杞园，各省入药甘枸杞皆宁产者也"，又据《朔方道志》记载："枸杞宁安堡产者佳。""宁安"，即今宁夏中宁县境。可见，枸杞是宁夏著名道地药材。枸杞现主产于宁夏、青海、新疆、内蒙古等省区，尤以宁夏中宁枸杞最为著名。

4. 肉苁蓉　为列当科植物肉苁蓉 *Cistanche deserticola* Y. C. Ma 或管花肉苁蓉 *Cistanche tubulosa*（Schenk）Wight 的干燥带鳞叶的肉质茎，始载于《神农本草经》，列为上品。《名医别录》记载："肉苁蓉生河西（今河西走廊与湟水流域，甘肃、陕西及内蒙古西部）山谷及代郡、雁门。"《本草经集注》记载："河南（今甘肃西南部黄河以南地区）间至多。今第一出陇西（今甘肃临洮县南），形扁广，柔润多花而味甘；次出北国者（陕西、山西一带），形短而少花。巴东建平亦有，而不如也。"《本草图经》记载："今陕西州郡多有之，然不及西羌界（今甘肃西部、青海东部）中来者，肉厚而力紧。"可见，本草所载肉苁蓉主产于甘肃、陕西、内蒙古西部、山西、河北及青海东部，多生于荒漠、沙漠地区，现主产于甘肃、宁夏、青海、内蒙古西部及新疆等地。

5. 当归　为伞形科植物当归 *Angelica sinensis*（Oliv.）Diels 的干燥根。《名医别录》云："当归生陇西（今甘肃临洮）川谷，二月八月采根阴干。"《本草图经》除前述之文州当归外，又提到川产者："今川蜀，陕西诸郡及江宁府，滁州皆有之，以蜀者为胜。"《本草纲目》云："今陕、蜀、秦州（今甘肃）、汶川诸州人多栽莳为货，以秦归头圆，尾多紫色，气香肥润者名马尾归，最胜他处。"可见，甘肃自古为当归的道地产区。现当归主产于甘肃岷县、渭源、漳县、武都、文县一带及云南省曲靖市沾益区，其中以岷县所产"岷归"产量大、质量最佳。

6. 大黄　为蓼科植物掌叶大黄 *Rheum palmatum* L.、唐古特大黄 *Rheum Tanguticum* Maxim. ex Balf. 或药用大黄 *Rheum Officinale* Baill. 的干燥根及根茎。大黄以色得名，《神农本草经》列为下品，谓其有"荡涤肠胃，推陈致新"之功，又名"将军"。早期大黄产地即有南北两种，《吴普本草》云："或生蜀郡北部，或陇西。"现北大黄（掌叶大黄及唐古特大黄）以甘肃、青海为道地，南大黄（药用大黄）以四川为道地产区。大黄主产于甘肃卓尼、礼县，陕西的勉县、西乡、镇巴、留坝，四川马尔康，以及西藏、青海、宁夏、湖北、湖南、山西、云南、贵州等地，其中甘肃产量占全国总量的60%左右。

7. 冬虫夏草　本品为麦角菌科真菌冬虫夏草菌 *Cordyceps sinensis*（Berk.）Sacc. 寄生在蝙蝠蛾科昆虫幼虫上的子座及幼虫尸体的复合体。冬虫夏草始载于《本草从新》，曰："四川嘉定府所产者最佳。云南、贵州所出者次之。"《本草纲目拾遗》记载："出四川江油县化林坪，夏为草，冬为虫。"《闻见瓣香录》云："冬虫夏草，出四川嘉州、打箭炉（四川省甘孜藏族自治州的康定市）等处。"由此可见，四川历来就是冬虫夏草的道地产区，现主产于四川西北部、青海、西藏东南部、甘肃东南部、贵州、云南等地，其中以西藏质量最优，四川产量最大，质量亦优。

（三）华东、华中地区道地药材

1. 浙贝母　为百合科植物浙贝母 *Fritillaria thunbergii* Miq. 的干燥鳞茎。清代赵学敏在《本草纲目拾遗》中明确将浙贝母与川贝母分开，引《百花镜》谓："浙贝出象山，俗呼象贝母。皮糙微苦，独颗无瓣，顶圆心斜。入药选圆白而小者佳。"又引叶斋云："宁波象山新出贝母，亦分二瓣，味苦而不甜，其顶平而不尖，不能如川贝之象荷花蕊也。"《药物出产辨》云："浙贝母，产浙江宁波府。"为浙江著名道地药材"浙八味"之一，主产于浙江鄞州、磐安、象山，江苏大丰、海门和安徽广德、宁国等地。

2. 牡丹皮　为毛茛科植物牡丹 *Paeonia suffruticosa* Andr. 的干燥根皮，栽培品。始载于《神农本草经》，列为中品。《四声本草》记载："和州（今安徽和县、含山等地）、宣州者并良。"《日华子诸家本草》曰："巴、蜀、渝、合州者上、海盐者次之。"《本草品汇精要》称："道地巴蜀、剑南、合州、宣州（今安徽皖南一带）并良。"据《铜陵县志》记载，铜陵引种栽培牡丹已有近千年的历史。可见，本草记载牡丹皮的产地有安徽、四川等地。现牡丹皮主产于安徽、四川、甘肃、陕西、湖北、湖南、山东、贵州等省，以安徽铜陵的凤凰山为道地产区，习称"凤牡丹皮"。经研究发现，"凤丹"来源于 *P. ostii* T. Hong et J. X. Zhang，从源头上澄清"凤丹"的种质，有利于保护和发展地道药材。

3. 茯苓　为多孔菌科真菌茯苓 *Poria cocos*（Schw.）Wolf 的干燥菌核。《神农本草经》将其列为上品。古代药用茯苓以野生资源为主，人工栽培历史可追溯至1500年前南北朝时期，至明代中期才在湖北、安徽、河南交界的大别山区形成较大规模，成为中国最早的茯苓栽培产地和传统道地产区。现茯苓主产于湖北罗田、英山、麻城，安徽金寨、霍山，云南丽江、玉龙，河南商城、新县，四川米易、德昌、会理等地，其中栽培者以安徽产量较大，称为"安苓"，野生者以云南质量为佳，称为"云苓"。

（四）华南地区道地药材

1. 砂仁　为姜科植物阳春砂 *Amomum villosum* Lour.、海南砂 *Amomum longiligulare* T. L. Wu、绿壳砂 *Amomum villosum Lour.* var. *xanthioides* T. L. Wu et Senjen 的干燥成熟果实。始载于《药性论》，原名缩砂蜜。《本草蒙筌》曰："缩砂蜜产波斯国中，及岭南山泽。"《增订伪药条辨》云："缩砂即阳春砂，产广东肇庆府阳春县者名阳春砂，为最道地。广西出者名西砂。"可见，其传统道地产区为今广东、广西。砂仁阳春砂主要分布于广东、云南、广西、贵州、四川、福建，以广东阳春、阳江产者为道地药材；海南砂仁主产于海南澄迈、屯昌及广西博白、陆川等地；绿壳砂仁主要产于云南西双版纳、临沧、思茅及广东广宁等地。

2. 蛤蚧　为壁虎科动物蛤蚧 *Gekko gecko* Linnaeus 的干燥体。西汉末《適轩使者绝代语释别国方言》记载："桂林之中，守宫能鸣者，俗谓之蛤蚧。"《开宝本草》记载："生岭南山谷。"《岭表录异》记载："广西横州甚多蛤蚧。"可见，广西自古就是蛤蚧的传统道地产区。现蛤蚧主产于广西的南宁、百色、宜山，广东的怀集、云浮、从化，云南的西双版纳、红河、文山苗族自治州等地，其中广西所产的蛤蚧占全国产量的90%。进口蛤蚧主产地为越南、缅甸、泰国、柬埔寨、印度尼西亚。蛤蚧背部灰黑色或银灰色，有黄白色或灰绿色斑点（国产蛤蚧），或砖红色斑点（进口蛤蚧）。

3. 沉香　为瑞香科植物白木香 *Aquilaria sinensis*（Lour.）Gilg 含有树脂的木材。沉香因"木之心节置水则沉"而得名，《名医别录》列为上品，《本草衍义》记载："岭南诸郡悉有之，旁海诸州尤多。"《证类本草》有崖州沉香和广州沉香之分，并引杨文公《谈苑》云："岭南雷州及海外琼崖山中多香树，山中夷民斫采卖与人，其一树出香三等，曰沉香、栈香、黄熟香。"历代本草记载的沉香出自中国广东、海南琼崖及东南亚各国，现沉香分布与本草记载相同，在海南、广东、广西、台湾、福建、云南等地。以台湾、海南所产沉香质量最佳，是"十大广药"之一。

（五）西南地区道地药材

1. 川芎　为伞形科植物川芎 *Ligusticum chuanxiong* Hort. 的干燥根茎。始载于《神农本草经》，列为上品。川芎之享盛名，始于宋代，《本草图经》记载："今关陕、蜀川、江东山中多有之，而以蜀川者为胜。"川芎是著名的川产道地药材，产量大、品质优，占全国总产量的90%以上。其生长适宜区集中于四川盆地中央丘陵区的成都平原，尤其是气候温暖湿润、日光充足、雨量充沛的西北边缘。目前，其栽培地集中分布于四川的都江堰、崇州、彭州、郫县、新都等地。

2. 川贝母　为百合科植物川贝母 *Fritillaria cirrhosa* D. Don、暗紫贝母 *Fritillaria unibracteata* Hsiao et K. C. Hsia、甘肃贝母 *Fritillaria przewalskii* Maxim.、梭砂贝母 *Fritillaria delavayi* Franch. 、太白贝母 *Fritillaria taipaiensis* P. Y. Li 或瓦布贝母 *Fritillaria unibracteata* Hsiao et K. C. Hsia var. *wabuensis*（S. Y. Tang et S. C. Yue）Z. D. Liu, S.Wang et S. C. Chen 的干燥鳞茎，按性状不同分别习称"松贝""青贝""炉贝""栽培品"。贝

母始载于《神农本草经》，列为中品。陶弘景曰："形如聚贝子，故名贝母。"明朝末期，首次明确提到川贝母。《本草从新》记载："川产最佳，圆正底平，开瓣味甘。"《本草崇原》记载贝母出自"西川"。"西川"，即指四川西北部广大地区。清代《四川通志》载贝母主产"松潘、雅州府理塘、龙安府青川。"由此可见，四川历来为川贝母的道地产区。现主产于西藏南部至东部、云南西北部和四川西部，海拔为 3200～4200m 地区。

3. 附子　附子为毛茛科植物乌头 *Aconitum carmichaelii* Debx. 的子根加工品，有盐附子、黑顺片、白附片、淡附片、熟附片、黄附片、挂附片等不同饮片。《本草图经》云："绵州彰明县（四川江油）多种之，惟赤水一乡者最佳。"李时珍云："出彰明者即附子之母，今人谓之川乌头也。"《药物产出辨》云："附子和乌头产四川龙安府江油县。"由此可见，附子自古道地产区为现今江油市。今主产于四川江油、安县、平武、青川、北川及布拖，陕西汉中等地。

4. 黄连　为毛茛科植物黄连 *Coptis chinensis* Franch.、三角叶黄连 *Coptis deltoidea* C. Y. Cheng et Hsiao 或云连 *Coptis teeta* Wall. 的干燥根茎，习称"味连""雅连""云连"。始载于《神农本草经》，列为上品。《名医别录》记载："黄连生巫阳川谷及蜀郡太山之阳。"《新修本草》记载："蜀道者粗大节平，味极浓苦，疗渴为最。"《本草纲目》记载："今虽吴、蜀皆有，唯以雅州、眉州（今洪雅、峨眉山、雅安等地）者为良。"可见，四川自古以来即为黄连的道地产区。现黄连商品绝大多数来源于栽培，据《洪雅县志》记载，雅连于 1740 年即在峨眉山已有栽培。味连产于重庆石柱、黔江和湖北利川等海拔 1000～1800m 的山区；雅连分布于四川峨眉及洪雅等海拔 1600～2200m 的山地林下；云连分布于云南怒江流域海拔 1500～3000m 高山寒湿的林荫下。

5. 三七　为五加科植物三七 *Panax notogingseng*（Burk.）F. H. Chen 的干燥根，栽培品。三七始载于《本草纲目》，曰："生广西南丹诸州番峒深山中"。清代《归顺州志》记载："三七以田州（今百色、东田、田阳等市县）产者为最良。"因而有田七之称。《药物出产辨》记载："三七，产广西田州为正道地。近日云南多种，亦可用。"可见，广西和云南为三七的道地产区。现云南、广西、贵州、四川、湖北、江西、广东等地均有栽培，其中产于云南的三七称为"滇三七"，并成为继广西之后三七的新道地产区，以文山产质量为好。

【学习小结】

中药资源构成按自然属性划分为植物药资源、动物药资源和矿物药资源。中药资源的自然分布可分为东部季风区域、西北干旱区域和青藏高寒区域 3 个自然带、14 个二级自然带。根据不同中药植物分布区域的气候特点，确定其产地适宜分布区用于指导引种栽培和合理布局。中药区划是指以中药资源和中药生产地域系统为研究对象，通过分析中药资源区域分布和中药生产特征，依据区域相似性和区级差异性原理，将全国划分成不同等级的区域，以指导中药资源保护管理、开发利用和中药生产。道地药材是指经过中医临床长期应用优选出来的，在特定地域，通过特定生产过程所产的，较在其他地区所产的同种药材品质佳、疗效好，具有较高知名度的药材。因为不同的原因，药材的道地产地一直存在着变迁。

【复习思考题】

1. 简述我国中药资源区划特点。
2. 简述我国各地地势和气候特点与资源分布状况。
3. 简述我国中药区划系统的内容。

第三章　中药资源的调查与动态监测 ▷▷▷▷

【学习目的】

1. 掌握中药资源调查的内容、方法及动态监测方法。

2. 熟悉中药资源调查的准备工作，中药资源图的绘制及调查报告的编写。

3. 了解中药资源调查资料分析与资源质量评价，现代新技术在中药资源调查中的应用。

【学习要点】

中药资源调查的目的和任务，相关组织和准备工作，基本内容与方法。中药植物、中药动物和中药矿物资源调查的内容和方法。中药资源动态监测体系的构成、监测因子、基本原理、基本操作流程和评价利用。

第一节　中药资源的调查

一、中药资源调查的目的和任务

中药资源调查是指对野生、栽培或养殖的药用动植物及药用矿物资源的调查工作，它是进行中药资源开发利用、保护更新和经营管理等工作的前提和基础。我国曾于1960年、1969年和1983年进行过3次大规模的全国中药资源调查。国家中医药管理局从2008年12月开始筹备第四次全国中药资源普查相关工作，并于2011年8月组织开展中药资源普查试点工作，目前已有31个省（自治区、直辖市）开展了此项工作。

中药资源调查的目的是为了了解和掌握中药资源的现状及发展动态，为合理、充分开发利用中药资源提供信息和依据；为国家和地方政府制定方针、政策、计划，以及经济和环境发展规划提供依据，为中药相关的企事业单位制定长期、中期或短期的生产计划提供依据，也可用于检查、评价中药资源开发利用和计划执行情况。调查过程中可能发现的新药源，又可进一步丰富中药资源。

中药资源调查的任务是摸清中药资源家底，包括中药资源的品种数量、分布和蕴藏量，为指导生产、制定区域内中药资源保护和利用策略提供依据，为当地中药产业发展规划及决策的制定提供依据。同时了解与中药资源相关的传统知识情况，完善中国传统药物知识信息体系，充分发掘中药民族药及民间药物传统知识的价值，促进中国药用资源的合理利用与保护，对相关的知识产权保护提供依据。

二、中药资源调查的组织与准备工作

（一）组织准备

1. 申请　在开展调查前应按有关规定向上级主管部门或任务下达部门申请，提交计划任务书。

2. 组建调查组织机构　建立由调查单位和调查区域有关部门组成的组织机构，包括野外调查、后勤保障和技术支持等多方面的组织机构。

3. 开展技术培训　培训的重点在于生态学知识、药用植物和药用动物方面的相关知识，以及仪器、数据库、相关软件的使用方法等。使参加调查的人员熟悉调查方法和技术标准，提高实测、目测和使用仪器的能力，掌握地形图、遥感图像资料和数据库、相关软件的使用方法。

（二）资料准备

1. 自然环境资料的准备　主要是查阅和收集调查地区的地图资料，包括地形图、植被图、土壤图、农业和林业等部门的区划图。大范围的区域性资源调查，还应收集航空照片、卫星照片等遥感资料。

2. 中药材生产和利用资料的准备　收集调查地区药材生产和收购部门的有关经营资料，如历年收购和销售的中药材品种、数量、分布、产地等资料。收集中药材生产方面的文件和统计资料、地方病的资料、当地民间实用的中草药品种等资料。

3. 社会经济状况及其他资料的准备　包括调查地区的人口、社会发展情况、交通运输条件等方面的资料。此外，还应向熟悉地方中药资源的相关人员了解情况，为野外调查工作提供有价值的信息。

（三）物资准备

根据调查研究的主要内容进行工具、仪器设备的准备和调试工作，进行相应的质量检查，依据野外调查工作的需要，做好生活物资和安全保障方面的准备工作。

（四）技术准备

制定调查技术方案和确定取样调查方法为技术准备中较为重要的工作。

1. 确定调查方案和工作计划　明确调查目的、对象、范围、路线、工作时间、参加人员、所采用的方法及预期的成果，确定各单位和部门的职责。

2. 确定调查方法　传统中药资源调查方法包括以下内容。

（1）线路调查，标本采集与记录，统计品种数量与分布情况。

（2）样地样方的调查，对目标品种进行蕴藏量的估算。

三、中药资源调查的基本内容与方法

(一) 中药资源调查的基本内容

1. 社会经济条件调查　中药产业是地区经济发展的重要组成部分，与区域社会的发展水平有着密切联系。一般情况下，区域社会整体发展水平较高时，中药资源的保护、经营和开发水平也相应较高，中药资源对地方经济的作用也就越重要。因而，在进行中药资源调查时，有必要进行社会经济条件和经营历史状态的调查。调查中药产业产值占区域总产值的比例，其发展趋势及定位；调查中药产品市场状况，包括中药产品的种类，历年中药野生药材的收购量，栽培或养殖药材产量，市场需求量；调查中药资源的保护和管理情况，包括历年中药的采收情况、采收方式与数量变化，以及是否有利于中药资源的可持续经营；调查中药资源保护和更新的实施情况；调查除中药资源外的其他相关资源利用状况对中药资源的影响，如森林资源、水资源、动物资源、植物加工利用、旅游资源等对中药资源的影响。

2. 自然条件调查　自然条件与中药资源关系密切，自然条件对中药资源的形成、演替、生长、数量等都有决定性的作用，而中药资源尤其是药用植物的生长又影响着自然环境。进行中药资源调查时，自然条件的调查主要包括以下内容。

（1）地理环境　即调查地区所在行政区划、经纬度、地形地貌条件（包括山脉、河流、湖泊情况）、交通干线等。

（2）气候条件　包括热量、水分、日照、灾害天气情况等。最好是收集调查区域内或附近气象观测站的资料。

（3）土壤条件　包括土壤类型、土壤剖面的形态特征、土壤理化性质和肥力特征、土地利用现状、药用植物和其他植物根系分布状况等。

（4）植被条件　植被是一个地区植物区系、地形、气候、土壤和其他生态因子的综合反映。在调查范围内，对植被类型如森林、草原、沙漠等分别记载其分布、面积和特点。对于主要植物群落，特别是拟调查药用植物种类的植物群落，应进行系统调查，调查内容包括植物种类的组成、优势植物种群及其多度、郁闭度、盖度、频度等。

3. 中药资源品种数量、分布情况的调查　是中药资源调查最主要的内容。通过调查，确定调查区域内具有的中药资源种类（品种）数量、分布情况内容。

4. 药材蕴藏量调查　是中药资源调查的重要内容之一，包括中药动物、中药植物、中药矿物的蕴藏量。

5. 中药资源的更新调查　中药植物、中药动物资源属于可更新资源，更新方式有自然更新（即自我更新和繁殖）与人工更新。中药植物资源更新调查是为资源的可持续利用和保护、确定合理年允收量等提供重要的技术依据。

(二) 中药资源调查的方法

1. 线路调查法　线路调查法是在调查区域内按一定的原则确定若干条具有代表性的

线路，沿线路调查，记载中药植物、中药动物的种类，采集中药植物、中药动物标本，观察生境，目测中药植物的多度，估测中药动物的数量等。目的在于掌握一定区域内中药植物、动物资源的种类与分布、种群特征等基本情况。

2. 访问调查法　就是向调查地区有经验的药农、收购员或民间医生等进行书面或口头调查。这种方法是调查工作中不可忽视的重要手段，虽然不够精确，但具有很好的参考价值，是一种重要的辅助调查方法。

3. 详查及样地调查法　详查又称全面调查或详细调查，常在国土资源调查或区域内林业资源调查中使用，是在线路调查的基础上，调查所有的资源种类和贮量。中药资源调查中，采用的是样地调查，即在调查区域内设置若干个一定面积的样方，然后对样方内的药用资源进行调查，或抽取部分样方统计药用资源的种类、数量和重量，从而推断出整个地区的药用资源种类、数量、分布和蕴藏量。

4. 卫星遥感、航空遥感调查法　对于有一定面积的栽培植物、开阔地区群集性的大中型动物、生活在偏僻地区或人类难以达到的地区的动物或植物，可利用卫星、航空遥感调查进行统计数量和产量。

5. 统计报表调查法　这是一种以统计表格形式和行政手段自上而下布置，而后逐级汇总上报提供基本统计数据的一种调查方式，特别适用于对种、养殖的中药资源调查。如对栽培中药材的调查，在种植时以行政区划为单位，记录种植的面积情况，逐级汇总，得到种植的总面积，根据农户上报的实际采收面积和产量，结合历史资料及气候因素，估计可能产量，得到较为"准确"的数据。这种方法对于生长区域狭小且大面积栽培的药材统计是可行的，1983年全国中药资源普查时也多采用这种方法。

6. 中药动物资源的驱赶调查法　是以驱赶的方式进行的动物数量的直接计数调查。调查人员以一定路线通过一个区域轰赶出所要调查的动物，记录人员位于测定区域对面边界，并沿测定区域边缘统计被轰赶出来的动物。该方法仅适用于容易步行和有良好可见度的平坦开阔地带。

7. 中药动物资源的粪堆计数法　这种方法的依据是在一定时间内动物粪便的积累与群体密度有关。如大角鹿每24小时约排出13堆粪便，在一定单位区域中的粪便数可按每头鹿每天排13堆粪便计算。用此法先要知道动物在调查地区的居留时间，然后在已知的一段时间内计数。计数在随机抽样的样地（如 $4m^2$ 的圆形样地）或样带上进行。

先求出调查样地（带）的平均粪便堆数，再计算单位面积的粪堆数，最后根据单位时间内动物的排粪次数估算动物种群数量。粪堆计数法适用于森林地，但在多雨和蜣螂多的地区不太适宜，因雨水冲洗或动物吞食而会出现较多误差。

8. 比例估算法　是以一个已测定群体的变化为基础，估算种群总量的调查方法。如捕捉一定数量的鸟套上环再释放，当以后某一时期内再看到或捕到这些鸟时，可根据捕捉鸟群中环志鸟与非环志鸟的比例估计其种群数量的大小。

四、中药植物资源调查

(一) 野生中药植物资源调查

野生植物资源调查的内容，主要有生态环境、生物群落特征、植物种类及其分布、种群数量特征、药用资源的贮量及种群的更新能力等。

1. 生态环境调查 对调查区域的地理条件、气候资料、土壤和植被等进行调查，并将调查结果进行整理，记载到相应的表格中。

（1）自然条件调查 包括气候、地理、地形、土壤等条件的调查。通常可以从当地气象局、国土局、林业局等相关部门获取部分资料和数据。

（2）植被特征调查 植被是一个地区植物区系、地形、气候、土壤和其他生态因子的综合表现，主要包括优势种或建群种及其组成、植被外貌、植被分层特征、群落状态、地被植物等内容。

2. 中药植物种类及其种群特征调查 中药植物种类调查是中药资源调查的一项重要内容。一般情况下，对调查区域进行线路调查，了解中药植物种类的分布规律，采集带有繁殖器官和药用部位的原植物 3 ～ 5 份，并制成腊叶标本（表 3-1）。

在种类鉴别的基础上，对重要中药植物种群的特征进行进一步调查，包括植物的生长状况（如植株高度、分枝情况和冠幅等）、种群密度及其对地面的覆盖程度、种群年龄结构和繁殖特征等。

表 3-1 中药植物标本采集记录表

采集号：_____	采集者：_____	采集时间：_____
采集地点：____省____市县____乡镇____村		
生长环境：_____ 多度：_____	海拔（m）：_____	土壤：_____
植被类型：_____	主要伴生植物：_____	
高度（m）：_____	胸径（cm）：_____	
名称：_____	地方名：_____	科名：_____
学名：_____		
用途：_____		

（1）植物群落 群落的所有植物种类及其个体在空间中的配置状态形成了群落结构。一般根据群落中的优势植物种类来命名。若群落中有分层现象（上、中、下层），每层中取其主要植物命名，同层中种名与种名间用"+"连接，不同层间用"-"连接。

（2）密度 也称多度，是单位面积上某种植物的个体数量，通常用计数方法测定，通常用株（丛）/m² 表示；也可采用目测法估计，用相对概念来表示，如非常多、多、中等、少、很少 5 级，这种方法准确度较差，但操作简便。

（3）盖度或郁闭度 是指群落中某种植物遮盖地面的百分率，反映了植物在地面上的生存空间，也反映了植物利用环境及影响环境的程度，可分为投影盖度和基面积盖度。投影盖度是指植物枝叶在一定地面所形成的覆盖面积占地面积的比例；而基面积盖度一般对乔木而言，通常用基面积或胸高处断面积来表征。

（4）频度 是指某一种植物的个体在调查区域中出现的百分率，一般采用出现某种植物的样方数与全部样方数之比。它不仅表示该植物在群落中分布的均匀程度，还可以说明该种植物的自然更新情况。

（5）种群年龄结构 是指种群中各年龄段中个体数量之间所占的比例。一般主要针对木本或多年生草本中药植物的调查。一年生或二年生草本植物一般不调查。种群的年龄结构对种群繁殖力的发展起着重要作用，在迅速扩张的种群中，中、低年龄组的比例较大；在停滞的种群中，各年龄组处于平均分配状态；而在衰退的种群中，年老的个体可能占大多数。按照种群的年龄比例可绘成年龄金字塔，年龄金字塔的形态指示着种群发展动向。

（6）繁殖特性 主要包括繁殖方式和繁殖力。植物的繁殖方式有有性繁殖和无性繁殖，包括孢子或种子繁殖，也有通过出芽、分蘖等营养繁殖方式。种群的繁殖力与其出生率和死亡率有关。出生率是植物繁殖产生新个体的能力，常用单位时间内出生新的个体数来表示。死亡率是指种群死亡的速率，是种群内数量衰退的因素。种群的大小与其出生率和死亡率有密切关系。如果种群的迁入和迁出一定、出生率>死亡率时，种群数量增加，种群密度加大；出生率<死亡率时，种群数量减少，种群密度减少。

3. 中药植物资源蕴藏量调查

（1）中药植物资源蕴藏量的相关概念 ①中药植物的生物量：是指某一地区某种中药植物的总量，包括药用部分和非药用部分。②药材蓄积量：是指一个地区某种药材的总生物量，即只包括可以入药部分的总量。③药材蕴藏量：是指一个地区某一时期内某种中药资源的总蓄积量。④药材经济量：是指一个地区某一时期内某种中药资源有经济效益那部分蕴藏量，即只包括达到标准和质量规格要求的那部分量，不包括幼年的、病株或达不到采收标准和质量规格的那部分量。⑤单株产量：指一株植物药用部位（如根、根茎、全草、叶、果实或种子）的平均产量（克/株）。⑥年允收量：是指平均每年可允许采收药材的经济量，即不影响其自然更新和保证可持续利用的采收量。

（2）中药植物资源蕴藏量的调查 调查一般采用样地、样方法。一般来说，由于调查目的和种类不同，样地、样方的设置原则和方法也不相同。由于中药植物包括了乔木、灌木、藤本、草本等植物的各种类型，样地、样方的设计比较复杂，很难用一种样地、样方的设定包括完全。因此，第四次全国中药资源普查工作中，对重点品种的蕴藏量调查采用样方套的方法，指导各地进行调查。在代表区域内设置若干调查单元（地块），采用系统抽样法设置样地，在每个样地可以按照等距法设置5个样方套，规定：①每个样方套由6个样方组成，其中包括1个10m×10m主要用于调查乔木的样方；1个5m×5m主要用于调查灌木的样方；4个2m×2m主要用于调查草本的样方。②以样地位置为中心点，在其 1 平方公里范围内布设样方套。③每个样方套内的 6 个样方采用固定编号，如图 3–1 所示（10m×10m 的乔木样方编号为 1，5m×5m 的灌木样方编号为 2，2m×2m 的草本样方编号为 3、4、5、6），还可根据"种 – 面积曲线法"确定样方的最小面积。

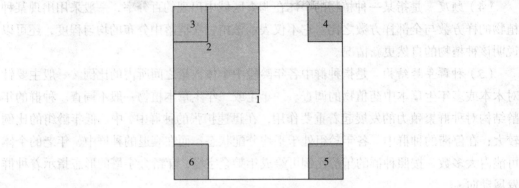

图 3–1　样方套

先确定一个小面积样方进行植物种类数量调查，然后根据一定比例逐步扩大样方面积并分别进行调查，当样方的面积扩大 10% 而植物的种类数量增加不超过 10% 时，这时的面积可以作为最小样方面积的标准。

对于样方的数量应该是越多越好，但在考虑到实际的工作量时，所调查的样方则又应该少些，以花费较少的人力、时间和资金取得最接近实际情况的结果。一般来讲，调查样地的数量与调查采用的取样方法、调查地区的资源状况和调查所需达到的精度要求有直接的关系。因此，在进行调查之前，可以根据调查精度要求、方法和地区的基本情况，对样地数量进行估算。对具有某种特征的总体进行调查时，样方的数目一般不得少于 30 个，在实际操作中亦可视具体情况决定。

中药植物资源的蕴藏量计算如下。

1）单位面积（或样方）中中药植物蓄积量的计算方法：投影盖度法估算蓄积量：投影盖度不取决于植株数目和分布状况，而是取决于植株的生物学特性。

根据拟调查植物种群在该地区的分布情况，设置标准样方，然后计算某种中药植物在样方上的投影盖度。其计算公式：

$$U=XY$$

式中：U 为样方上药材平均蓄积量，单位 g/m^2；X 为样方上某种植物的平均投影盖度；Y 为 1% 投影盖度药材平均重量，单位 g。

采用投影盖度法计算蓄积量的方法，适用于很难分出单株个体的中药植物。一般在群落中占优势且呈丛状生长的灌木或草本植物可采用该方法。

样株法估算蓄积量：在设置的标准样方内，统计中药植物的株数和单株药材的平均重量，估算单位面积上药材的蓄积量。其计算公式：

$$W=XY$$

式中：W 为样方面积药材平均蓄积量，单位 g/m^2；X 为样方内平均株数，单位 n/m^2；Y 为单株药材的平均重量，单位 g。

样株法适用于木本植物、单株生长的灌丛和大的或稀疏生长的草本植物，但对于根茎类和根蘖性植物，由于个体界限不清，计算起来比较困难，此时的计算单位常常以一个枝条或一个直立植株为单位。

2）中药植物资源的蕴藏量计算方法：某种中药植物资源的蕴藏量与该种植物在某地区占有的总面积及单位面积上的产量有关。一般是采用估算法，首先要了解所调查的中药植物在哪些群落中分布，然后计算这些群落的总面积。中药植物资源的蕴藏量就可按下式计算。

蕴藏量 = 单位面积蓄积量（或产量）× 总面积

年允收量计算的关键是药材的更新周期，只有了解更新周期才能准确地计算年允收量。波里索娃提出了下列的年允收量公式：

$$R = P \frac{T_1}{T_1 + T_2}$$

式中：R 为年允收量；P 为经济量；T_1 为可采收年限；T_2 为该植物的更新周期；（$T_1 + T_2$）为采收周期。植物资源蕴藏量调查记录如下（3-2）。

表 3-2　植物资源调查样地记录表 – 资源蕴藏量

群落名称＿＿＿＿＿＿＿＿　　样方面积＿＿＿＿＿＿＿＿　　野外编号＿＿＿＿＿＿＿＿
第＿＿页　　　　　　　　　　记录日期＿＿＿＿＿＿＿　　记录者＿＿＿＿＿＿＿

样地序号	植物名称	用途	利用部位	株数		利用部位重量		单位面积贮量 kg/hm^2
				样地株数	株数/公顷	样地总量鲜/干	单株平均鲜/干	
1								
2								
3								
4								

4. 中药植物资源更新调查　中药植物资源更新能力的调查，关系到中药植物资源采挖后能否迅速得到恢复和确定合理的年允收量等问题，也是保证中药植物资源持续利用和保护的重要依据。中药植物资源的更新能力与采挖强度有直接关系，应设计不同的采挖强度加以研究。更新能力的调查一般采用设置固定样方跟踪调查的方法。其样方的大小和数量与产量调查应尽可能一致。样方的布局也应随机设定（表 3-3）。

表 3-3　植物资源天然更新野外样地记录表

群落名称＿＿＿＿＿＿＿＿＿　　　样地调查面积＿＿＿＿＿＿＿　　　野外编号＿＿＿＿＿＿＿
第＿＿页　　　　　　　　　　记录日期＿＿＿＿＿＿＿　　　　记录者＿＿＿＿＿＿＿＿

样地	植物	种子		幼苗			幼树			大幼树			枯落层			分数
编号	名称	数量	质量	高度	株数	活力	高度	株数	活力	高度	株数	活力	盖度	厚度	重量	情况
1																
2																
3																

（1）地下器官的更新调查　主要是调查根及地下茎每年的增长量，采用定期挖掘法和间接观察法。①定期挖掘法：适用于能准确判断年龄的植物，在一定时间间隔挖取地下部分，测量其生长量。经多年观察得出更新周期。②间接观察法：是根据植物的地上部分与地下部分生长的相关性来调查地下器官的更新情况。在调查时，只调查其地上部分的有关指标，通过公式推算出地下部分的年增长量。

（2）地上器官的更新能力调查　首先要调查中药植物的生活型、生长发育规律，然后调查它的地上生物量和伴生植物。逐年连续进行，包括单位面积中药植物资源产量、单位面积的苗数及苗的高度等，并分析各种因子对野生植物生长发育和产量的影响。每年对中药植物的药用部位增长的数量进行连续测量，由此计算更新周期。

（二）人工种植药材资源调查

1. 生态环境调查　调查内容、要求与野生资源调查大致相同。不同的是，其资源形成过程既受到自然条件的制约，又受人为活动的影响。因此，要对生产基地的大气环境、土壤质量、灌溉水质量进行调查和检测。

2. 栽培管理调查

（1）种植技术措施调查　依据中药植物栽培生产的技术环节进行调查，育苗或直播种植的中药植物需要调查记载的主要内容有种子来源（产地）和处理方法，播种期、播种方式、播种深度和播种量，育苗方式（露天或保护地），育苗密度及间苗时期等。移栽种植的中药植物需要记载的内容主要有移栽种苗的来源（产地）和规格（大小或高度）、移栽时间和方法、移栽密度（行距和株距）及其他技术措施。

（2）田间管理措施调查　灌溉和排水技术措施调查包括灌溉方式、灌溉量、灌溉次数和时间、排水方式和时间等。对施肥技术措施调查包括施肥方式（基肥、追肥、种肥等）、肥料种类、施肥量及施肥时间等。对病虫害防治调查包括病虫害发生种类、时间和危害程度，使用农药的种类、浓度和时间等。另外，中耕、除草、修枝打杈（尖）、摘蕾、修根或整枝等措施也应记载。

（3）采收加工技术调查　药材采收加工记录的内容主要包括入药部位、采收时间、采收方法、产地加工方法等。将上述三项调查记载内容进行综合整理，可编成调查记录表，便于开展调查记载工作（表 3-4）。

3. 中药植物生长状况调查 草本中药植物的生长发育观测内容主要包括：根系的类型、长度和分枝情况；茎的高度、生长速度、分枝情况；叶片数目、单叶的生长速度、单株叶面积等；萌芽期、现蕾期、花期、幼果出现期、果实成熟期、果实的生长量、单株种子产量等。木本中药植物的生长发育状况还要观测茎的粗度、枝条数量和长度、树高、冠幅等。

4. 生物量、药材产量和药材蓄积量调查 对于大面积种植的同一种中药植物，其生物量或药材产量的调查可参考农作物产量测定方法；对于小面积种植的种类，可设置标准样方（地）抽样调查。根据标准样方测定结果可估算出单位面积药材产量及药材蓄积量。

表 3-4 中药植物栽培技术和抚育管理措施调查记录表

```
编号_____  中文名_____  学名_____  地方名_____
栽培地点_____  省_____  市_____  县_____  乡_____村_____
调查日期_____  调查者_____
播种期_____  播种方式_____  播种深度_____  播种量_____
繁殖方式_____  播种时间_____  播种方法_____
播种前种子处理方法_____  播种深度_____  播种量_____
育苗方法_____
移栽时间_____  移栽方法_____  行距____cm  株距____cm
打顶时间_____  打顶方法_____
摘蕾时间_____  摘蕾方法_____  修根时间_____  修根方法_____
整枝时间_____  整枝方法_____  覆盖时间_____  遮阴时间_____
调节棚内光照度方法_____
支架类型_____  支架设立方法_____
灌溉方式_____  灌溉一次水量_____  灌溉次数_____
灌溉时间_____  排水方式_____
肥料
基肥种类_____  基肥用量____kg/hm²
追肥种类_____  肥料用量____kg/hm²  施肥次数_____
施肥时间_____  施肥方式_____
中耕时间_____  次数_____  除草方式_____
除草剂名称_____  有效成分_____  使用剂量_____
使用时间_____  使用方式_____
病害类型_____  表现症状_____  病害程度_____
病原物_____  发病时间_____  传播方式_____  防治方法_____
药剂名称_____  使用剂量_____  使用时间_____
防治效果_____  虫害类型_____  昆虫种类_____
危害状况_____  危害程度_____  危害时间_____
防治方法_____  农药名称_____
有效成分_____  使用剂量_____  使用时间_____
防治效果_____
入药部位_____  采收时间_____  加工方法_____
```

五、中药动物资源调查

(一)野生中药动物资源调查

1. 生态环境和生活习性调查 对中药动物的栖息环境、生活习性的调查是中药动物资源调查的一项基础性工作，主要调查以下内容。

（1）栖息环境调查 调查野生中药动物的生存环境及特点，了解中药动物的生存状况、分布等。调查的内容及要求同中药植物资源调查。

（2）生物学特性、生活习性调查 生物学特性调查主要是生长发育规律、繁殖特性调查（包括繁殖方式和繁殖的周期、数量等）。生活习性调查主要是食性、活动习性等的调查。食性调查主要调查动物取食食物的种类。很多动物在不同季节或者不同生长阶段食性会发生转变，对于这些动物，要调查在某些时期的特殊食物需求。调查动物的昼夜活动规律和季节活动规律可以了解动物的行为，还可了解动物的群居性等生活方式。

2. 中药动物种类和种群数量调查 根据动物的类群确定调查方法，设置野外检测样地，记录栖息环境、生活习性等资料，并按照要求捕捉动物标本、采集动物药样品，拍摄动物活动、栖息环境等录像资料或照片资料；同时也要对伴生的植物、动物种类进行调查。一般来说，对于水域生物，一年调查4次，应在产卵期、洄游期、活动期调查；鸟类在繁殖季节和非繁殖季节各调查1次；两栖类、爬行类一年期间应调查3～4次；哺乳类、陆上昆虫类一年期间调查4次；陆生动物的调查避免在降雨时或气候骤变时进行。

3. 野生动物资源种群变化调查 主要调查动物的出生与死亡、迁入与迁出，编制某种动物的生命表或动物种群数量重建表，主要指标有种群的性比、年龄结构、出生率与幼仔哺育成功率、成活率、死亡率、迁入和迁出率、季节性波动和年波动等。对长期收集的资料进行整理，以便预测动物的种群数量变化。

(二)养殖中药动物资源调查

养殖中药动物的场所环境、养殖方法与中药动物的生长状况密切相关。进行养殖中药动物资源调查时，主要调查内容有养殖环境、动物习性及养殖管理技术、药材采收及加工方法、药材产量调查等。

1. 养殖环境调查 包括养殖场所的位置及地形地貌，水源和供水条件，场舍的建筑结构，场所和场舍中的光照、温度、湿度，场舍的消毒，人员隔离等。

2. 动物习性及养殖管理技术调查 饲养方式一般分为圈舍、池沼、洞穴等。动物生活习性需要调查的内容较多，如水栖或陆栖，冬眠开始和结束时间，喂食方法、时间、数量，饮水时间和数量，活动的时间等。同时还要调查饲料的种类、来源和加工方法。对动物疾病防治调查的内容主要包括疾病类型及其防治方法、预防措施和治疗方法、用药种类和数量等。另外，动物体内外寄生虫也应该作为调查内容之一。

　　动物生长发育需要了解的主要指标：性成熟期，配种年龄、季节和方法，妊娠期，每次或每年繁殖数量；生长速度、寿命长短；药材采收的年龄和季节等。对于昆虫的饲养，还要调查其变态时间等。有些动物是整体入药，有的只是动物体的某一部分入药，如麝香、牛黄、熊胆等，故调查时应写清入药部位，最适宜的采收时间、采收方法和产地、加工方法。同一种药材有时采收加工方法不止一种，尽量调查全面，最好能把各种加工方法的优缺点都写上。

　　3. 药材产量调查　动物药产量调查较简单，先测出单位个体的药材产量，再估算出养殖群体的药材总产量。在计算产量时，应注意只能计算可以采收药材的动物，未到采收年龄的动物不能计入。

六、中药矿物资源调查

　　中药矿物资源是可作为中药使用的矿物资源，包括不同地质条件下形成的矿物，也包括生物化石。其调查工作包括两大部分：一是医药部门开展的社会性资源调查；二是地质勘探部门进行的矿床勘查。

（一）中药矿物资源的社会调查

　　中药矿物资源的社会调查主要包括中药矿物资源的种类、使用历史、收购量和收购渠道、销售量和销售渠道等。在此基础上，可进一步借助地质勘查的有关技术方法，开展专业性资源蕴藏量调查，探明资源储量。

（二）地质矿床的普查与勘探

　　一般根据矿床的地质特点、类型及工作地区的自然条件，进行矿床的普查与勘探工作。此项工作大致可分为六个阶段：区域地质测量和地球物理工作、矿床普查、初步勘探、详细勘探、矿山用地范围内已开采矿床的勘探、开发勘探。

（三）中药矿物资源开发利用调查

　　矿床的开采，特别是加工原料时产生的有害工业废水往往会对环境造成污染。露天开采时，常常形成新的地形、土壤和植被的破坏。中药矿物的资源调查应重点注意这些问题，其开发利用应以不破坏环境、不对环境造成污染及不造成浪费为前提。

（四）样品和图像资料采集

　　1. 样品的采集　矿物药材样品鉴定的准确性很大程度上受取样及样品处理方法的影响。因此，取样前应注意中药矿物资源的名称、来源、产地、生成环境、清洁程度等并详细记录，取样时随机抽取，且样品数要足够。对于一般的样品，不必粉碎得过细，以避免粉碎过程中的污染。特殊的样品需要用特殊方法处理，如光明盐、大青盐等，水分含量较高，取样时应注意水分含量和包装。

　　2. 图像资料的采集　主要包括采集矿物自然分布形态和特定目标矿物图像，可应用小型的数码相机和手提式电脑，然后在室内对野外图像资料进行分析处理，还可以用显微镜成像系统进一步分析有些岩石矿物。对于在一定区域内大范围分布的中药矿物资源，也可以利用卫星定位系统、图像分析处理系统和遥感技术进行资料记录和分析。

七、中药资源调查的内业工作

外业调查结束后，需要及时整理调查资料，将核对后的数据进行统计分析，同时对中药资源进行评价，最后根据调查分析结果撰写调查报告。内业工作是分析中药资源调查质量、形成调查成果的重要部分，必须高度重视。

（一）调查资料的整理、分析

1.对区域性调查收集到的自然条件和社会经济状况资料进行分类整理，按地区分专题内容进行汇总编表。

2.对标准样方的测定数据进行整理，并将同一个地区的样方按照生境类型进行分类统计，计算出测定数据的统计参数，最后按生境类型将统计结果填写到专门设计的汇总表中。

3.对采集的动物、植物标本进行实验室鉴定和专家鉴定，对采集的药材样品进行药材质量分析。根据调查鉴定结果，应着手编写中药资源物种名录。每种物种应包括中文名称、俗名、拉丁学名、生境、分布、花果期、功效等几部分。

4.在野外资源调查中获取的大量原始数据资料，经过整理汇总后，以数理统计的方法分析样本数据资料来推断总体资源情况。通过统计分析，可以获知调查地区中药资源的特征和分布规律，可以掌握调查区域资源的贮量和资源的更新规律，评价资源的状况，根据社会的需要，做出具体的开发利用规划及保护管理措施。

（二）中药资源地图的绘制

中药资源地图是将中药资源的种类、分布或蕴藏量等科学、形象地用地图的形式反映出来。

1.中药资源地图的类型

按资源图的内容来分，可分为以下四类：

（1）中药资源分布图　主要反映中药资源种类（或物种）的分布。这类分布图又分为地区性资源地图和单品种中药资源地图。地区性资源地图综合反映某地区中药资源情况，它对了解当地中药资源相关情况比较便利，同时也适于考查各种中药植物混合分布与单独分布的规律。单品种中药资源地图只反映一种中药资源的分布，但这种地图对充分利用和开发某种中药资源的实用价值较大。

（2）群落分布图　它是在原有植被图的基础上，结合广泛的中药资源调查而绘制的某种中药植物的群落图。根据这类图提供的信息，可减少资源调查的范围，并能计算出某种中药植物所占有的面积，还可为蕴藏量的计算提供参考。

（3）中药资源蕴藏量图　主要反映某种资源的蕴藏量及其在不同地区的分布。它是在进行广泛的蕴藏量调查基础上绘制的。

（4）中药资源区划图　它是在气候区划、植被区划等自然区划的基础上，参考农业区划、林业区划等资料，依据中药资源的分布、特点和生产情况而制定的专业性区划。它既能反映中药资源的生产特点，又能反映出资源合理开发利用的方向。

按照比例尺划分，可分为三类：①大比例尺资源图，比例尺为 $1:15000 \sim 1:20$ 万的资源图。②中比例尺资源图，比例尺为 $1:20$ 万以上至 $1:100$ 万的资源图。③小比例尺资源图，比例尺为 $1:100$ 万以上的资源图。

2. 中药资源地图的编绘

（1）中药资源分布图的编绘　地区性资源地图的绘制方法是在一定比例尺（一般是 $1:100$ 万或 $1:1$ 万）的地图上把该地区所产的主要药用植物或动物用符号表示出来。单种药用植物资源地图是在地图上用小点或符号表示出药用植物的分布，小点的多少也可以表示蕴藏量；还可用特殊颜色或线条来标明分布地区的地形、气候或有无开采价值等。调查的路线愈多，范围愈广，所绘制的资源分布图愈详尽。这些地图只能表明所调查植物的大致分布，而不能表明分布的实际面积，也不能表示量的关系。

（2）群落分布图的编绘　这种分布图的编绘需借助植被图，根据中药资源调查获得的资料才能完成。编绘群落分布图时所选择的植物群落应是含有较大量的某种植物，并有采收价值，并在图例中表明这些植物群落中所调查种类的多度等级。

（3）中药资源蕴藏量图的编绘　这类图的编绘需要准确调查各种群落类型中某种药用植物的蓄积量和某一地区的群落面积，然后计算出总蕴藏量。如果是省级图应以县（或主产乡镇）为单位，县级图至少要以乡镇为单位。蕴藏量大小一般是以圆圈或其他符号来表示。

（4）中药资源区划图的编绘　中药资源区划的对象是不同等级的地域系统，又可分为国家、省（区）、地（市）、县不同的行政区域范围。在编绘中药资源区划图时，要搜集有关本地区自然条件、社会经济条件的相关资料，并结合在中药资源调查中获得的各种资料数据进行综合分析，分析单品种资源的水平地带性和垂直地带性，确定不同等级的地域单元。按区内相似性和区际差异性划分不同等级的中药区，根据区划结果绘制区划图。另外，在编绘中药资源区划图时，还应参照区划地区的农业区划图、林业区划图等专业性区划图，对于图面的基础性要素和分区边界，要尽可能与它们一致。

（三）调查报告的撰写

中药资源调查报告是对调查工作进行全面总结的资料，内容包括工作任务，调查组织与调查过程的简述，调查地区地理条件概述，调查地区社会经济条件概述，中药资源调查的各种数据、标本、样品及各种成果图件等；最后对调查地区中药资源开发利用与保护管理工作中存在的问题进行分析评价，并提出科学可行的意见或建议。中药资源调查报告的主要内容及写作格式如下：

1. 前言　包括调查的目的和任务、调查范围（地理位置、行政区域、总面积等）、调查工作的组织领导与工作过程、调查方法、调查内容和完成结果的简要概述。

2. 调查地区的社会经济概况 包括调查地区的人口、劳动力、居民生活水平、中药资源在社会发展中的地位，从事中药栽培养殖的劳动力数量、占总人口的比例、所受基础及专业教育程度等情况。

3. 调查地区的自然条件

（1）气候 包括热量条件、光照、降水和生长期内降水的分布、霜冻特征和越冬条件等。

（2）地形 地形变化概况、巨大地形和大地形概况、地形特征与中药植物资源分布的关系。可附地形剖面图加以说明。

（3）土壤 包括土壤类型和肥力条件，调查地区土壤侵蚀、盐碱化、沼泽化等生态因素，中药植物资源与土壤条件关系，在开发利用中对土壤环境的影响等。

（4）植被 调查地区植被类型（森林、草地、农田、荒漠等）、分布及各种植被条件与中药植物资源的关系等。

4. 调查地区中药资源现状分析 主要包括中药植物资源种类、数量、储量、用途、地理分布、开发利用现状、引种栽培生产现状、保护管理现状。附各种数据表格及分析结果。

5. 调查地区中药资源综合评价 包括种类情况评价（种类数量、利用比率、利用潜力及科学研究等）、质量评价、生产效率评价（经济效益、生态效益和社会效益等）、开发利用潜力（资源的动态变化、受威胁状况、经济价值重要性等）。

6. 中药资源开发利用和保护管理的意见和建议 根据资源评价的分析结果，提出合理开发利用和可持续利用的科学依据、方法、意见和建议。

7. 调查工作总结与展望 对调查结果的准确性、代表性做出分析和结论；指出调查工作存在的问题，提出今后要补充进行的工作。

8. 各种附件资料

（1）调查地区中药资源名录。

（2）调查地区中药资源分布图、储量图和利用现状图等成果图。

（3）分析测试数据及各种统计图、表等。

第二节 中药资源的动态监测

绝大多数的中药资源属于生物类资源，受其物种自身特性、生态环境变化、人类活动及社会经济发展等多方面因素的影响，资源的状况在一定时间、空间范围内会发生变化。为了及时掌握中药资源的动态状况及其规律，更好地实现中药资源的可持续利用，应对中药资源进行动态监测，掌握其"动态性""即时性"。

中药资源动态监测是指在一定时空范围内，利用各种信息采集和处理方法，对中药资源状态进行系统的测定、观察、记载，并对得到的信息进行分析以评价资源的现状，揭示资源动态变化过程和变化的规律，为国家或区域的中药资源可持续发展提供决策依据，并向社会定期公布中药资源状况，逐步形成一整套制度化、规范化的工作程序。

中药资源动态监测也是国家的基本战略。2009 年《国务院关于扶持和促进中医药事业发展的若干意见》明确提出：开展全国中药资源普查，加强中药资源动态监测和信息网络建设；中医药事业"十二五"规划有关专项中也提出建立全国中药资源普查数据库和中药资源动态监测机制的工作。受中药资源动态监测技术方法、信息化水平等的影响，目前在我国建立的中药资源动态监测体系还不完善，中药资源的动态监测仍然是中药资源调查工作中最薄弱的环节之一。

一、中药资源动态监测体系的构成

中药资源动态监测是一个复杂的系统工程，需要有一套成熟有效的监测体系，保证中药资源动态监测信息和服务的时效性、科学性、实用性。中药资源动态监测体系至少包括以下三个系统：管理系统、技术系统和监督系统。

（一）管理系统

资源动态监测是一项长期的工作，需要国家与地方共同参与，建立运转迅速、高效、科学的管理系统十分必要。管理系统包括国家、省、县的三级管理机构：国家级管理机构负责领导全国的中药资源监测工作，组织专家设计实施方案，统一安排工作进程，确定监测指标、管理信息数据，并指导单品种中药资源的监测；省级、县级管理机构负责中药资源动态监测系统的维护、数据更新、图像资料的管理，监测分析中药资源变化情况，定期发布监测信息，并协助省级、县级监测单位开展工作。

（二）技术系统

资源动态监测的主要对象是中药动植物资源，是对影响资源动态变化的因子信息的采集和分析。不同中药资源物种或种群动态变化的影响因子各异，需采集的指标信息、采用的技术方法也不同；而面对海量的数据，如何存储、管理、分析也很困难。因此，中药资源动态监测的技术系统包括网络体系、技术方法体系。在技术手段上，引入空间信息技术（"3S"技术）方法，获取数据，以地理信息系统（GIS）为信息平台，采用数据库技术网络（通信）技术，研究开发中药资源动态监测数据库和信息管理系统、决策和预警评价等模型，将收集的数据信息进行汇总存储管理和共享应用。资源动态监测的目的是通过对影响资源动态因子信息的采集和分析，以掌握和预测动态变化。动态是数量和参数随时间变化的过程，故因子信息的采集应当是在一定时期内的脉冲式的连续采集，在采集和分析方法上，与传统的中药资源调查方法都有所不同。

（三）监督系统

中药资源的动态变化以样地基本信息为基础，关键在于信息的准确性。因此，需要对原始信息和信息的更新进行监督。建立国家级、省级监督机构，除了每年对信息的定期、及时更新进行监督外，还要进行现场核对，采用质量抽查的方法，抽取部分样地检查信息。有条件的地方应在样地监测的同时拍摄航片或低空遥感照片，存入已建立的数据库。

二、中药资源动态监测的因子

中药资源动态监测本质上是监测某物种资源个体数量、生物量、产量等的变化。影响中药资源动态变化的因子主要有生物学因子、生态学因子、社会因子。

（一）生物学因子

种群是物种总体资源构成和延续的基本单元，种群动态的集合构成物种的动态。根据植物种群生物学的原理，在自然生态系统下，物种再生能力取决于物种的多样性及它们对环境变化的适应性，即"内因＋外因（环境）"的相互作用，表现为种群结构，并决定着种群动态（种群内个体数量随时间的变化）。种群结构主要包括遗传结构、空间结构、年龄结构和大小结构等。

1. 遗传结构　是指基因型或基因在时空下的分布模式，包括种群内的遗传变异和种群间的遗传分化，是种群对环境适应和物种形成的基础。基因流和自然选择是影响一个种群遗传结构的两个最主要的因子，遗传结构对种群动态的影响往往需要经过一个较长的时期才能显现出来。通过遗传结构分析种群动态是对种群未来发展趋势的预测性评价。

2. 空间结构　空间是限制生物体生长的主要因素之一。生物总是通过调节个体大小和个体数量来最大限度地利用空间，并达到最大的生物量。在一个限定的空间范围内，植株个体的大小和密度（数量）密切相关。密度对种群的调节主要表现为影响种群的个体出生率（抑制种子萌发）和死亡率两种形式。当种群的密度达到一定程度时，过度拥挤将会导致部分植株死亡（一般来说总是大个体对小个体、成年植株对幼年植株的抑制作用更强），以降低密度，这种现象称为"自疏"。"自疏"引起种群内个体大小结构发生变异，而植株的大小又直接关系到该个体的生存和繁殖能力。所以，通过种群空间结构（密度）的分析，有助于阐明导致种群（个体数量）动态变化的原因，预测种群的动态。

3. 年龄结构　由于生物个体的死亡率或繁殖率常与其年龄有关，因而种群内处于不同年龄或生长发育阶段的个体的相对数量构成（即年龄结构），对种群未来的发展状况具有重要的影响。一个种群中处于不同年龄的个体，对种群动态增长的贡献也将不同，处于不同生长环境中同龄的个体可能处在生命周期中不同的生长发育阶段，因而在分析种群的年龄结构时，还应注意对发育阶段的分析。

4. 大小结构　植物通过植株个体大小来影响植株生存力和生育力，进而表现出对种群动态的影响。在个体竞争中，植株个体对所在居群和环境的适应能力与它们的大小密切相关。同时，由于个体大小与其生物量呈显著正相关，故大小结构对种群生物量和自然更新能力均有着重要的影响。虽然植株的大小和年龄有一定相关性，但不能将大小结构和年龄结构等同，在考察其生物量和自然更新力时，仍需参考年龄结构。

（二）生态学因子

种群结构是种群受外界生态因素影响而表现出来的表型，生态因子对种群的结构和动态具有重要的影响。这种影响涉及物种遗传特性、体内生理生化过程及其对生态因子变化的反应机制。在自然状况下，这种影响的结果需要长期的积累，且往往在生态环境差异较大的区域范围内才能显现。对中药材生产有重大影响的生态因素，如温度、湿度、降雨量和太阳辐射等气候条件，海拔、经纬度等位置，土壤、植被及其他可直接或间接反映中药资源变化的因子，均应作为观测和分析评价资源动态的指标。

（三）社会因子

社会因子主要包括人类对中药资源的利用程度、保护水平、社会经济发展等，这些因子对中药资源的变化具有重要的影响，但其影响程度往往受市场的影响而有较大波动。该类因子对资源动态的影响可通过对中药材生产、市场状况调查、社会学和经济学调查，结合资源物种的自然更新率、生态环境的变化等综合分析做出评价。中药材使用、保护、质量标准、进出口限制等政策法规，中药材流通量、价格、供求关系及其他可直接或间接反映中药资源变化的指标均应作为主要的资源动态监测指标。

三、中药资源动态监测的基本原理

应用以中药资源动态监测的基本原理为依据建立的技术系统，对影响种群"量的变化"的各种因子进行信息采集和分析，揭示影响种群动态的因子及其规律，对种群动态、更新能力等做出评价和预测，可用下图表示（图 3-2）。

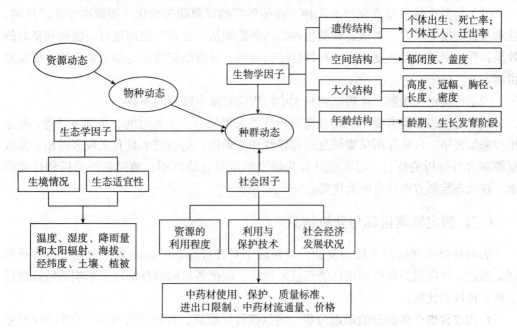

图 3-2　中药资源动态检测图

四、中药资源动态监测的基本操作流程

（一）设置监测样地

监测样地的代表性是保证监测结果的客观性和全面性的关键。由于物种的不同种群所表现出的结构往往与其生境密切相关，对于在分布上具有散生性的野生物种来说尤其如此。所以，在确定拟监测的种群和设置具体的样地时，生态环境的差异是最主要的依据。监测样地的选择应重点考虑种群内的小生境因子，如坡向、坡度、植被群落、土壤等。对于种群和样地的数量，可根据分布区域的大小和生态环境的多样性确定。样地面积应根据监测对象植株个体大小和分布密度确定，保证样地内有一定的个体数量，以满足监测数据统计分析的要求。动物具有运动性，在对中药动物资源进行动态监测时，监测样地的设置还应考虑到：

1. 样地的大小必须充分考虑到监测对象的移动范围。

2. 需采取一定的手段尽可能判断所监测的种群中的每一个个体。监测指标的选择上应考虑监测对象的繁殖特性、生活习性、种群内个体间的血缘关系等。

（二）确定监测指标和制定信息采集方案

根据中药资源物种动态监测的原理，种群个体数量变化及其原因和规律为主要监测因子。通过统计学分析，从总体上把握资源物种的动态，了解导致种群变化的原因及其规律，评价种群更新能力，预测变化趋势。

1. 确定监测指标

（1）种群个体数量变化，人工种、养殖生产的资源动态变化主要取决于生产环境、技术及其规模等因素，对该类资源物种的动态监测从"宏观"层面进行，能收到良好的效果；野生资源的动态变化主要与种群结构有关，种群结构应作为动态监测的主要监测指标。

（2）种群结构参数，年龄结构和大小结构应是重点监测的参数。

2. 制定信息采集方案　明确各监测指标的采集项目、采集时间、采集方法等，制定相应采集表格，以确保所采集信息的完整性和准确性。遥感技术具有实现多时相、多数据源融合与分析的特点，可实现计算机辅助的定量自动制图，通过软件分析和计量探索，在动态监测方面具有巨大优势。

（三）测定监测指标与分析信息

影响种群变化的因子极为复杂，而各因子对种群动态的影响角度和强度也有所不同。所以，在完成对各监测指标的信息采集后，应把各指标对种群动态影响的特点进行分析、评价和比较。

1. 构成种群个体数量的动态分析　根据统计学原理，种群动态可用"在时刻 t 时单位面积（样地）中个体数（N_t）与单位时间后个体数（N_t+1）之间的变动"来表示，种

群个体数量及其变化可以通过种群动态模型量化表达为：

$$N_t+1 =N_t+B-D+I-E$$

式中：B 为个体出生数；D 为死亡数；I 为迁入种群的个体数；E 为迁出种群的个体数。B、D、I 和 E 称为种群统计学参数。则种群的动态（λ）可以通过 N_t+1/N_t（年增长率）做出量化描述。当 $\lambda=1$ 时，表明种群处于稳定的平衡状态；$\lambda > 1$ 时，种群处于增长状态；而当 $\lambda < 1$ 时，则种群处于降低状态。上述模型中的各个参数描述的是生物的"个体"行为，其中，I 和 E 参数适合描述动物种群的个体迁移行为，而对于植物来说，物种的迁移主要表现为"通过种子散布方式的次一代迁移"，绝大多数植物难以实现有效的迁移。所以在描述植物种群动态时，该模型可简化为：

$$N_t+1=N_t+B-D$$

上述模型描述的生物种群动态的状况远比实际简单得多，如基于种群内的个体竞争，B 和 D 参数不仅和 N_t 有关，还与 t 时种群中个体的年龄（不同的生长物候期）、大小、密度、种子特性（休眠、种子库、散布方式）、繁育方式等相关，而且多数并非线性的。所以，在实际应用该模型时，除通过采集的各参数直观反映种群的基本动态外，还需结合种群结构、繁殖特性、种间及种内竞争等因素进行综合分析。

2. 影响种群动态的因子分析 根据动态监测的基本原理，重点应对种群结构进行分析。其中，分析遗传结构对种群动态的影响有助于对种群的长远动态变化的趋势进行预测与评价，其分析方法可参考有关分子生物学的 DNA 多态性分析方法。这里主要分析影响种群动态的其他因子。

（1）年龄结构分析及其描述 植株个体死亡或繁殖常常与其年龄有关。对种群年龄结构的分析包括在 t 时刻（样方中）所有个体的年龄/生长发育阶段构成（发育阶段结构）的参数采集和统计及在单位时间（龄期/生长发育阶段）内这种组成的变化。所采集的参数有：①某龄期存活个体数。②同龄期个体存活到次一龄期的比例。③同龄期个体死亡比例。④特定年龄存活率：每一龄期存活个体的比例。⑤特定年龄死亡率：每一龄期死亡个体的比例；每一龄期每一存活植株所产生的种子数（种子/植株）。分析上述参数，可准确掌握资源物种从种子萌发开始，直到完成整个生命周期的各个龄期或生长发育阶段之间的转移率。根据各龄期或生长发育阶段之间的转移率，可分析判断不同龄期或生长发育阶段对种群增长或降低的影响程度，如幼苗的比例可以预示种群未来可能的变化；根据种子萌发到幼苗成活之间的转移率，可推测种子的生活力、后熟、休眠、出苗速度等特性对种群动态的影响；根据植株营养生长到繁殖（开花果实）阶段之间的转移率，可分析物种种间或个体竞争状况、对生态环境的适合度等对种群动态的影响。

多数情况下，植株个体的生长发育阶段有较为容易判断的形态特征，但对于多年生植物（尤其是草本植物），仅根据外部形态特征判断植株个体的年龄（龄期）则往往比较困难，可采取在相同生境下栽培的方法，观察确定各龄期或生长发育阶段所表现出的形态特征。对于多年生多次结实的物种，如灌木、乔木、多年生宿根性草本等，也可将进入繁殖阶段的个体划为"同龄期"处理，较为简易可行。

（2）大小结构分析及自然更新能力评价　资源的生物产量及其变化是中药资源调查、监测工作关心的重点问题之一，主要取决于植株个体大小（单株生物量）及其空间结构（密度）。一般来说，一个种群在生活史初期的植株多为"小多大少"。对于种群中个体的大小可采用高度、冠幅、胸径、长度（藤本）等划分，种群中个体的大小不等性可以个体大小的变异系数（CV）来评价，也可通过对频度－大小指标作图得到直观的表达。通过测定单株生物产量或药用部位产量、种群中处于不同生物产量阶段包括达到药材质量要求程度（可提供药材采收）的植株的个体数量及比例，结合种群统计学参数、年龄结构及空间结构信息的分析，即可了解种群的生物蕴藏量、年增长量及药用部位的生物量等的动态变化。监测样地需保留以连续采集信息，个体生物量及其增长状况，还需辅助进行同生境种植试验，通过取样测定建立"生物量或药用部位量－个体大小"的数量关系，为样地生物量测算提供依据。

（3）空间结构分析　空间结构分析主要在于了解"自疏效应"对种群个体数量、大小、生物量（包括总生物量和单株生物量）动态等的调节和影响。主要测定参数为样地中对象物种的密度（郁闭度）、盖度和所在群落的总盖度，各参数的信息采集可参考中药资源普查中样方调查的方法进行。除上述参数的采集外，还需辅助进行种植实验，以"总产量－播种密度"作图，了解其阈值密度及产量与密度之间的关系。总产量 Y 和密度 N 之间的关系可用如下方程描述。

$$Y=\omega mN（1+\alpha N）-1$$

式中：ωm 为植株个体潜在的最大生物量：α 为获得 ωm 所需的面积（可通过种植实验获得）。当 N 趋于无穷大时，Y 趋于一个常数 $\omega m\alpha-1$，意味着单株平均产量（ω）与密度成倒数关系（$\omega=Y/N$）。将种植实验获得的数据与样地采集的信息综合分析，即可评价种群的空间结构对其动态和产量的影响。

（四）综合分析评价种群及物种总体资源动态

在比较、分析和评价各指标对种群动态影响的基础上，对所采集的信息进行综合分析，便可进一步对种群、物种动态做出分析评价。根据中药资源动态监测的目的，对物种总体资源的分析评价应着重围绕 5 个方面进行：

1. 资源的数量动态，包括个体数量、生物产量及药用部位产量等指标。
2. 自然更新能力，包括个体数量、生物产量及药用部位的年增长量等指标。
3. 影响资源动态的因子。
4. 环境适应性和适生环境特征分析。
5. 资源动态发展趋势的预测等。

种群及物种总体资源动态是各因子综合影响的结果，在综合分析评价时，应特别注意各因子对动态的交叉影响及其影响角度和大小。如在分析评价种群个体数量变化的影响因素时，除通过种群动态模型分析获得总体评价外，还需考虑年龄结构中成年个体（已进入生殖期的个体）和幼年个体（营养生长期的个体）的比例、空间结构中的密度参数（"自疏"效应、植株生长状况与密度的关系）等影响。种群个体数量动态、遗传结构、大小结构、年龄结构、空间结构等对种群生物量及其动态、自然更新能力和种群动态发展趋势都有着重要影响。如果种群动态处于稳定或增长状态、自然更新率高、各生长发育阶段间转移率高，表明物种对所在生态环境有着较好的适应性，并可通过比较不同种群的动态状况和生态环境差异，判断其适宜的生态特征。同样，在分析评价物种总体资源动态时，"宏观"层面监测的分布区域、生态环境特征等信息及社会学调查的信息都有着重要的参考价值。

五、中药资源动态信息的评价利用

评价与利用系统的建立是监测体系发挥作用的基础。所获信息处理后，需要建立一个专家决策支持系统对所获得的结果进行动态评价、预测预报和决策分析。通过信息综合评价，制定合理的保护及开发措施是中药资源动态监测体系建立的最终目的。政策方面可以增加社会各界对濒危物种保护工作的参与程度，调动全社会的积极性，增强公民的环境保护意识等。中药资源动态监测的最终目的是为中药资源的科学有效保护与可持续合理利用提供依据。通过对监测样地的信息采集、数据处理和综合分析，获得有关资源的数量动态、自然更新能力、影响因子、适生环境及动态发展趋势等资源动态信息后，还应收集参考有关监测对象物种的生产、质量、利用、市场需求等方面的资料，结合具体目的，从该资源的保护、利用、生产等方面做出评价，促进成果的利用。动态监测结果主要应用于以下几个方面：

（一）为政府主管部门制定有关资源保护与利用管理的政策提供依据

为有关资源保护与利用管理的法规、发展规划、生态环境保护等提供决策依据，根据数量动态和趋势预测，确定该物种资源开发利用与保护的程度。根据其适生环境特征，指导建立珍稀濒危物种保护区及其保护区域等。

（二）指导制定合理的中药区划及药材生产计划

如根据物种的适生环境特征确定中药材生产区划；根据资源的蕴藏量及其动态、自然更新能力等，指导该资源是否应当禁止或限量使用，确定年允收量；参考其动态影响因子（如年龄结构、大小结构）和生态适宜性，指导制定和实行区域布局合理的轮采、休养等保护性生产计划和措施等。

（三）为中药资源的保护、再生等技术方案与科学研究提供基础依据

如参考动态影响因子及其作用大小、生态环境适宜性，针对制约种群动态增长、自然更新能力的关键因素，制定该物种资源保护与恢复的技术方案；根据遗传结构分析获得的信息，开展种质资源评价与保护技术、优良品种选育等研究。例如，某种群中非密度原因的幼年或小个体所占比例低时，预测对种群的个体增长和种群扩大不利，其可能原因有结实率和种子萌发率低，则可采取人工栽培繁殖种子、撒播种子或人工育苗移栽等方式，促进种群结构的调整和资源的恢复。

（四）为企业的中药资源开发利用及生产等提供决策咨询

中药资源动态监测结果，对于资源利用价值评价、企业新产品开发方案的可行性论证及原料药材生产基地建设布局等都具有重要的参考价值。

（五）增强全社会公众的资源与生态环境保护意识

中药资源动态监测结果通过政府有关媒体向社会发布，将有利于增强和提高社会公众对资源与环境的保护意识和参与程度，促进资源开发利用与保护的良性循环。

【学习小结】

中药资源调查是指对野生的、栽培的或养殖的中药动植物，以及中药矿物资源进行的调查工作，它是进行中药资源开发利用、保护更新和经营管理等工作的前提和基础，包括了解社会经济条件、熟悉自然条件、进行品种数量和分布情况的调查、进行药材蕴藏量调查、中药资源的更新调查。中药资源调查的基本方法有线路调查、访问调查、详查及样地调查、卫星遥感和航空遥感调查、统计报表调查、中药动物资源的驱赶调查、中药动物资源的粪堆计数法、比例估算法。外业调查结束后，需要及时整理调查资料，将核对后的数据进行统计分析，绘制中药资源地图，并撰写调查报告。常见的中药资源地图包括中药资源分布图、群落分布图、中药资源蕴藏量图、中药资源区划图。

中药资源动态监测是指在一定时空范围内，利用各种信息采集和处理方法，对中药资源状态进行系统的测定、观察、记载，并对得到的信息进行分析以评价资源的现状，揭示资源动态变化过程和变化的规律，为国家或区域的中药资源可持续发展提供决策依据，并向社会定期公布中药资源状况，逐步形成一整套制度化、规范化的工作程序。基本操作流程包括：①根据生态环境的差异设置监测样地。②确定监测指标和制定信息采集方案，并对测定监测指标与信息进行分析。③构成种群个体数量的动态分析和影响种群动态的因子分析，分析种群动态因子，重点分析其年龄结构、大小结构及自然更新能力。④在比较、分析和评价各指标对种群动态影响的基础上，对所采集的信息进行综合分析，围绕以下5个方面综合评价种群及物种总体资源动态：资源的数量动态，包括个体数量、生物产量及药用部位产量等指标；自然更新能力，包括个体数量、生物产量及药用部位的年增长量等指标；影响资源动态的因子；环境适应性和适生环境特征分析；资源动态发展趋势的预测等。

【复习思考题】

1. 论述中药资源调查的重要性。
2. 中药植物调查的内容有哪些？
3. 样地类型有哪些？简述样方产量的计算方法。
4. 何为中药资源动态监测，其监测结果有何应用价值？

第四章　中药资源评价 ▷▷▷▷

【学习目的】

1. 掌握中药资源评价的内容和方法。

2. 熟悉中药资源经济效益、生态效益和社会效益评价指标和方法。

3. 了解中药资源社会效益评价的意义。

【学习要点】

中药资源评价的类型。中药资源数量和质量评价的特征、方法、类型、指标和主要内容。中药资源效益评价的类型，中药资源经济效益评价、生态效益评价和社会效益评价的指标、方法和意义。

第一节　中药资源的数量与质量评价

中药资源评价是指按照一定的评价原则、依据和指标，对区域内的中药资源的数量、质量、时空分布、可持续利用等方面进行的分析和评估。中药资源评价的主要内容包括资源的种类、蕴藏量、质量、可利用性和可持续发展等方面。

中药资源评价必须在全面深入地调查并掌握资源种类、数量及动态变化的基础上进行。评价的指标有生态学指标、药物学指标、经济学指标及综合评价。如沙棘生长在贫瘠地区，再生能力强，根系可防止水土流失，且有固氮作用，生态学评价很高，果和叶既可药用，又可食用，经济价值很高。由于沙棘有很好的生态效益及经济效益，故资源评价很高。正确的资源评价可为该地区药物资源的合理开发利用和制定实施方案提供科学依据。

中药资源评价根据评价区域范围可分为全国性和地区性中药资源评价，或为特定区域开发利用、生物保护等工作而开展的区域性资源评价；根据评价对象可分为单种资源的专项评价与多种资源同时进行的综合评价；根据评价目的可分为珍稀濒危生物资源保护区建设等专业性评价和以资源开发利用为目的的生产性评价。

中药资源评价的方法，目前多用定性分析的方法；定量评价的方法目前尚不成熟，现多借鉴森林、土地、农业和旅游等行业初步建立的资源评价方法。目前，适宜中药资源特点的评价方法和指标体系有待逐步完善。

一、中药资源的数量评价

（一）中药资源的数量特征

中药资源的种类数量及其蕴藏量或储量等数量特征是正确评价中药资源开发价值的重要依据。中药资源的数量包括资源总量、可利用量、产量和生物量。

1. 中药资源总量 系指区域内中药资源的种类数量和蕴藏量。

（1）中药资源的种类数量 包括资源种数和个体数量。资源种数是指某区域内的中药种类数，是资源丰富程度的具体体现；个体数量是某区域内某种中药个体数量的总和（也可用区域内所有中药种类的个体总数量表示）。

（2）中药资源的蕴藏量 是指区域内某种中药资源自然蓄积下来的生物物质总量（也可用区域内所有中药资源种类的物质总量表示），在泛指中药资源的生物物质总量的情况下，可以用生物学概念生物量来表示，在特指药材总量时可以用药材蓄积量表示。

2. 中药资源可利用量 是指区域内野生药用动植物在其自然更新能力不受影响的前提下，可供人类利用而进行采收或捕捉的野生药材储藏量及药用矿物资源储藏量。

3. 药材产量 是指区域内某种药材单位面积每年可采收获得的药材量，包括野生药材和种植、养殖药材量及中药矿物资源的开采量。一般用单位面积可获得的合格药材的重量来表示，也可用区域内所有药用种类单位面积产量表示。

4. 中药资源生物量 包括中药生物的药用部分和非药用部分，为调查区域内某中药物种所有生物个体干物质的总和。药材蓄积量，仅为可用于生产药材的器官或组织部分的生物量。

（二）中药资源的数量评价方法

中药资源的数量评价采用定性评价、定量评价的方法。

1. 定性评价 一般是将区域内中药资源与既定标准或对象进行比较，做出好与差、高与低的定性评判结论。评价地区资源数量大（种类多、蕴藏量大、药材产量高），说明资源的品位高、药材生产潜力大、可利用性和经济性也高。

2. 定量评价 是在对区域内中药资源进行统计分析的基础上，依据相应的评价指标体系和量化标准，计算评价指标的等级和分值，再根据相应标准评判资源的优劣等级。

（三）中药资源数量评价的类型、指标及主要内容

1. 中药资源数量评价的类型 分为中药生物资源和中药矿物资源数量评价。

（1）中药生物资源的数量 主要包括生物种群的数量、分布面积、分布密度、种群的年龄和性别结构及药用部分的蕴藏量或药材产量。

（2）中药矿物资源的数量 包括探明储量、可采储量和远景储量等数量指标。

2. 中药资源数量评价的指标 主要有 4 类，即生物种类数量、生物个体数量、资源蕴藏量（可细化为资源生物量和药材蓄积量）和药材产量。

3. 中药资源数量评价的主要内容 包括对其区域内中药资源物种数目及名录，种群的分布面积、生物数量与蕴藏量，以及种群的年龄和性别结构等进行分析，对资源的结构、可利用数量和生产潜力等实施评估和分级。

中药资源数量是一个动态指标，既受生物自身因素的限制，又受环境因素的影响，人为活动也会带来难以想象的干扰结果。

二、中药资源的质量评价

（一）中药资源的质量特征

中药资源质量是指中药资源的结构特征、品质特征、多用途特征等多个方面。

1. 中药资源的结构特征 主要反映的是区域资源的种群特征及其与环境的相互关系。

构成中药生物的种群密度、年龄及性别结构等种群特征，与资源的蕴藏量、药材产量紧密相关，一定程度上反映了中药资源的生产潜力和可持续性。种群的年龄结构是指种群中各年龄级个体数量之间所占的比例。只有达到某一年龄阶段的中药生物才具有药材生产的能力，种群增长模型是评判种群发展动向的重要手段，说明评价地区资源的未来可利用量的发展动态等。

一些中药生物只有雄性或雌性个体才能生产某种药材，利用种群个体的性别比例关系，不仅可以评判种群的繁殖能力，还可推断资源数量的动态变化，评价资源的可利用量和可用性。

2. 中药资源的品质特征 主要反映的是中药资源的构成状况，它是由区域内个体资源品质组成的整体特征，包括区域内道地药材的种类、产量的大小、稀有濒危的种类等。

3. 中药资源的多用途特征 主要反映的是中药资源的多用性，它包括中药传统功效及其民族民间的应用、新的临床功效的开发、非传统入药部位的综合开发利用、非中药产品综合开发利用及中药药渣资源的开发利用。

（二）中药资源质量评价的方法

中药资源质量评价的方法有经验判断法、极限条件法和定量评价法。

1. 经验判断法 是根据中药资源调查资料和经验，判定区域性中药资源各个种类开发利用潜力的一种方法。虽简便易行，但主观性较大，判定误差较大，不易进行横向比较。

2. 极限条件法 是将多个量化指标中的最低指标作为评价标准的一种方法。该方法较为简便，易掌握，但在多数值情况下，其评价结果趋向于偏低。

3. 定量评价法 指采用数学、统计等分析手段对中药资源进行评价的一种方法。该方法主要包括累加体系、乘积体系、模糊综合评判等，还可运用层次分析（AHP）、Delphi 调查法结合 Yaahp 软件等进行综合分析。该类方法是在分析中药资源自然和经济特点的基础上选择评价指标，并对每一个被评价的中药资源指标进行划分等级、评定分值，把等级分相加的和作为每种被评价对象可利用潜力的估计值。

（三）中药资源质量评价的主要内容

中药资源质量评价主要包括对中药资源结构、品质和多用性的评价。

1. 中药资源结构评价 主要指标包括区域中药资源种类的数量、种群特征（种群密度、年龄及性别结构等）、资源的蕴藏量和药材产量。重点从资源的潜在能力与可供可持续开发的品种及数量等指标，考察中药资源结构优良程度。

2. 中药资源品质评价 主要指标包括区域中药资源中常用大宗药材及道地药材的种类和数量、各类药材的产量、珍稀濒危药材的种类。重点根据中药资源可供生产使用的情况等指标，考察中药资源可提供的经济价值的能力。

3. 中药资源多用性评价 主要指标包括区域中药资源可应用范围及其价值。重点从中药资源的综合利用等指标，考察中药资源的效益最大化。

第二节　中药资源效益评价

中药资源效益评价包括中药资源的经济效益、生态效益和社会效益评价。

一、中药资源经济效益评价

中药资源经济效益评价是指借助经济学原理和方法，全面分析和评价中药资源所能产生的经济价值。

（一）中药资源经济效益的评价指标

1. 中药物种资源种类 中药动植物种类的多少是某一地区中药资源的评价指标之一。中药动植物种类越丰富，可供开发利用的价值越大。同时应注意中药资源的珍稀程度、市场紧缺程度等，这些都极大地影响着药材的经济价值。

2. 药材规格和质量 不同生长环境或不同产地，药材的质量具有很大差异。在商品市场上，高等级规格的药材与低等级规格的药材经济价值相差悬殊，如道地药材在市场占有率及价格上均具优势。药材的质量标准，一方面反映其优良的性状特征，一方面反映其有效药用成分含量的高低。

3. 种群年龄结构 某一地区的中药资源的经济价值高低还取决于其种群的年龄结构。因为药材是采用动植物不同的药用部位，种群的年龄决定其药材产量的大小。从发展角度看，种群中不同年龄组个体的比例，对种群繁殖力的发展起着重要作用。在迅速扩张的种群中，中青年组的比例大；在停滞的种群中，各年龄组处于平均分配状态；在衰退的种群中，年老的个体则占大多数。故种群的年龄结构还可预测中药资源未来的经济效益。

4. 资源蕴藏量 通常可以用样地调查获得的蓄积量数据进行估算，某区域内中药资源的蕴藏量可用以下公式来估算。

$$W=wA$$

式中：W 为蕴藏量；w 为单位面积蓄积量；A 为某地区的总面积。

5. 经济蕴藏量 也称经济量，指某一时期内一个地区具有可利用经济价值的那部分中药资源蕴藏量。经济量不包括一个地区内年幼而未达到质量规格要求或因主观因素而不能采收的那部分药材的蓄积量，经济量小于或等于蕴藏量，可采用以下公式来计算。

$$P=Wr$$

式中：P 为经济量；W 为蕴藏量；r 为比率。比率 r 是指达到采收质量标准而又有经济效益的资源量所占蕴藏总量的比例。不同地区、不同资源种类的比率不尽相同，一般需要通过实际调查而获得。

6. 年允收量 指在一年内允许采收的中药资源总量，即在不影响中药生物自然更新和保证可持续利用条件下的采收量。年允收量的概念是从生产角度提出的，而从中药资源可持续利用来看，可以理解为最大持续产量。年允收量可用以下公式来计算。

$$R=P\frac{T_1}{T_1+T_2}$$

式中：R 为年允收量；P 为经济量；T_1 为可采收年限；T_2 为该植物的更新周期；T_1+T_2 为采收周期。

目前由于对绝大多数野生中药资源的更新周期尚未得到确切的研究数据，可用以下公式进行估算。

$$R=Pr$$

式中：R 为年允收量；P 为经济量；r 为比率。比率 r 值的经验数据：茎叶类药材为 0.3～0.4，根和根茎类为 0.1。

(二) 中药资源经济效益的评价方法

经济效益的评价方法通常采用收益－成本法，这是衡量投资效益最直观、易懂的指标，属于比率性指标，在通用的经济评价领域被称为效益－费用比指标。成本－效益分析要求成本、收益均以货币形式计量，常用指标为收益/成本（B/C）。如果 $B/C > 1$，则为经济，可以考虑使用；否则不经济，没有使用意义。这一指标，既可以对单一利用方案的经济性做出判断，同时也可以实现对多个方案进行经济效益评价的对比，找到最佳方案。当然，在评价过程中也要考虑中药资源的社会效益和生态效益。由于社会效益和生态效益的指标很难以货币形式直接体现，因此，这里的成本特指开发利用过程中的成本。根据中药资源本身和开发利用的特殊性，可列公式计算。

经济效益＝收益/（成本＋资源本身经济价值＋等量资源恢复所需投入＋环境补偿所需投入）

一般情况下，同一种中药资源往往具有多种开发利用的可能性，同种资源的各种可能开发利用方式的经济合理性也会存在一定差异，资源开发所取得的经济效益亦会不同。因此，在评价中药资源的经济效益时，要兼顾资源的多种用途及其可能的开发利用技术方式。另外，社会生产力发展水平、国家资源开发政策，以及资源分布期、地区的地理环境等条件，往往也会影响到资源利用的经济性，也应列入中药资源经济效益评价时考虑的因素。

二、中药资源生态效益评价

生态效益是指人们在生产中依据生态平衡规律，使自然界的生物对人类的生产、生活条件和环境条件产生的有益影响和有利效果。生态效益关系到人类生存发展的根本利益和长远利益，其基础是生态平衡和生态系统的良性、高效循环。中药资源的生态效益是指人类活动和生产对中药资源所存在的自然环境的生态系统结构和功能，产生的直接或间接的生态效应。

中药资源是自然环境的组成部分，在生态系统中具有独特的功能，中药资源的开发必然会对环境产生一系列的影响。中药资源的生态效益体现在多个方面，如保护环境、维护生物多样性和生态平衡、观光旅游等。中药资源的生态效益评价则应依据评价目的不同，侧重采用相应的评价方法。

（一）环境保护功能评价

中药生物是自然生态系统的重要组成部分，在一些生态脆弱地区生长的中药生物，对当地的环境保护具有重要作用，如保持水土、防风固沙等，这些资源一旦遭到过度开发就会引起生态环境恶化，甚至造成短期内难以逆转的生态灾难。例如，甘草、麻黄、肉苁蓉等中药植物生长在温带草原和荒漠地区，具有重要的防风固沙作用。此类中药资源的生态效益可以采用生态价值的估算方法进行评价。此外，中药矿物资源的开采对区域环境也会产生系列影响，其环境保护功能评价的指标和方法参见地质学和矿产学等方面相关书籍。

（二）生物多样性和生态平衡维护功能评价

中药生物是生态系统的重要成员之一，在生物群落和生态平衡中有着重要作用。某些中药动物是生态系统食物链中的重要一员，对其过量捕获就会降低生态系统的生物多样性，影响生物食物链运行，破坏生态系统平衡。中药植物种类在生物群落中发挥作用的重要程度可以用优势种、亚优势种、建群种、伴生种和偶见种等指标来评价。中药生物在生物群落中的地位和综合作用可以用重要值（important value）来估算。计算公式如下：

重要值（I.V.）= 相对密度 + 相对频度 + 相对优势度

上式用于灌木或草地群落时，其重要值公式如下：

重要值 = 相对高度 + 相对频度 + 相对盖度

中药生物所处生物群落的多样化和复杂程度可以用辛普森多样性指数（Simpson's diversity index）和香农 – 威纳指数（Shannon Weiner index）来评估。

辛普森多样性指数计算公式 $D=1-\sum_{i=1}^{s}P_i$

式中：D 为辛普森多样性指数；P_i 为种 i 的个体在全部个体中的比例；S 为种数。

香农 – 威纳指数计算公式：$H = -\sum_{i=1}^{S} P_i log P_i$

式中：H 为群落的物种多样性指数；P_i 为样地中属于种 i 的个体占全部个体的比例；S 为种数。公式中对数的底可取 2、e 和 10，但单位不同，分别为 nit、bit 和 dit。

另外，某地区中药生物资源分布的丰富度及濒危状况等情况，也应该列入生态效益评价的范畴。

三、中药资源社会效益评价

中药资源的社会效益评价是指对以共同的物质生产活动为基础而相互联系的人们，在利用中药资源物质或是使用劳务时所产生的益处的核算。社会效益评价主要考察中药资源带动地区社会、文化发展的程度。严格来说，中药资源不等同于中药行业，而是自然资源的一种，是中药行业的生产利用对象，所以中药资源的社会效益不能等同于中药行业的社会效益，而是包括中药行业在内的社会效益。

中药资源的社会效益主要表现为可以通过劳动投入和相关产品的生产、销售及资源的开发利用，为社会提供就业岗位；通过资源开发利用，促进资源产区的经济发展，在人民健康保障等方面也能发挥积极的作用。

从中药资源的主体特征和核算内容考虑，中药资源的社会效益评价内容应包括中药资源对人类健康的保证和促进，创造工作岗位，提供就业机会，对相关文化、传统习俗的影响等方面。

目前，对中药资源的社会效益的界定和评价还处于研究阶段，没有系统、科学的评价体系。

（一）中药资源社会效益评价的指标

1. 人均资源土地面积 出产中药资源的土地面积同地区人口数的比率反映了人均资源土地面积。比值越大，中药产业可发展潜力越大。

2. 人均中药资源占有量 其越大，中药产业发展潜力越大。

3. 系统就业满足度 从事中药资源产业的人数及就业人口是否满足，也预示着中药资源的发展状况。系统就业满足度越高，中药产业发展潜力越大。

（二）中药资源社会效益评价的意义

1. 提供就业岗位 中药资源的保护、种植、采收、开发利用、流通等各个环节都可以产生就业机会。开发中药资源，不仅能推进中医药产业化进程，还能延伸产业链，增加就业岗位，减轻就业压力。

2. 有利于中药资源的保护和合理开发利用 随着世界各国学者对天然药物提取物兴趣的增加，我国已成为世界最大的天然药物提取物出口国。但随着自然环境的不断恶化和人类需求的剧增，造成了我国部分特产资源的迅速枯竭，有的甚至濒临灭绝。加之中药资源开发利用缺乏科学性，开发利用率低造成了中药资源保护与开发利用的矛盾日益突出。中药行业的需求剧增又加剧了中药资源保护与开发利用的矛盾。因此，解决中药资源的合理开发利用问题，提高中药资源的人均占有量，直接关系着中药产业的发展。中药资源的利用与保护是相辅相成的两个方面，是关系到多部门、多行业和多学科交叉的一项系统工程。在中药资源的开发利用上，不仅要考虑其产生的经济效益，也要考虑其社会效益和生态效益。对中药资源的社会效益评价有利于资源的保护，促进其科学开发利用，也有利于使资源开发和使用，企业承担更多的社会责任。

3. 有利于弘扬传统文化，加快中医药文化资源的开发　中医药是中华民族传统文化的精华和瑰宝，是人类医药科学宝库的珍贵财富，是中国乃至世界文化遗产的重要组成部分。合理的中药资源利用可以进一步弘扬传统文化及开发中医药的文化资源。目前，国内少数中药企业已经开始了此项工作。例如，中国首批非物质文化遗产名录中，有9项传统医药学文化遗产榜上有名，如中医对生命与疾病的认识方法、中医诊法、针灸、中医正骨疗法及藏医药文化等内容，已逐步形成了独具特色的中医药文化产业，形成新的经济增长点。总体来说，中医药文化资源的开发和利用尚处于起始阶段，如何去重视、开发和利用中医药文化资源，使其重新焕发光彩，成为新的经济增长点，值得我们认真思考和研究。

【学习小结】

中药资源评价是按照一定的评价原则、依据、指标，对区域内的中药资源的数量（总量、蕴藏量和年允收量）、质量、时空分布、可持续利用等方面进行的定性或定量评定和估价。包括资源种类、蓄积量、资源的质量、资源的可利用性和资源的可持续发展等方面。中药资源评价的内容包括对全国性和地区性中药资源评价，或为特定区域开发利用、生物保护等工作而开展的区域性资源评价；单种资源（药材）的专项评价与多种资源同时进行的综合评价；珍稀濒危生物资源保护区建设等专业性评价和以资源开发利用为目的的生产性评价。

中药资源评价的方法主要包括数量评价、质量评价和效益评价。数量评价主要采用定性或定量的方法评价中药生物的种群数量、分布面积、分布密度、种群年龄、性别结构，以及药用部分的蕴藏量、药材产量，探明中药矿物的储量、可采储量和远景储量等；质量评价主要采用经验判断法、定量评价法、极限条件法，对中药资源结构特征、资源的品质特征、资源的多用途等进行评价，评价内容包括对区域中药资源种类的数量、种群密度、年龄、性别结构等种群特征，以及资源的蕴藏量、药材产量等内容进行评价。

中药资源的效益评价包括经济、生态和社会效益评价。经济效益评价是指采用收益成本法，借助于经济学原理和方法全面分析和评价中药资源所能产生的经济价值。生态效益评价是指人们在生产中依据生态平衡规律使自然界的生物系统对人类的生产、生活条件和环境条件产生的有益影响和有利效果，它关系到人类生存发展的根本利益和长远利益。社会效益评价是指对以共同的物质生产活动为基础而相互联系的人们，在利用中药资源物质或是使用劳务时所产生的益处的核算。

【复习思考题】

1. 简述中药资源质量评价的方法。
2. 如何进行中药资源的经济效益评价？
3. 简述中药资源社会效益评价的意义。

第五章　中药资源的开发利用 ▷▷▷▷

【学习目的】

1. 掌握中药资源开发利用的原则和途径。

2. 熟悉中药资源的非中药产品、非传统入药部位、药渣的综合开发利用途径和方法。

3. 了解中药保健食品、中药化妆品、中药农药等相关概念。

【学习要点】

中药资源开发利用应遵循的原则，可采取的途径和方法。非中药产品、非传统入药部位、中药药渣的综合开发利用的类型、途径和方法。

人类社会的进步和科学技术的发展，为中药资源开发利用赋予了许多新的内容。中药资源的开发利用在继承和发扬中医药学遗产的基础上已进入新的发展阶段。近年来，中药资源深层次的开发和综合利用取得了明显的经济效益和社会效益，为增进人们健康和丰富人民生活发挥了广泛而积极的作用。

第一节　中药资源开发利用的原则和途径

中药资源开发利用的目的在于合理、充分地应用和发展中药资源，使其更加有利于防病、治病、康复和保健，保障人们身体健康。同时，加强在畜牧业、农业、食品及化工等各方面的综合利用，实现其社会效益、经济效益和生态效益综合利用。

一、中药资源开发利用的原则

中药资源开发利用研究是在资源调查的基础上，当对某中药资源认知达到一定深度以致可以从区域的角度提出资源综合开发利用时而进行的综合研究。

（一）效益最大化原则

效益最大化原则是指在中药资源开发利用过程中不仅要考虑经济效益，还要考虑社会效益和生态效益。在开发过程中，为达到特定目的，采取一些措施和办法，投入一定的人力、财力、物力之后所产生的效果或收益要达到效益最大化。在资源开发利用中，应力争以最少的消耗，为全社会提供更多的使用价值，这是进行资源开发利用研究的根本目的。

由于中药资源的开发利用是一种社会经济现象，必然要考虑经济效益问题，即开发利用中药资源必须与资源的性质相适应，做到低成本、高收入。各个地区具有的经济文化基础、交通运输状况、劳动力多少、民族构成等社会经济条件不尽相同，会影响和制约着区域性资源的开发与利用。因此，要立足当地现有资源，选择有一定开发基础并有发展潜力的种类进行综合开发利用，能做到投资少、见效快、收益大。同时，应不断加强开发利用的深度与广度，做到既能充分利用资源，又能取得最佳经济、社会、生态效益。如对山区坡地的中药资源进行开发利用时，应考虑山地的区位优势，种植那些产量高、质量好的药材，并能充分发挥土地的生产能力，能够不断提高单位面积中药材的产量。

（二）生态系统平衡原则

生态系统平衡原则是指中药资源开发量要与其生态更新能力相适应，对自然生态系统里中药资源开发量要小于资源的生长、更新量，使生态系统能保持动态平衡稳定。只有保持某种中药生物资源再生量与资源利用量之间的比值≥1，才可以做到资源的可持续利用。如西北地区的甘草，是防沙、固沙的重要植被，一旦被大量采挖，必然加速土壤沙化进程，随之而来的就是草原整体退化，生态环境恶化。因此，在甘草主产区，其开发量每年应该控制在多大范围，才不至于破坏生态的平衡稳定，需要利用中药资源学、生态学等相关技术、方法，科学计算其最大持续产量，合理开发利用。

（三）生态适应性原则

生态适应性原则就是遵循中药资源区域适宜性分布规律。由于地域的不同，所处的地理位置、范围大小、地质形成过程、开发利用历史等在空间分布上的不平衡，使得每种中药资源的种类、数量、质量等都有明显的地域性。道地药材形成的重要原因就是地域分布差异所造成的，也是导致目前中药质量复杂多变的主要因素之一。同一物种因产地不同，质量有明显的差异，如当归、天麻、人参、巴戟天、砂仁、广藿香等具有鲜明的地域分布特点。因此，在进行中药资源开发利用时，首先按照某地区资源的种类、数量、质量、性质等实际情况，采取最合理的方式、途径和措施来开发利用某地区的资源。重点发展与该地区资源优势最相适应的产品，使其成为该地区经济的主导或拳头产品，并以此带动该地区经济社会的发展。

（四）可持续利用原则

可持续利用原则就是把当前利益与长远利益相结合。开发资源要有规划，要与国民经济的发展速度相适应，还要考虑当地可利用的资源蕴藏量。要树立自然资源是经济社会发展的物质基础，是一种资产，是国民财富的重要组成部分的观念。中药资源是自然资源的一部分，也是社会资产财富的组成部分，需要社会和全民的监督管理和合理利用。

（五）综合开发利用原则

综合开发利用原则就是对某区域内的所有资源进行合理的整合并加以利用。这是因为在一定范围内资源组成是互相促进、互相制约的综合体。土地资源是农业最基本的生产资料，从物质交换和能量转化角度来看，它的农业利用应组成一个统一的整体。农业可以生产牧业所需的饲草料，畜牧业可以供给农业有机肥料，林业除本身能发挥综合作用外，还可以保护农牧业生产的顺利进行。因此，在开发某地区的土地资源时，不仅要考虑耕地资源的作用，而且要考虑林地、草地及中药等其他资源的开发，实现一业为主，农、林、牧、副多种经营，全面发展。

二、中药资源开发利用的途径和方法

中药资源开发利用的主要途径是充分利用已知资源和寻找可以利用的新资源。中药新资源泛指新利用和发现的具有药用价值的物种、新的入药部位、拓展疗效的药物，以及采用现代科学技术利用的植物、动物、矿物等。

（一）通过资源普查寻找新资源

我国已发现了不少新的中药资源，如新疆的阿魏、贝母、紫草，西藏的胡黄连，云南的诃子、马钱子，广西的安息香，海南的大风子、降香等。随着目前全国中药资源普查工作的推进，将会有更多新的中药资源被发现。

（二）利用文献资料寻找新资源

中国历代医药学家在与疾病作斗争过程中积累了大量宝贵的用药经验和技术，为后代留下了十分丰富的史献资料，特别是本草著作与方书，既系统又完整，从中可以筛选挖掘出许多药源与有效药物。中国古代医药文献浩如烟海，古代本草文献主要有《神农本草经》《名医别录》《雷公炮炙论》《新修本草》《经史证类备用本草》《本草衍义》《本草品汇精要》《本草纲目》《本草经疏》《本草汇言》《本草纲目拾遗》《本草求真》等。这些珍贵的传统文化遗产给我们开展中药新资源研究提供了丰富的线索和经验纪实，本草资料不仅如实反映了不同历史时期药物品种的变迁情况，同时也反映出新品种、新资源不断利用的情况。如古本草记载的贝母原为多品种中药，不仅包括百合科贝母属植物，而且还含有其他科植物，《本草纲目》引陆玑曰："叶如栝楼，而细小。其子在根下，如芋子，正白，四方连累相着，有分解。"对照其描述，实际是指葫芦科土贝母 *Bolbostemma paniculatum*。直到清代，才被作为新药从贝母中分出，名"土贝母"。发掘古籍资源已经获得了可喜的成果，众所周知"青蒿素"的开发研制就是以晋代葛洪《肘后备急方》的记载为基础的。可见，对中国古代药学及有关文献加以深入挖掘和利用寻找，对中药新资源的开发有重要意义。

随着药物研究成果的不断积累，药学文献日益增加，仅我国目前公开发行的中药学、药学专业期刊就有 100 多种，如《中国中药杂志》《中草药》《中药材》等，从国内外现代文献中吸取和借鉴理论、技术、方法和经验，对中药新资源的寻找也具有重要的意义。

（三）利用民族和民间医药信息开发新资源

我国是一个多民族国家，各民族在历代繁衍的历史长河中形成了独特的医药传统，各地民间也广泛流传着使用中草药防病、治病、健身的大量信息。这些信息，或是经文字记载下来或是口传而保留下来，或是经过了临床检验的中药资源利用的经验，这也是探索、调查、发掘、整理、研究与提供新药源、研发新药的信息宝库。如治疗中风瘫痪的苗族药"灯盏细辛注射液"，治疗肝炎的哈尼族药"青叶胆片"，还有用江西民间的"复方草珊瑚含片"，以黑龙江民间草药满山红为原料开发出的止咳平喘药"复方满山红糖浆"，从河南民间用于治疗食管癌、贲门癌的草药冬凌草中开发出来的一种抗癌新药"冬凌草素"。另外，有些中药也来自民间药，如罂粟科的夏天无来自江西民间药，毛茛科的猫爪草来自河南民间药，豆科鸡骨草、葫芦科的罗汉果均来自两广地区民间药。

（四）利用植物的亲缘关系开发新资源

亲缘关系相近的植物具有相同或相似的生物合成功能，故在植物类群中常表现出亲缘关系相近的种，不仅形态和结构相似，新陈代谢类型和生理生化特征亦相近，且化学成分组成及疗效类同。美国科学家在寻找抗癌药物资源时，在埃塞俄比亚发现卫矛科植物卵叶美登木，其抗癌活性成分为美登木素（maytansine），但含量甚微。利用上述规律，很快在肯尼亚发现巴昌美登木，其美登木素含量比卵叶美登木高 3.5 倍，继而发现与美登木属近缘的南川卫矛 *Euonymus bockii* 其美登木素含量又比前者高 6 倍。20 世纪 50 年代初，中国需要大量从印度进口蛇根木 *Rauvolfia serpentina* 来提取降压药利血平（reserpine），依据这一理论寻找到了中国分布的同属植物萝芙木，解决了进口原料问题。

（五）利用活性成分化学结构的相似性寻找新资源

绿色植物体内存在着光合作用等相同的初生代谢过程，其次生代谢虽然在不同植物之间会有不同，但也仅为有限几个次生代谢途径，因而很多次生代谢产物可以在多个类群中存在，其分布具有一定的规律性。据此，在某类药用植物中存在含量很低的药用活性成分，有可能会在有限的其他类群中具有更高含量。湖南土家族习用紫金牛科植物紫金牛来治疗慢性气管炎，后证实其镇咳化学成分为岩白菜素，而岩白菜素最初是从虎耳草科植物中研究获得的，据此很快在虎耳草科挖掘出多种具有高岩白菜素含量的资源植物。

（六）中药动物资源替代品的开发

动物类药材在我国有悠久的应用历史，疗效独特，具有类似功效可以相互替代的资源种类稀少。目前，珍稀濒危动物药材替代品的研究很受业界重视，国家相关部门也采取了一系列科学保护和合理开发利用政策，并取得了显著成绩。例如，麝香的人工合成和牛黄体外培育技术均已获得了突破性进展，人工麝香和体外牛黄均已作为中药生产原料使用。

用塞隆骨代替虎骨的开发研究就是药用动物替代品开发的一个成功例子。塞隆，系仓鼠科动物高原鼢鼠的藏语名，俗称"瞎老鼠"，生活在海拔 2800 ～ 4300m 的高寒草地上，而且终年生活在地下，从未得风湿病，当地藏族人就用其骨头治风湿病，其干燥骨骼就叫塞隆骨。实践证明塞隆骨与虎骨疗效基本一致。1990 年 6 月，塞隆骨被卫生部准列为第一个国家一类动物新药材，1992 年获国家级新产品证书。

（七）海洋药物资源的开发

我国是世界上利用海洋药物最早的国家之一，据统计，中国历代本草收载的海洋药物有 100 多种。我国专家对现代海洋药物的研究经过 40 年的努力，有了长足的发展，特别是近 20 年来，研究的深度和广度有明显提高，许多方面都取得了积极的成果。首先，经过对海洋药用资源调查，初步了解目前我国的药用海洋生物有 1000 多种，与古代相比，海洋药物的应用有了大幅度增加。其次，20 世纪 60 ～ 70 年代通过调查，编写《中国经济海藻志》收载了很多药用种类，并对古代本草所载海洋药物进行了考证研究，整理了本草药物名称的现代基原，为正确使用传统海洋药物提供了参考。其后又陆续出版了一些全国性或不同海区的海洋药物专著，如《中国药用海洋生物》《南海海洋药用生物》等，以及黄海、渤海、东海等海域海洋药用资源的调查报告。

海洋药用生物是中药资源的组成部分。在传统海洋药物中，有些种类今天仍广泛应用，各版药典均有收载，《中华人民共和国药典》收载了海藻、瓦楞子、石决明、牡蛎、昆布、海马、海龙、海螵蛸等 10 余个品种，其他主要还有玳瑁、海狗肾、海浮石、鱼脑石、紫贝齿及蛤壳等。

海洋药用资源的养殖是扩大药物来源的重要途径。近 50 年来，我国海产养殖发展较快，许多种海洋药用生物养殖成功，有的已实现大面积的人工生产和工业化生产，改变了完全依附于自然的被动、落后状态。如海马过去一向靠捕捞，即使是多基原用药仍难以保障，屡屡出现货源吃紧的情况。经过多年研究，掌握了海马的习性和繁育技术，目前我国广东、山东、浙江等地已先后建立起海马人工饲养场，现已能提供部分产品。海带为药食兼用的资源，养殖非常普遍，目前产量居世界首位。其他已实现人工养殖的海洋药用生物有牡蛎、海参、珍珠、海胆、鲨、紫菜、裙带菜、石花菜等。

（八）生物技术开发新药源

利用现代生物技术或生物化学技术，对珍稀濒危和繁殖困难的中药植物采用组织培养、发酵工程和基因工程等生物技术手段，开发并扩大新资源以满足日益增长的社会需求，对其生物多样性保护和中医药产业发展都是一条有效的途径。

1. 植物组织培养　是基于植物细胞全能性而发展起来的一类生物技术。植物组织培养已经成为生物学领域一种常规和常用的生物技术，被广泛应用于植物的组织脱毒、快速繁殖、次生代谢物质的生产、工厂化育苗等多个方面，在珍稀、濒危中药植物资源保护和开发方面具有广阔的应用前景。

与田间栽培生产相比，植物组织培养具有以下优点：①培养条件可以人为控制，植物组织培养完全是在人为提供的培养基和小气候环境条件下进行的，摆脱了自然界中季节、昼夜变化对植物生长的影响，以及灾害性气候和病虫害对植物生长的不利影响，培养条件均一，对植物生长更为有利，使组织培养物长期稳定地培养和生产成为可能。节省田间管理等工作所需要的大量繁重的体力劳动，还可以节省田间种植所需的土地。②培养物的生长周期短，增殖率高，能提供规格一致的优质种苗或脱病毒种苗，对珍稀濒危的药用植物育种等具有明显的优势。③管理方便，利于工厂化生产和自动化控制。植物组织培养是在一定的场所和环境，人为提供一定的温度、光照、湿度、营养、激素等条件下进行的，有利于高度集约化和高密度工厂化生产，也利于自动化控制生产。如铁皮石斛、白及、半夏等组织培养已获成功并应用于生产。

2. 发酵工程　是指采用现代工程技术手段，利用微生物的某些特定功能，为人类生产有用的产品或直接把微生物应用于工业生产过程的一种新技术。发酵工程的内容包括菌种的选育、培养基的配制、灭菌、扩大培养和接种、发酵过程和产品的分离提纯等方面。中药真菌是一类重要的中药资源，如灵芝、茯苓、猪苓、蜜环菌、冬虫夏草等，具有悠久的药用历史。解决中药真菌资源紧缺的一条途径就是人工规模化栽培，另一条途径则是开展工业化发酵培养。发酵类型可以分为以下 5 种：菌体发酵、酶发酵、代谢产物发酵、微生物转化发酵和生物工程细胞发酵。目前已经有多种中药真菌通过发酵培养的方法获得了药用活性物质，为制药工业提供原料，如冬虫夏草、灵芝、茯苓的药用菌体发酵等。

发酵工程具有如下特点：①发酵过程以生物体的自动调节方式进行，数十个反应能够像单一反应一样，在发酵设备中一次完成。②反应通常在常温、常压下进行，条件温和，能耗少，设备较简单。③原料通常以糖蜜、淀粉等糖类为主，可以是农副产品或可再生资源（植物秸秆、木屑等），微生物本身有选择地摄取所需物质。④容易生产复杂的高分子化合物，能高度选择在复杂化合物的特定部位进行氧化、还原、官能团引入等反应。⑤发酵过程需要防止杂菌污染，设备需要进行严格的冲洗，灭菌空气需要过滤等。

冬虫夏草菌丝体的发酵培养就是成功利用发酵工程技术培育中药真菌资源，并应用于中药保健品生产原料的实例。目前人工虫草菌丝粉及其制剂已在临床上广泛地试用于治疗心律失常、慢性肾衰竭、性功能低下、慢性支气管炎、高血脂，用于乙型肝炎、恶性淋巴瘤、血小板减少症、冠心病等的辅助治疗，均取得了良好的治疗效果，并已成功开发出金水宝胶囊、至灵胶囊、宁心宝胶囊和百令胶囊多种产品。

3. 基因工程　是将经过重组的基因通过一定的生物工程技术手段转入生物体，创造出具有新的遗传特性的物种。它与细胞工程、酶工程、蛋白质工程和微生物工程共同构成了生物工程。

　　基因工程一般包括四个步骤：一是获得目的基因（符合人们要求的 DNA 片段）；二是带有目的基因的重组载体构建；三是把重组载体在受体细胞中克隆；四是目的基因在宿主中的表达。基因工程可以克服中药植物遗传育种的盲目性，提高抗逆性和产品品质。有目的地对珍稀、濒危中药植物进行品质改良，增强抗病害和抗虫害能力，提高活性成分生产能力，将为中药资源的可持续利用提供新思路。应用比较多的中药植物基因工程是发状根和冠瘿组织培养，能提高中药植物次生代谢物产量。

　　基因工程的特点：①能打破物种之间的界限，使得动物与植物之间、细菌与动物之间、细菌与植物之间的杂交有了实现的可能。②可以根据人们的意愿、目的，定向地改造生物遗传特性，甚至创造出地球上还不存在的新的生命物种。③由于这种技术是直接在遗传物质核酸上进行，因而创造新的生物类型的速度可以大大加快。基因工程已成为20世纪最重要的技术成就之一。

　　利用发根农杆菌 Ri 质粒转化形成的发状根和根癌 Ti 质粒转化形成的冠瘿瘤组织，作为培养系统来生产中药植物活性成分是当今中药植物生物技术研究的热点之一。发状根是植物受发根农杆菌感染后产生的，在感染过程中，发根农杆菌把自身 Ri 质粒的 T-DNA 上的基因转移并整合入植物基因组，这些基因组表达后即产生发状根，具有生产速度快、合成次生代谢物的能力强、不需添加外源性激素等优点，发状根培养已经发展成为继细胞培养后又一新的培养系统。通常情况下，发状根培养生产的次生代谢产物仅限于那些正常植物根中能够合成的物质，目前药用植物发状根培养约有 26 个科100 多种植物已经获得了成功。

第二节　中药资源的综合开发利用

　　随着科学技术的发展，学科间的相互渗透，中药资源的开发利用研究不断地扩展和深入。中药资源的综合开发利用不仅体现在深度上，也体现在广度上，即开发深度由中药材原料的开发逐渐深入到中药制剂、其他天然副产品及中药化学成分的开发，开发广度由以中药为主扩展到以中药资源为原料，开发出中药相关的保健食品、化妆品、农药、饲料添加剂、天然色素、香料及天然甜味剂等产品。同时，对非入药部位及药渣进行深入开发利用研究，做到物尽其用，也是中药资源综合开发利用的重要途径。

一、非中药产品的综合开发利用

（一）中药保健食品开发

　　中药保健食品是指以中医药理论为指导，在天然食物中加入既是食品又是药品的可食用中药材（原卫生部公布的品种），经过适当加工而成的适宜于特定人群食用，可以选择性地作用于人体或细胞的生理过程，具有促进健康、减少疾病发生、调节人体功能的食品或食品成分。保健食品可以长期服用，无副作用，但不能取代正常的一日三餐。

　　用于保健药品和保健食品的中药，多为药食同源品种，如人参、西洋参、黄芪、党参、五味子、当归、山药、枸杞子、地黄、麦冬、山茱萸、山楂、百合、茯苓、大枣、蜂王浆、蜂乳、沙棘等。这些药食同源的中药大多富有营养，又能提高人体免疫功能且无毒副作用。

中药保健食品按照工艺特点，可以是一般食品形态，包括茶饮类（袋泡茶）、鲜汁类、汤液类（口服液）、速溶饮类、糊类、糖果类、蜜饯和糖渍小食品类、米面食品类、药酒类、露类、蜜膏类、粥类等，也可以是片剂、胶囊等形态，市场常见产品如"枸杞酒""茯苓夹饼""人参蜂王浆""银杏茶""杜仲茶""王老吉凉茶""蜂胶黄芪胶囊""圣曲胶囊""红曲片"等。另外，按照保健功能可分为调节免疫、调节血脂、调节血糖、延缓衰老、改善记忆、改善视力、促进排铅、清咽润喉、调节血压、改善睡眠、促进泌乳、抗突变、抗疲劳、耐缺氧、抗辐射、减肥、促进发育、改善骨质疏松、改善营养性贫血、对化学性肝损伤有辅助保护作用、美容、改善胃肠功能等。其中，增强免疫、延缓衰老类保健品，以及具有美容功效的保健食品、儿童增智保健食品具有巨大的市场。不同的保健品，评价内容与原则不同，一般要求做保健食品功能学评价和安全毒理性检验，安全性、保健性和营养合理性的中药保健食品是今后主要的研究方向和发展趋势。

（二）天然香料、香精的开发与利用

香料是"香"的物料，是具有挥发性的有香物质的总称，有天然香料和合成香料之分。天然香料包括植物精油、酊剂、津膏、净油等，一般是复杂的混合物，可通过蒸馏、萃取、结晶等方法分离得到单一成分香料，成为单离香料。合成香料指以石油系或者煤焦油系的化学品，或者以单离香料为原料，通过化学合成所得的香料，也称调和香料或香精。合成香料含有与天然芳香成分相同的物质，植物类香料常见的有玫瑰油、薰衣草油、橙叶油、檀香油、杏仁油、紫苏油、橙油、香叶油、薄荷油、当归油等，动物类香料常见的有麝香、灵猫香、海狸香和龙涎香等。香料可以提供香的氛围，给人愉悦、轻松感，同时，香料本身还具有抑制细菌繁殖的作用，可用于杀菌、防腐、避臭。

我国芳香性植物资源十分丰富。据调查，香料植物资源约有400余种，如肉桂、八角、花椒、胡椒、荜茇、丁香、薄荷、陈皮、砂仁、干姜、高良姜等。可以直接应用于食品或者饮料，作为调味料或矫味剂的香料植物，称为食用香料植物。根据食用香料植物的利用部位不同，可分为根茎类香料植物，如姜、高良姜、菖蒲等；树皮类香料植物，如斯里兰卡肉桂、中国肉桂、川桂皮等；花类香料植物，如菊花、桂花、金银花等；果实和种子类香料植物，如花椒、柠檬、茴香、胡椒、八角等。食用香料植物的开发利用，在农业和食品中具有重要的地位。作为赋香原料，天然药用植物具有独特的优越性，不仅增强了食品的抗腐败和抗氧化性，甚至起到了保健食品的作用，是人工合成香料远远不能比拟的。因此，无公害植物性香料日益受到人们的青睐。

药用植物中食用香料开发利用，可根据食品口味的基本类型进行分类调配，甜味食品适用的香料植物主要有斯里兰卡肉桂、中国肉桂、茵陈蒿、八角茴香、姜、迷迭香等；酸味食品适用的香料植物有胡椒、茵陈蒿、牛膝、芥菜、斯里兰卡肉桂、中国肉桂

等；咸味食品适用的香料植物有胡椒、蒜、肉豆蔻、葛缕子、小豆蔻、莳萝等；油脂类食品适用的香料植物有洋葱、辣椒、洋香菜、蒜、牛膝、肉豆蔻等；此外，丁香、桂皮、小豆蔻、芫荽子、众香子、百里香等的精油还有一定的防腐作用。

近年来，人们对芳香植物和精油的治疗效果日益关注，芳香治疗已得到社会大众的认可。在治疗中以植物精油为基本治疗物质，通过植物精油焕发人体本身的治愈力，如柑橘油可散发出使人愉快、有清新感的香气，既能解除疲劳，又能减轻烦恼。有些植物精油对神经系统有兴奋或镇静作用，可根据精油香气特征调配成多种具有保健功能的产品。

（三）天然甜味剂的开发

甜味分子大多数兼有亲水和疏水双重性，一般具有特殊的空间结构，能和味觉中的甜味受体特异结合，因此能让人产生甜味。甜味剂包括常见的糖类，如蔗糖、麦芽糖及化学合成的高甜度物质，如糖精、天冬氨酰苯丙氨酸甲酯；还有一类是天然非糖类甜味剂，如甜菊苷、悬钩子苷、甘草甜素、罗汉果苷、水龙骨甜素、青钱柳苷等。这些天然非糖类甜味剂，多数属于萜类、糖苷类或黄酮类，可以替代糖类添加，具有广泛用途，简介如下。

1. 甜菊苷类 原产于南美巴拉圭的菊科植物甜菊茎叶中含有甜菊苷类，可产生甜味，其甜度为蔗糖的 10 ～ 300 倍，具有低热能、抗龋齿等特性，适合肥胖症、冠心病、糖尿病和高血压患者食用，无毒，安全。

2. 悬钩子苷和甜茶素 原产广西等地蔷薇科植物甜茶叶中含有甜味物质悬钩子苷，同时含有无甜味的配糖体，配糖体在茶叶揉搓和干燥的过程中，发酵水解可得到甜茶内酯，甜茶内酯具有甜味，甜度是蔗糖的 600 ～ 800 倍，并且可以防霉防腐，经常作为酱料的甜味剂。

3. 甘草甜素 又称甘草酸，来自甘草的根，甜度是蔗糖的 200 倍。由于甘草酸水解后得到甘草次酸，无甜味，所以一般使用甘草酸钠盐或者铵盐作为甜味添加剂。

4. 罗汉果苷 是葫芦科植物罗汉果果实中含有的配糖体，为无色粉末，甜度约是蔗糖的 300 倍，而且耐热、耐酸，甜味滞留时间长，兼有治疗感冒、咽喉疼痛的功效。

5. 水龙骨甜素 是水龙骨科属欧亚水龙骨的根茎中含有的配糖体，甜度为蔗糖的 3000 倍，但含量极低，只有 0.03%。

6. 青钱柳苷 胡桃科植物青钱柳是我国特有的速生树种，其树叶中含有青钱柳苷，是一种甜味剂，甜度是蔗糖的 250 倍。

7. 紫苏醛肟 紫苏的茎叶中含有挥发油紫苏醛，紫苏醛本身无甜味，但经脂化可以得到有甜味的紫苏醛肟，其甜度为蔗糖的 2000 倍。

（四）天然色素的开发

天然色素指存在于自然界的有色彩成分，可用于食品、药物和化妆品及织物的着色。

以食品着色为主要目的的添加剂称为着色剂，也称食用色素。常用的有辣椒红、甜菜红、红曲红、胭脂虫红、高粱红、姜黄、栀子黄、胡萝卜素等，其中红曲色素来自红曲（籼米在紫色红曲霉菌作用下，深层发酵精制而成），是一种纯天然、安全性高、有益于人体健康的食品添加剂。红曲色泽鲜艳、色调纯正、饱满、光热稳定性好，是天然绿色、理想的食品着色剂。它应用范围广泛，除了可以用于食品类（肉制品、果汁、色酒、果酱、饮料、糖果、糕点、酱油、保健醋等）的着色外，还经常用于药品类和化妆品类的着色。栀子黄色素是来自栀子果实的水溶性色素，耐热、耐光，广泛用于面条、糖果、糕点、医药胶囊、塑料玩具等的着色。胭脂虫色素来源于寄生在仙人掌类植物上的同翅目昆虫胭脂虫成熟的虫体，其体内含有大量的洋红酸，洋红酸是一种化学物质，可以作为理想的天然染料，其优点是抗氧化，遇光也不分解，因此广泛地用于食品、化妆品、药品等多种行业。

可以给织物着色的天然色素称为天然染料，很多植物既是染料又具有药物治疗功能，常见的有茜草、苏木、蓝草、紫草、红花、栀子、槐花、荩草、鼠李、皂斗等。茜草的根呈红黄色，含有色素茜素（红色）和茜紫素，是我国应用最早的红色植物染料。马王堆一号汉墓出土的深红绢和长寿绣袍底色，就是用茜草染成的。苏木的木芯中含有较多色素，可以染红，苏木内含有隐色素，能在空气中迅速氧化生成苏木红素，为媒染性染料，对棉、毛、丝等纤维均能上染，但必须经过媒染剂媒染，与其中的金属盐络合产生色淀才能有较好的染色牢度。蓝草指含有靛蓝的植物，包括蓼蓝、菘蓝、木蓝、马蓝，从中提炼出来的蓝靛是驰名世界的我国蓝印花布的染色原料。紫草根断面紫红色，含乙酰紫草宁，紫草宁与茜素相似，加媒染剂可使丝、毛、麻等纤维着色。紫草加椿木灰和明矾媒染可得紫红色，紫草有抗菌消炎、抗病毒、抗肿瘤等多种药理作用，如果采用紫草染色的面料做成内衣和内裤，对人体皮肤的卫生保健功能是非常明显的。红花主要用于染红色，是红色植物染料中色泽最鲜明的一种，也是古代染红色的主要原料，为直接性染料，可直接在丝、麻、毛上染色得到鲜艳纯正的深红色。槐的干燥花及花蕾可用做染黄色，色牢度优于栀子。荩草茎叶中含黄色素，可直接在丝、毛上染色，也可以用铜盐（蓝矾）作为媒染剂得绿色，如以不同深浅的靛蓝套染，则可得黄绿色或绿色。鼠李的染料色素成分存在于嫩果实、茎及叶之中，称为冻绿，也是古代为数不多的天然绿色染料之一，国际上又称中国绿。皂斗来自壳斗科植物麻栎的果实，含多种鞣质，属于可水解类鞣质。鞣质与铁盐反应，在纤维上生成无色的鞣酸亚铁，然后被空气氧化成不溶性的鞣酸高铁色淀，所以染色牢度非常优秀。各种鞣质用铁盐媒染大都可得黑色。

（五）植物性农药的开发与利用

随着人们生活质量的提高和对生态环境的关注，无公害农产品成为大家的需求。据发达国家经济发展的经验和规律，人均国民收入超过 800～1000 美元之后，市场对农产品和食品的需求就开始由追求数量增长转向追求质量效益方向发展。我国农业正由数量型向质量型、由产量型向效益型转变，现行的以追求数量增长为主的传统农业技术已很难满足、支撑无公害安全农产品生产和保障人民安全健康的需要。目前开发的新农药必须具有安全性高、残留低、无公害、生物活性高、使用费用低、选择性高的特性。在上述因素中，首先考虑与环境的相容性，其次是生物活性，未来农药的发展方向将从非选择性农药转向选择性农药，从传统的有机化学物质转向"生态合理农药""环境和谐农药"，以利于环境保护和促进农业的可持续发展。天然源农药活性成分是自然存在的物质，自然界有其降解途径。植物性农药是天然源农药的重要组成部分，有着广阔的发展前景。

我国中药资源中明确具有杀虫、杀菌作用的植物约有30余科100余种，具有开发价值的主要有楝科、菊科、豆科、芸香科、唇形科、番荔枝科、毛茛科、大戟科、天南星科等植物。据研究，可用作杀虫剂、杀菌剂的常见品种有苦楝、雷公藤、大茶根、侧柏叶、烟草、桃树叶、黄藤根、皂角树叶、除虫菊、野菊花、芦荟、大黄、桑叶、何首乌、黄芩、黄芪、商陆、了哥王、乌桕叶、苦皮藤、臭椿叶、洋金花、黄杜鹃、银杏外种皮、麻黄油等。

近年来研究发现的印楝素、苦皮藤素、雷公藤素、胡椒素、尼西那素、番荔枝素、万寿菊素、海藻素等对昆虫都有较高的抑制活性。已产业化生产的品种有硫酸烟碱、印楝素乳油、川楝素乳油、皂素烟碱可溶乳剂、苦皮藤、羊角扭苷水剂、鱼藤酮乳油、茼蒿素水剂和双素碱水剂等40余种植物性杀虫剂。同时，研究还发现，大蒜精油乳化液具有广泛的杀菌作用，银杏外种皮粗提液对多种果树病害具有一定的防治效果。苦参提取物抑菌活性的研究表明，苦参乙酸乙酯提取物对多种真菌和细菌有显著的抑制作用。烟草、茶饼、鱼藤、雷公藤等植物的提取物能抑制某些病菌孢子的发芽和生长，或阻止病菌侵入植株。另外，还发现茶子、花椒，以及某些红树、蕨类植物等具有较强的抑菌活性。大黄提取物可对番茄花叶病毒有抑制活性。紫杉树皮提取液对植物病毒具有较明显的抑制作用。据研究，由商陆、甘草、连翘等几种植物提取物配制而成的 MH11-4 对植物病毒有较好的防治效果。

（六）中药化妆品开发

中药化妆品是指含中药的化妆品，以中药作为添加剂或基本上用天然产物制成的化妆品。它集美容化妆、保健治疗、化妆品与药品为一体，能够清洁、美化、修饰人体面部、皮肤、牙齿、毛发等部位，同时对人体起一定程度的滋补营养、保健康复作用，甚至还可以对某些皮肤病起辅助治疗作用。

中药化妆品按功能和作用特点可分为清洁类、护肤类、营养类、治疗卫生类、美化类和健美类共六大类。按使用部位可分为护肤类、毛发用类、指甲用类、口腔用类、眉目用类和面部用类等。按制备工艺和剂型可分为十类：①膏剂，如洗发膏和护发素等。②水剂，如化妆水、香水等。③油剂，如防晒油和浴油等。④乳化剂，如润肤霜、发乳等。⑤混悬剂，如香粉蜜、增白粉蜜等。⑥粉剂，如香粉、爽身粉等。⑦胶剂，如指甲油、面膜等。⑧锭剂，如唇膏、眼影膏等。⑨块状剂，如粉饼、酮脂等。⑩其他，还有喷雾发胶、摩丝和唇线笔等。

中药化妆品通常以中药提取物或天然营养物质作为化妆品的乳化剂、基质、添加剂。应用较多的中药有当归、人参、甘草、五味子、黄芩、黄连、黄柏、桂皮、薄荷、川芎、柴胡、地黄、益母草、半夏、白术、泽泻、大黄、茯苓、何首乌、枸杞子、牡丹皮、防风、独活、羌活、枳实、厚朴、菊花、杏仁、薏苡仁、白芍、麻黄、山楂、党参、槐花、升麻、紫草、芦荟、白芷、荆芥、生姜、大枣、冬虫夏草和沙棘等。动物药材主要有蛤蟆油、貂油、地龙及蜂蜜等。矿物药主要是滑石粉、麦饭石等。

市场上常见的添加中药的化妆品很多，如添加人参提取物及光果甘草根提取物的防晒霜，添加白术、白茯苓、白芍、白及的美白嫩肤面膜，含有红景天活性成分积雪草苷的面霜，添加蛇油的护手霜，添加芦荟提取物的芦荟香波。

（七）中药饲料添加剂开发

饲料添加剂是指在饲料加工、贮存、调配和使用过程中，为满足动物某些特殊需要而添加的特殊物质的总称。中药饲料添加剂是指以中药为原料制成的饲料添加剂，按国家审批和管理归入药物类饲料添加剂。中药用作兽药或者饲料添加剂，具有来源广、价格低廉、取材容易、很少产生副作用和药物残留等优点，广泛用于以下方面。

1. 动物防病治病，如防治细菌病毒感染、虫证感染、隐性乳腺炎。将穿甘散（穿心莲、甘草、吴茱萸、苦参、白芷、板蓝根、大黄）添加在饲料中，可以治疗鸡传染性法氏囊病；用蒲公英、连翘、金银花等药物粉碎后混于饲料中喂服或灌服，可以治疗奶牛乳腺炎。

2. 提高动物生产性能，如促生长增重、提高繁殖率、增加产蛋量、增加泌乳量。给蛋鸡服用刺五加制剂，促使鸡输卵管总氮量和蛋白质显著增加，提高产蛋率和蛋重。

3. 改善动物产品质量，如改善肉、蛋、乳品质量和风味，提高皮毛质量。用大蒜、辣椒、肉豆蔻、胡椒、丁香、生姜等饲喂肉鸡，可以改善肉鸡质量，使鸡肉香味更浓；用黄芪、辣椒等组成的添加剂喂蛋鸡，可以使蛋黄色泽和香味提高。

4. 增加产茸量。

5. 饲料保鲜。将花椒研细以 0.001% 添加到动物饲料中，可以防止饲料虫蛀变质。

二、非传统入药部位的综合开发利用

中药植（动）物的各部位或器官往往有多种用途，如果分别将它们非传统入药部位加以利用，能产生较好的经济效益、社会效益和生态效益。如酸枣果实（去除酸枣仁）可制成果茶、果酱和用于酿酒；树叶可用来提取芦丁或作为茶叶；果核可制成活性炭；酸枣树较耐寒和耐旱，是北方优良的固沙和薪材植物。人参根已被加工成 100 多种规格的商品药材，但其地上部分往往弃去不用，现在从人参茎叶中提取、精制的人参总皂苷，已开发制成人参皂苷片、人参药酒等。此外，人参叶可制成人参茶，人参花制成参花精，人参果制成冲剂和参果酒等。经综合利用后，人参全株各部分均可开发成产品，大大提高了经济价值。红花除作为药材外，还可以提取红花色素和多糖，种子可以榨油，红花籽油不仅可以治疗高血压、高血脂，还可以制成油漆和树脂，榨油后的饼粕也是优良的饲料。肉苁蓉的传统药用部位为除去花序的肉质茎，现代研究表明，其花序所含的化学成分与肉质茎基本相同，可以考虑加以利用。另外，有的中药植物，不同器官含有不同化学成分，也可以开发出新用途，如远志根中主要含有皂苷，可用于祛痰，而丢弃的地上部分含有蒽酮类成分，可用于安神，因此可以对地上、地下部分加以综合利用，扩展药用价值。再如红豆杉叶中含有与树皮相当的紫杉醇，而且还含有高含量的紫杉醇前体化合物，可以作为提取或者合成紫杉醇的原料加以利用。

三、中药渣资源的开发利用

中药材经一定溶剂或方式提取后所剩残渣称为药渣，通常被作为废弃物扔掉。但是提取过程往往只是提出了部分成分，尚有许多有效或非有效成分残留在药渣中，有待进一步利用。

（一）药渣中活性成分的开发利用

实验研究证实，药渣中确有一定的有效成分存在。如用 60% 乙醇提取人参有效成分后的药渣，每 100g 干燥品中仍含有人参总皂苷 196mg，尚含 17 种以上的氨基酸及多种微量元素。因此，人参加工后剩下的蒸参水、参渣均有较高的再利用价值。柴胡注射液仅利用了柴胡中挥发性成分，而不具挥发性的柴胡皂苷等水溶性成分，仍具有较好的抗菌消炎作用，却在制备过程中被丢弃了。另外，含有挥发油或其他挥发性成分的药材，煎煮时间短，挥发油不能充分煎出。如经测定，半夏厚朴汤中挥发油的含量只有原药材的 3.5%，汤剂药渣中的含量尚有 49.8%，这说明相当部分的挥发油损失在药渣中。近年来，国内外已开始重视对药渣综合利用的研究，文献报道也逐渐增多，但尚处于初步开展阶段。

（二）药渣中无明显活性成分的开发利用

中药材中无明显活性或不具有生物活性的成分不少，在提取活性成分后，可根据性质，对非活性成分进行开发利用。当然中药的活性成分或非活性成分是相对的，下面介绍的几类成分是针对大多数中药材而言的。

1. 淀粉 淀粉是许多中药材都含有的一类成分，为多糖类化合物，大多不具有生物活性，可直接利用，也可水解获得小分子糖或单糖。块根类中药含有大量的淀粉，其药渣可用作饲料、肥料，或工业制成糨糊、发酵制酒等。如女贞子药渣可出 10% 的酒，其他如枇杷、香附、桔梗、柴胡等的药渣均已有利用。又如葛根，含有大量淀粉、糖和纤维素，在提取了有效成分总黄酮后，所余药渣可配制饲料或作其他用途。

2. 蛋白质 植物中普遍含有丰富的蛋白质，特别是种子类药材大多含丰富蛋白质，但在制剂时常被弃去。目前人们也逐渐认识到药渣中蛋白质的回收利用问题，并开展了相关研究，如将提取苦杏仁苷后的杏仁制成杏仁糊供人食用。对不能供人食用的，如蓖麻子榨取蓖麻油后，在去除药渣中毒性蛋白质的毒性后可作饲料使用。

3. 脂肪油 脂肪油多存在于种子类中药中，除少数是中药的重要活性成分外，大多数中药所含的脂肪油是不具有明显生物活性的成分，可考虑提取利用。如杏仁，其脂肪油含量较高，若将其提取可得高级润滑油，而榨油后并不影响活性成分苦杏仁苷的含量。黑芝麻在水煎后其所含脂肪油仍然留在煎煮后的药渣中，对此如何开发利用还有待于进一步研究。

4. 挥发油　许多中药均含挥发油，目前除薄荷、八角茴香等少数中药以其所含挥发油为重要有效成分外，大多数中药所含的挥发油在炮制或制剂生产中浪费了。如能在生产过程中兼顾全面提取，不仅节省资源，还可降低成本。

此外，有些药渣经加工后又可用于制药工业。已有将穿心莲、麻黄、大腹皮等药渣的纤维制成微晶纤维素，作为药物片剂的赋形剂使用的范例。

综上所述，药渣的综合利用前景十分广阔，它对提高中药材的使用率，扩大使用范围，开发中药新品种，拓宽中医临床领域，具有十分重要的现实意义，同时也减少了药渣带来的污染，对环境保护具有重要意义。

【学习小结】

中药资源开发利用的原则包括效益最大化原则、生态系统平衡原则、生态适应性原则、可持续利用的原则及综合开发利用原则。其中效益最大化原则是兼顾经济效益、社会效益和生态效益的总和，是中药资源开发的目的；生态系统平衡原则是中药资源开发的基本要求；生态适应性原则是道地药材开发的出发点；可持续利用原则是中药资源开发的核心；综合开发利用原则是中药资源开发的指导思想。

中药资源开发利用的方法和途径多种多样，主要是充分利用已知资源和寻找可以利用的新资源。中药资源开发利用的途径主要有以下几条：通过资源普查寻找新资源、利用文献资料寻找新资源、利用民族和民间医药信息开发新资源、利用植物的亲缘关系开发新资源、利用活性成分化学结构的相似性寻找新资源、中药动物资源替代品的开发、海洋药物资源的开发、利用生物技术开发新药源。

中药资源的综合开发利用包括非药物产品，如中药保健食品、中药化妆品、中药农药、中药饲料添加剂、中药天然色素和香料、天然甜味剂等。同时，还包括非传统入药部位及生产中的药渣。

【复习思考题】

1. 中药资源开发利用的途径和方法都有哪些？
2. 中药资源开发利用应遵循哪些原则？
3. 什么是中药保健品和中药化妆品？

第六章 中药植物栽培基础理论与技术 ▷▷▷▷

【学习目的】

1. 掌握中药植物生长和发育、繁殖、引种驯化和生态种植、病虫害防治、采收加工的基本概念、方法和技术。

2. 熟悉中药植物栽培过程中的播种、育苗、施肥、病虫害防治、采收、良种繁育等环节的人工调控措施。

3. 了解中药植物栽培的发展现状及趋势。

【学习要点】

中药植物生长的概念、过程和周期现象。中药植物花芽分化的过程和类型。中药植物生长与发育的相关性，生命周期的概念和类型。土壤耕作的概念、目的、措施，种植制度的选择，施肥、灌溉与排水、植株调整、人工辅助授粉、覆盖与遮阴等田间栽培技术措施。中药植物的营养繁殖、种子繁殖和育苗的方式、方法和特点；中药植物品种退化的原因、防止方法及良种繁育程序。中药植物引种驯化的概念、意义、方法、工作程序及成功的标准；中药生态农业和中药生态种植的概念、发展思路及重点任务。中药植物病虫害的发生特点、种类、影响因素、防治策略及措施。中药材采收期、采收时间、采收方法的确定及产地加工方法。

第一节 中药植物生长发育

严格来说，植物的个体发育是从合子的形成开始，但由于农业生产往往是从播种开始，故一般认为，中药植物生长发育是一个从种子到新一代种子产生的完整过程。中药植物的生长与发育是一个从量变到质变的过程，是由其体内细胞在一定的外界条件下同化外界物质和能量，按照自身固有的遗传模式和顺序进行生长与分化的结果。

一、中药植物生长

了解中药植物生长规律，便于把握其生长过程，在植株生长的关键环节采取有效栽培措施，促进植株生长，提高中药产量和商品性状。

（一）生长的概念

中药植物通过细胞分裂和增大，植物体由小变大，从幼苗长成植株，这种体积和质量在量上不可逆的增长，称为生长。生长包括营养器官的生长和生殖器官的生长，存在于整个生命过程中。

（二）生长过程

植物的生长是植物细胞通过分裂增加细胞数量，新细胞通过伸长生长以增大体积，最终分化形成各类细胞、组织和器官的过程。植物细胞生长一般可分为分裂期、伸长期和分化期3个时期，其中伸长期是细胞生长最快的时期。植物细胞是构成植物体的基本单位，所以植物的任何一个组织、器官或整个植物体的正常生长都有着与生长着的细胞相同的生长变化。就植物的器官和一年生植物的整株植物生长过程而言，生长速率都表现出"慢－快－慢"的特点，即开始时生长缓慢，以后逐渐加快，达到最高速度后又减慢以致最后停止，呈"S"形生长曲线。

（三）生长的周期现象

自然界中的所有生命都是由太阳辐射流入生物圈的能量来维持的，植物生长亦如此。但是，由于地球的公转和自转，太阳辐射呈周期性变化，因而与环境条件相适应的植物生命活动也表现出同步的周期性变化。

1. 季节周期现象　植物的生长随着一年四季的变化而发生有规律变化的现象。光照、温度、水分是影响植物生长的主要环境因子，而这些环境条件在一年中随着季节变化而不同，故植物的生长也会发生变化。

2. 昼夜周期现象　植物的生长随昼夜温度的变化而发生有规律变化的现象。通常来说，在夏季，植物的生长速率白天较慢，夜晚较快；在冬季，则白天较快，夜晚较慢。

植物生长的季节周期现象和昼夜周期现象主要是由于外界环境周期性变化而引起的。但是，有些植物不受外界环境条件的影响，在体内存在的内源性节奏变化，称为生理钟或生物钟。例如，豆科植物叶子夜合昼展、牵牛花破晓开放等现象。

二、中药植物发育

植物体在一定的环境条件下进行生长的同时，还按照一定的遗传模式，发生着一系列有序的质的变化，导致由营养器官向生殖器官的转变，称为发育。生长是植物体积和细胞数量的增加，而发育则是植物细胞、组织和器官的分化，是植物体构造和功能从简单到复杂的变化过程，其中花的形成，是植物体从幼年期转向成熟期的显著标志。

（一）花芽分化

当植物生长到一定时期，植物体受到外界条件的刺激（主要是日照和温度的季节性变化）引起茎的生长锥发生花芽分化，然后现蕾、开花、结实并形成种子。花芽分化是营养生长到生殖生长的转折点。

花的发育过程是一个非常复杂的过程，不仅在形态上发生巨大变化，而且体内也发生一系列复杂的生理变化。花的形成过程一般包括 3 个阶段。

1. 成花诱导 指某些环境因素刺激诱导植物在茎尖分生组织诱导成花基因表达，植物从营养生长向生殖生长转变的过程。

2. 成花启动 指茎尖顶端分生组织中成花基因大量表达，经过一系列变化分化成花原基的过程。

3. 花发育 即花原基生长、性别分化及形成各花器官的过程。

在成花过程中起决定作用的是成花诱导过程，适宜的环境条件是诱导成花的外因。自然条件下，特定地区的温度和日照长度随季节不同而发生有规律的变化，它们作为环境信号可分别有效地诱导特定成花基因的表达，控制大多数植物在适宜的季节里从营养生长顺利过渡到生殖生长，使这些植物的开花表现出明显的季节性。但有些植物花的形成对温度和日照长度要求不那么严格，几乎可以在任何适宜条件下成花。

（二）花芽分化类型

根据花芽开始分化的时间及完成分化全过程所需时间的长短不同，花芽分化可分为以下几个类型。

1. 夏秋分化类型 花芽分化于 6 ～ 9 月高温季节进行，至秋末花器的主要部分已完成花芽分化，第二年早春后开花，其性细胞的形成必须经过低温，如许多木本植物牡丹、梅花、丁香等。

2. 冬春分化类型 原产温暖地区的一些木本植物多属此类型，如柑橘类从 12 月至次年 3 月完成花芽分化，特点是分化时间短且连续进行，一些二年生植物和春季开花的宿根植物仅在春季温度较低时进行花芽分化。

3. 当年一次分化的开花类型 在当年枝的新梢上或花茎顶端形成花芽，如萱草、菊花等。

4. 多次分化类型 一年中多次发枝，每次枝顶均能形成花芽并开花，如月季、忍冬等。

5. 不定期分化类型 每年只进行 1 次花芽分化，但无固定时期，只要达到一定的叶面积就能开花，主要视植物体自身养分和积累程度而异，如凤梨科、芭蕉科的某些种类。

（三）开花与传粉

1. 开花 当雄蕊中的花粉粒和雌蕊中胚囊（或两者之一）成熟时，花被展开，雄蕊和雌蕊露出，这种现象称为开花。

植物的开花习性是植物在长期演化过程中形成的遗传特性，在一定程度上也受纬度、海拔高度、气温、光照、湿度等环境条件的影响。掌握植物的开花规律和开花条件，可在栽培过程中及时采取相应措施，提高药材的产量和品质，也可在育种工作中，通过控制花期进行人工有性杂交。

2. 传粉　成熟的花粉粒，借助外力的作用，从雄蕊的花药传送到雌蕊柱头上的过程，称为传粉。成熟的花粉粒落到同朵花的柱头上的传粉现象，称为自花传粉。在农业栽培上将同株异花间的传粉也称为自花传粉。自花传粉植物的花为两性花；雄蕊和雌蕊同时成熟；雌蕊的柱头对花粉萌发无任何生理阻碍。一朵花的花粉传递到同一植株或不同植株另一朵花的柱头上的传粉方式，称为异花传粉。异花传粉植物的花多为单性花（且雌雄异株）；若是两性花，则雌雄蕊异熟、雌雄蕊异长或异位、自花不育性等。在自然界中异花传粉是一种普遍存在的传粉方式。从生物学意义上来说，异花传粉比自花传粉优越。因为异花传粉时，由于雌雄配子来自不同的植物体（或不同朵花），分别在差别较大的环境中产生，遗传性的差异较大，由此结合而产生的后代具有较强的活力和适应性。

异花传粉的媒介主要是风和昆虫，少数为水、鸟、蜗牛、蝙蝠等。以风传粉的植物称为风媒植物，其花称为风媒花。借助蜂、蝶、蛾、蚁等昆虫作为传粉媒介的植物称为虫媒植物，其花称为虫媒花。虫媒植物的分布，以及开花的季节性、昼夜周期性，与传粉昆虫在自然界的分布、活动规律之间具有密切关系。

（四）果实、种子形成与发育

1. 果实形成与发育　受精作用完成后，花的各部分发生显著变化。多数植物的花被枯萎脱落，有的花萼宿存，雌雄蕊的柱头、花柱枯萎凋谢，仅子房连同其中的胚珠生长膨大，发育成果实。有些植物除子房外，还有花托、花萼、花冠，甚至整个花序也都参与果实形成和发育。

果实的生长曲线主要有3种模式：①单"S"形生长曲线，这种生长曲线见于梨、核桃、板栗、石榴、柑橘、枇杷、无籽葡萄等，表现为"慢－快－慢"的生长周期。②双"S"形生长曲线，这种生长曲线见于桃、杏、梅、有籽葡萄、柿、山楂和无花果等。这一类型的果实在生长中期出现一个缓慢生长期，表现出这"慢－快－慢－快－慢"的生长节奏。这个缓慢生长期是果肉暂时停止生长，而内果皮木质化、果核变硬和胚迅速发育的时期。果实第二次迅速增长的时期，主要是中果皮细胞的膨大和营养物质的大量积累。③三"S"形生长曲线，目前只发现猕猴桃具有这种类型的生长曲线。在果实生长过程中出现3次快速生长期，表现出"慢－快－慢－快－慢－快－慢"的生长节奏。

在果实的发育过程中，其形态和细胞内容物均发生很大变化，体积膨大，重量增加，其内部经各种生理生化变化达到成熟。果实成熟时，果皮中叶绿素分解，胡萝卜素和花青素等形成积累，使果实由绿转为黄、红或橙等色。果实内合成醇类、酯类化合物为主的芳香性物质而有香味。同时，果实化学成分单宁、有机酸减少，糖分增多。

2. 种子的形成与发育　在种子形成初期，呼吸作用旺盛，因而有足够的能量供给种子的生长并满足有机物的转化和运输。随着种子的成熟，呼吸作用逐渐减弱，代谢过程也随之减弱。在种子成熟期间，可溶性物质如糖类、氨基酸、无机盐等大量输入种子成为合成贮藏物质的原料，而导致不溶性有机化合物不断增加。例如，油料种子在成熟过程中，含油量逐渐提高，而淀粉和可溶性糖含量则相应下降。

3. 果实发育与种子发育的关系　果实和种子在发育过程中，相互间有一定影响。在自然成熟情况下，果实和种子的成熟过程同时进行。对于采收的未成熟果实，在贮存期间用乙烯利等人工催熟剂进行处理，果实可以发生成熟时的生化变化，但种子并不随之成熟。这表明种子和果实在成熟时各自有其独立的生理生化变化规律。种子发育情况对果实的影响相对较大，此影响因植物种类发育时期不同而具有差异。种子数目在不同果实中是不同的，种子的数目及分布影响果实的大小与形状。没有种子的果实，一般果型小、糖度低。种子在果实内发育不整齐，常使果实呈现不对称的畸形。

三、中药植物生长与发育的相关性

高等植物生长中各个器官之间既有相互促进的一面，也有彼此抑制的一面，这种现象称为植物生长的相关性。栽培过程中常通过合理施肥、灌溉、密植、修剪等技术措施，正确处理与调整中药植物各部分之间生长的相关性，以便获得优质高产的药材。

（一）地上部分与地下部分生长的相关性

地下部分主要是指植物体的根，有时也包括根茎、块茎、鳞茎、球茎等器官；地上部分简称冠，是指植物体的地上器官，包括茎、叶、花和果实等。它们的相关性可用根冠比（R/T），即地下部分与地上部分干重或鲜重的比值来表示，它能反映植物的生长状况以及环境条件对地上部分与地下部分生长的影响程度。

地下部分与地上部分的生长是相互依赖的。地下部分的根从土壤中吸收水分、矿物质，以及合成少量有机物、细胞分裂素等供地上部分所用，而根生长所必需的糖类、维生素等则由地上部分供给。研究证明，根是赤霉素、细胞分裂素的合成场所，这些微量活性物质可沿着木质部导管运输到地上部分，以促进核酸和蛋白质合成，有利于地上器官生长和形态建成。一般而言，植物根系发达，地上部分才能很好地生长。所谓"根深叶茂""本固枝荣"就是这个道理。

地下部分与地上部分的生长也存在相互制约的一面，主要表现在对水分、营养等的争夺上，并从根冠比的变化上反映出来。例如，土壤水分缺乏对地上部分的影响远比对地下部分的影响要大。因为，虽然根和地上部分的生长都需要水分，但由于根生活在土壤中容易得到水分，而地上部分则依靠根系供给水分，加上枝叶大量蒸腾，所以地上部分水分更容易亏缺，它的生长会受到一定程度的抑制，从而使根冠比增加；反之，若土壤水分过多，氧气含量减少，则不利于根系的活动与生长，使根冠比降低。"旱长根、水长苗"就是这个道理。

不同营养元素或不同的营养水平，对根冠比的影响不同。矿质元素氮是由根吸收并运送到地上部分的，当土壤中氮素缺乏时，氮素首先满足根的生长，运输到冠部的少，使根冠比增加。当氮素充足时，有利于叶绿素和蛋白质的合成，茎叶生长旺盛，同时消耗较多糖类，使运送到地下部分的糖类减少，因而根的生长受到抑制，根冠比下降。

磷、钾肥有调节叶内碳水化合物转化和运输的作用，可促进光合产物向根和储藏器官转移，加速根系生长，使根冠比增大。

在一定范围内，光强度增加，促进叶片光合作用，积累营养物质较多，有利于根与树冠生长。但高强度光对地上部分有抑制作用而增大根冠比；根系生长与活动所需适温较树冠部为低，低温可使根冠比增加。如在冬季，小麦地上部分已停止生长，根仍在生长。又如，有些春播作物在早春温度较低时，根系生长较快，而地上部分生长则较慢。

在生产上，控制与调整根和地下茎类中药植物的根冠比对产量影响很大。在生长前期，以茎叶生长为主，根冠比低；在中期，茎叶生长开始减慢，地下部分迅速增长，根冠比随之提高；后期，以地下部分增大为主，根冠比达最高值。故在生长前期要求较高温度、充足的土壤水分与无机氮素营养；到后期，适当降低土温，施用充足磷钾肥，有利于增大根冠比而提高产量。

（二）主茎与侧枝、主根与侧根的相关性（顶端优势）

植物的顶芽长出主茎，侧芽长出侧枝，通常主茎生长较快，而侧枝或侧芽则生长较慢或潜伏不长。主根对侧根的生长也具有同样抑制现象。这种现象称为顶端优势。造成顶端优势的原因目前尚不清楚，主要存在两种假说：一是 K. Goebel 提出的营养学说，认为顶芽构成营养库，垄断了大部分的营养物质，而侧芽因缺乏营养物质而生长受到抑制；二是 K. V. Thimann 和 F. Skoog 提出的生长素学说，认为顶芽合成生长素并极性运输到侧芽，抑制侧芽的生长。

生产上根据需要有时利用和保持顶端优势，如薏苡、蓖麻需控制其侧枝生长，而使主茎强壮、挺直，白芷、桔梗等以根为收获目标，为保持药材商品性状，通常采用直播法，而不采用移栽法。有时则需要消除顶端优势，如菊花用打顶（去除顶芽）的方法增加分枝，促进多开花结果。

（三）营养生长与生殖生长的相关性

植物的营养生长和生殖生长不能截然分开，两者存在着相互依赖和相互制约的关系。

1. 依赖关系 两者的依赖关系，一方面表现在生殖生长需要以营养生长为基础。花芽必须在一定营养生长的基础上才分化；生殖器官生长所需的养料，大部分是由营养器官供应的，营养器官生长不好，直接影响生殖器官的发育。另一方面，生殖器官的形成及由其产生的激素等信号物质在一定程度上促进营养生长，如禾本科植物的节间伸长、十字花科植物茎的伸长都是在花芽分化后进行。

2. 制约关系

（1）营养生长抑制生殖生长 营养器官生长过旺会影响到生殖器官的形成和发育。如大枣若枝叶徒长，往往不能正常开花结实或开花结实严重减少。

（2）生殖生长抑制营养生长 由于正在生长发育的花、幼果常成为植物体营养分配的中心，使茎叶中大量的矿物质、糖类、氨基酸等营养物质输送到花与幼果中去；同时，花、幼果中还可制造一些生长抑制剂运到茎叶中抑制营养器官的生长。

一般一次开花植物，在生长前期，以营养器官生长占优势，开花结实后，营养器官的营养物质陆续向生殖器官转移，营养器官趋于衰退。多次开花植物往往营养生长与生殖生长重叠和交叉进行，开花并不导致植株死亡，只是引起营养生长速率的降低甚至停止生长。这一结果导致果实类药材的大小年现象，即头年高产，次年低产。

在生产中，可采取加强水肥管理、疏花、疏果等措施，调节营养生长与生殖生长的矛盾，达到年年丰产的目的。例如，若以收获营养器官为主，则应增施氮肥促进营养器官的生长，抑制生殖器官的生长；若以收获生殖器官为主，则在前期应促进营养器官的生长，为生殖器官的生长打下良好基础，后期则应注意增施磷、钾肥，以促进生殖器官的生长。

（四）植物的极性

极性是指植物体或植物体的一部分（如器官、组织或细胞）在形态学的两端具有不同形态结构和生理生化特性的现象。生产上剪取插穗进行扦插繁殖时，在枝条的形态学上端萌芽、抽枝、展叶，而在形态学的下端生根。这种现象是由于插枝内部上下端生理上的差异造成的。植物体内各部分存在着呼吸强度、渗透浓度、生长素含量和 pH 等方面的差异都与形态学上的极性密切相关。关于极性的原因，通常认为与生长素的极性运输有关。生长素在茎中极性运输，集中于形态学的下端，有利于根的发生，而生长素含量少的形态学上端则发生芽的分化。

极性在指导生产实践上有重要意义。在进行扦插繁殖时，应注意将插穗形态学下端插入土壤中，不能颠倒；在嫁接时，一般砧木和接穗要在同一个方向上相接才能成功。

四、中药植物生命周期

中药植物种类繁多，栽培时需要了解每种中药植物的生命周期，才能确定合理的栽培周期与适宜的栽培技术，达到保证质量和提高产量的目的。

一个中药种子植物体从合子开始，经种子发芽，经历幼苗期、生长期、成熟期，直至形成新的合子、植株死亡，这一历程称为中药植物的生命周期。根据生命周期的差异，可以将中药植物划分为以下类型。

（一）一年生植物

一年生植物是指从种子萌发、生长、开花、结实，直至衰老死亡的整个生命周期在一年内完成的植物，如薏苡、红花等。

（二）二年生植物

二年生植物是指第一年种子萌发后进行营养生长，经过一个冬季，第二年抽薹、开花、结实然后衰老死亡的植物，如白芷、菘蓝等。

（三）多年生植物

多年生植物是指寿命超过两年以上，每年完成一个从营养生长到生殖生长周期的植物。大部分多年生草本中药植物的地上部每年在开花结实之后枯萎死亡，而地下部的根、根茎则仍保持活力，称为宿根草本，如人参、丹参、黄芪等；但也有一部分多年生草本中药植物能保持四季常青，称为常绿草本，如麦冬、万年青。木本中药植物均属于多年生植物，每年通过枝端和根尖的生长锥或形成层生长（或两者兼有）而连续增大体积。多年生植物大多数一生可多次开花结实，少数种类一生只开花结实一次，如天麻、肉苁蓉等，个别种类一年多次开花，如月季、忍冬等。

第二节　中药植物生长发育的人工调控

中药植物生长发育一方面有其自身的规律，另一方面又受外界环境因素的影响。为了使中药植物正常生长发育，可以采取一些人工措施进行调控，来创造优良的生态环境或改变植物的某些生长发育规律，以达到中药材稳产、高产的目的。

一、土壤耕作与改良

（一）土壤耕作的概念及目的

土壤耕作是指在生产过程中，通过农机具的物理机械作用改善土壤耕层构造和表面状况的技术措施。土壤耕作是农业生产中最基本的农业技术措施，它对改善土壤环境，调节土壤中水、肥、气、热等因素之间的矛盾，充分发挥土地的增产潜力起着十分重要的作用。

中药植物对土壤总的要求：具有适宜的土壤肥力，能满足中药植物在不同生长发育阶段对土壤中水、肥、气、热的要求。栽培中药植物理想的土壤：土层深厚，整个土层最好深达 1m 以上，耕层至少在 25cm 以上；质地松紧适宜，土壤砂黏适中，含有较丰富的有机质，具有良好的团粒结构或团聚体，尤其是耕层松紧适中，能协调水、肥、气三者之间的关系；土壤酸碱度适度，地下水位适宜，土壤中重金属和其他有毒物质在限定范围之内。

通过土壤耕作的目的：改良土壤耕层的物理状况和构造，协调土壤中的水、肥、气、热等因素间的关系；保持耕层的团粒结构；制造肥土相融的耕层；防除杂草，控制病虫害；创造适合中药植物生长发育的地表状态。

（二）土壤耕作的措施及时间

土壤耕作的措施可分为翻地和表土耕作两大类型。翻地是影响全耕作层的措施，对土壤的各种性状有较大的影响；表土耕作一般在翻地的基础上进行，多作为翻地的辅助措施，主要影响表土层。

1. 翻地　翻地是利用不同形式的犁或其他挖掘工具将田地深层的土壤翻上来，把浅层的土壤翻入深层。翻地具有翻土、松土、混土和碎土的作用，促使深层的生土熟化，增加土壤中的团粒结构，加厚耕层，改善土壤的水、气、热状况，提高土壤肥力，并能消除杂草、防除病虫害等。

翻地在前茬作物收获后进行，具体时间因地而异。一般以秋冬季节土壤冻结前翻地最适宜，使土壤有较长时间的熟化，从而增加土壤的吸水力、消灭越冬病虫源、提高春季土壤湿度。如果在秋冬季没有条件翻地，翌年春天必须尽早进行。我国北方地区翻地多在春、秋两季；长江以南各地多在秋、冬两季，亦可随收随耕。翻地时应注意：翻地深度要根据中药植物种类、气候特点和土壤特性而定；分层深翻，不要一次把大量生土翻上来；翻地与施肥结合进行；不在土壤湿度过大时翻地；注意水土保持。

2. 表土耕作　表土耕作是用农机具改善 0 ～ 10cm 以内耕层土壤状况的措施，多在翻地后进行，主要包括耙地、耱地、镇压、做畦、起垄、中耕等作业方式。

土壤耕作的时间与方法要依据各地的气候和栽培中药植物的特性来确定。

二、种植制度选择

（一）种植制度的含义与功能

某一地区或生产单位所有栽培作物在空间和时间上的配置及其种植方式，称为种植制度。种植制度主要包括种植中药植物的种类、布局、种植方式、种植顺序等。种植制度不是孤立的，而是在符合整个农业种植制度的前提下，根据中药植物自身的生产特点进行规划和布局。

种植制度的功能有技术功能和宏观布局功能。技术功能是种植制度的主体，包括中药植物的因地种植、合理布局、复种、间套作立体种植、轮作、连作、农牧（种植养殖）结合、用地与养地结合、单元与区域种植制度设计与优化等技术。种植制度与研究某一中药植物的具体栽培技术不同，它侧重于全面持续增产稳产技术体系与环节，涉及中药植物与气候、土壤，中药植物与动物，以及投入等方面的组合技术。宏观布局功能是对一个单位（农户或地区）土地资源利用与种植业结构进行全面安排，从种植制度的战略目标出发，根据当地自然和社会经济条件，做出土地利用布局（农牧林配置）、作物结构与配置、熟制布局、养地政策及耕作制度分区布局的优化方案，要统筹兼顾、主次分明，既要从当前的实际需要出发，也要考虑到长远目标的需要。

（二）栽培植物布局

一个地区或生产单位种植植物的结构与配置，统称为栽培植物布局。种植植物的结构包括植物的种类、品种、面积比例等。配置是指种植植物种类在区域或田地的分布，即解决种什么中药植物、种多少及种在哪里的问题。栽培植物布局是种植制度的基础，只有确定了合理的布局，才能进一步确定种植方式。栽培植物布局的原则主要包括 4 个方面。

1. 满足需求原则　满足人类对农产品（包括中药材）的需求，这是农业生产的主要动力与目标。

2. 生态适应原则　根据各种栽培植物的生物学特性及其对生态环境条件的要求，因地制宜地进行布局。

3. 高效可行原则　要根据当地的自然、社会、经济等条件和市场需求，合理安排和搭配各种植物，生产适销对路、高产优质的产品，达到生产上可行、经济上高效。

4. 生态平衡原则　注意用地与养地结合，农田开发与生态保护并重，农、林、牧、副、渔各业协调发展，合理布局，达到经济高效、生态平衡和持续发展的目的。

（三）中药植物的种植方式

中药植物的种植方式很多，如复种、单作、间作、混作、连作、轮作等。采用何种种植方式，应根据中药植物特性、当地气候、土壤等环境条件及人们的需求加以选择。

1. 复种　指在同一田地上一年内连续种植两季或两季以上植物的种植方式。复种的方法主要有3种：一是在上茬作物收获后，直接播种下茬作物；二是在上茬作物收获前，将下茬作物套种在上茬作物的株、行间；三是用移栽的方法进行复种。前两种方法应用较为普遍。

2. 单作、间作、混作、套作

（1）单作　指在一块田地上一个完整生育期内只种一种植物的种植方式，也称净种或清种。其优点是植物单一，便于统一种植、管理和机械化作业。

（2）间作　指在同一田地上于同一生长期内，分行或分带相间种植两种或两种以上生育季节相近的植物。间作的植物播种期、收获期相同或不同，但植物共生期长，其中至少有一种植物的共生期超过其全生育期的一半。间作可提高土地利用率，减少光能的浪费。

（3）混作　指在同一块田地上，同时或同季节将两种或两种以上生育季节相近的植物，按一定比例混合撒播或同行混播种植的方式。混作通过不同作物的合理组合，可提高光能和土地的利用率，达到增产保收的目的。混作与间作都是由两种或两种以上生育季节相近的植物在田间构成复合群体，增加田间种植密度，充分利用空间，提高光能利用率，两者只是配置形式不同，间作利用行间，混作利用株间。在生产上，有时把间作和混作结合起来。

（4）套作　指在同一田地上，于前茬植物生育后期，在其株、行或畦间种植后茬植物的种植方式。套作多应用于一年可种两季或三季作物的地区。对比单作，套作不仅能阶段性地充分利用空间，更重要的是能延长后季植物对生长季节的利用，提高年总产量。套作主要是一种集约利用时间的种植方式。

间作、混作、套作是在人为调节下，充分利用不同植物间某些互利关系，组成合理的复合群体结构。它使复合群体既有较大的叶面积，又有良好的通风透光条件，充分利用光能和地力，保证稳产增收。但在实施过程中应把握以下原则：作物种类和品种搭配必须适宜；种植密度和田间结构必须合理；栽培管理措施要与作物的需求相适应。

3. 轮作与连作

（1）轮作　是在同一块田地上按照一定的顺序轮换种植不同植物的种植方式。轮作可分为年间植物轮作和年内的换茬（复种轮作）。合理轮作可以均衡利用土壤养分、减少病虫草害、改善土壤理化性状、避免植物化感自毒作用的危害等。

（2）连作　是指在同一块田地上重复种植同种（或近源）植物或同一复种方式连年种植的种植方式。前者又称单一连作，后者又称复种连作。复种连作与单一连作也有不同，复种连作在一年之内的不同季节仍有不同植物进行轮换，只是不同年份同一季节栽培植物年年相同，而且它的前后作植物及栽培耕作等也相同。多数中药植物不耐连作，如地黄、人参、三七等；有的是在短期内（2～3年内）可以连作，如菊花、菘蓝等；有的则在多年时间内都可以连作，如牛膝等。

（四）肥料与施肥

肥料是中药植物生长发育不可缺少的养分，土壤中含有一定量的肥料，但其养分含量有限，不能完全满足中药植物生长发育的需求，因此必需人为地向土壤中补充各种养分，即进行施肥。

1. 营养元素　根据在植物体内含量的高低，一般将植物必需营养元素分为大量营养元素和微量营养元素。大量营养元素的含量在 1g/kg 以上（占干重），包括碳、氢、氧、氮、磷、钾、钙、镁和硫共 9 种元素；微量营养元素的含量少于 1g/kg，包括铁、锰、硼、锌、钼、铜、氯、镍共 8 种。在中药植物所需要的 17 种营养元素中，碳、氮、氧主要来源于空气和水，其余 14 种则主要来源于土壤。植物对营养元素需求量因种类不同或植物生长时期不同而异，其中对氮、磷、钾的需要量大，通常土壤中的含量不足以满足中药植物生长发育的需要，需通过施肥加以补充。所以，氮、磷、钾被称为"植物营养三要素"或"肥料三要素"。

2. 肥料的种类及其性质　依据特性及成分可将肥料分为有机肥料、无机肥料、微量元素肥料及微生物肥料。

（1）有机肥料　是指来源于动物或植物，经过腐熟、发酵而成的含碳物质。有机肥能为中药植物提供全面的营养，而且肥效长，可增加和更新土壤有机质，促进微生物活动，改善土壤的理化性质和生物活性，增强作物抗逆性，提高产量，是栽培中药植物的首选肥料。有机肥有堆肥、沤肥、厩肥、绿肥、沼气肥、饼肥、秸秆肥、草木灰、泥肥、商品有机肥等。

（2）无机肥料　是通过化学合成或通过矿物加工而成的以无机化合物形式存在的肥料，又称化学肥料，简称化肥。其特点与有机肥相反，具有养分含量高、肥效快、使用方便等优点，缺点是成分单一、肥效短、成本高。由于无机肥料易造成污染，在植物体内转化不完全可残留于植物体内，因而在中药植物栽培过程中被限制使用。必须使用时，应与有机肥或复合微生物肥配合使用，最后一次追肥必须在收获前 30 天左右进行。常见无机肥主要有氮肥、磷肥、钾肥、微量元素、复合肥等。

（3）微量元素肥料　主要是一些含硼、锌、钼、锰、铁、铜、镍、氯的无机盐化合物。微量元素肥料施入土壤后易被土壤吸附固定而降低肥效，一般只在微量元素缺乏的土壤上施用。由于微量元素从缺乏到过量而发生毒害的数量范围很窄，因此，对微量元素肥料的施用，包括用量、浓度和施用方法都必须特别注意，施用过量往往产生毒害。可用作基肥和根外追肥，也可用作种肥，因肥料种类而异。

（4）微生物肥料　是指用特定的微生物培养生产的具有特定肥料效应的微生物活体制品。它无毒、无害、不污染环境，能促进土壤养分转化，增加植物营养或产生植物生长物质，促进植物生长。根据微生物肥料所改善植物营养元素的不同，微生物肥料又分为根瘤菌肥料、固氮菌肥料、磷细菌肥料、硅酸盐细菌肥料、复合微生物肥料等。

3. 合理施肥的原则、时期和方法

（1）施肥原则　是保护和促进中药植物生长和品质提高；不造成中药植物体内产生和积累影响人体健康的有害物质；对生态环境无不良影响。肥料要求以无害处理后的有机肥料为主，其他肥料为辅，限量使用化肥。

（2）施肥时期　中药植物从播种到收获，有着不同的生长发展阶段，各阶段需肥情况不尽一致，须经多次按需施用。对于大多数一年生或多年生中药植物而言，施肥包括基肥、种肥、追肥等类别。

（3）施肥方法　包括撒施、穴施、条施、浇施、根外施肥等。

（五）灌溉与排水

中药植物生长所需的水分是通过根系从土壤中吸收的，当土壤中水分不足时，中药植物就会发生枯萎，轻则影响正常生长而减产，重则导致植株死亡；若水分过量，则会引起植物茎叶徒长，推迟成熟期，严重时使根系窒息而死亡。因此，在栽培过程中，要根据植物对水分的需要和土壤中水分的状况，做好灌溉与排水工作。

1. 灌溉　灌溉应根据植株的需水特性、生长发育时期，以及当时当地的气候、土壤条件等进行适时适量的合理灌溉。一般在早晨或傍晚进行，这不仅可以减少水分蒸发，而且不会因土壤温度发生急剧变化而影响植株生长。科学的灌溉量应在充分了解土壤的含水量、土层厚度、灌溉前最适的土壤水分下限情况下，通过计算而定。灌溉水质量应符合国家关于农田灌溉水质二级标准（GB5084-92）。灌溉方法主要有沟灌、浇灌、喷灌、滴灌等。

2. 排水　在雨季田间有积水时，应及时排水，改善土壤通气条件，促进植物生长发育。排水方法主要有明沟排水和暗沟排水两种。

（六）植株调整

植株调整是利用植物生长相关性的原理，对植株进行摘蕾、打顶、修剪、整枝等，以调节或控制植物的生长发育，使其有利于药用器官的形成。通过对植株进行修整，使植物体各器官布局更趋合理，充分利用光能，使光合产物充分输送到药用部位，从而达到优质高产的目的。

草本中药植物的植株调整方法包括摘蕾、打顶和修剪。摘蕾，即摘除植物的花蕾，以减少因开花结实而消耗养分。打顶，即摘除植株的顶芽，以破坏植物的顶端优势，抑制地上部分的生长，促进地下部分的生长，或者抑制主茎生长，促进分枝。修剪包括修枝和修根，修枝主要用于木本植物，但有些草质藤本植物也要进行修枝；修根只在少数以根入药的植物中采用，目的主要是保证其主根肥大，以提高产量。

木本中药植物的植株调整方式主要有整形与修剪。整形是通过修剪控制幼树生长，合理配置和培养骨干枝，以便形成良好的树体结构，也称为整枝。正确的整形不仅能使木本植物各级枝条分布合理，提高通风透光效果，减少病虫害，形成丰产树形，而且成型早，骨干牢固，便于管理。常见的丰产树形有主干疏层形、丛状形和自然开心形共 3种。修剪是整形的具体措施，通过各种修剪技术和方法对枝条进行剪除或整理，促使植株形成丰产树形和朝着有利方向生长，提高产量和质量。木本中药植物修剪方法包括短截、缩剪、疏剪、长放、曲枝、刻伤、除萌（或抹芽）、疏梢、摘心、剪梢、扭梢、拿枝、环剥等。

木本中药植物修剪可分为休眠期修剪（冬季修剪）和生长期修剪，后者又可分为春季修剪、夏季修剪和秋季修剪。休眠期修剪是指落叶树木从秋冬落叶至春季芽萌发前，或常绿植物从秋梢停止生长至春梢萌发前进行的修剪。生长期修剪是指春季萌发后至落叶树木秋梢停止生长前进行的修剪。

（七）人工辅助授粉

绝大多数植物的传粉主要是通过风或昆中为媒介而进行的，但由于受气候和环境条件的限制，有时授粉效果不佳，造成结实率低，这时需人工辅助授粉。各种植物由于形态特性、生长发育的差异，人工辅助授粉方式和时间不一致。

（八）覆盖与遮阴

覆盖是利用稻草、树叶、秸秆、厩肥、草木灰、土杂肥、泥土或塑料薄膜等覆盖于地面或植株上的栽培管理措施。覆盖可以调节土壤温度和湿度；防止杂草滋生和表土板结；帮助植物越冬和过夏；防止和减少土壤水分蒸发；提高药材产量等。覆盖时间和覆盖物的选择应根据中药植物生长发育及其对环境条件的要求而定。种子细小的中药植物，如荆芥、党参、紫苏等，在播种时不宜覆土或覆土较薄，但表土易干燥而影响出苗；种子发芽慢、需时长的中药植物，因土壤湿度变化大而影响出苗。上面两种类型的中药植物宜在播种后盖草，以保持土壤湿润，防止土壤板结，促进种子早发芽并出苗整齐。有些中药植物在生长过程中也需要覆盖，如夏季栽培白术在株间盖草、栽培三七在畦面上盖草或草木灰、浙贝母留种地覆盖稻草保护过夏等。

遮阴是在阴生植物（人参、三七等）及在苗期喜阴的植物（五味子、肉桂等）的栽培地上设置荫棚或遮蔽物，使植株避免强光直射，防止地表温度过高，减少土壤水分蒸发，保持一定土壤湿度，为中药植物生长创造良好环境的一项措施。目前，遮阴的方法主要有间种或套种作物遮阴、林下栽培和搭棚遮阴等，最常用的是搭棚遮阴。由于中药植物种类不同，对光照条件的反应亦不同，要求荫蔽的程度也不一样。因此，应根据中药植物种类及其发育时期，采用不同的遮阴方法。

（九）其他调节措施

1. 抗逆措施　在栽培过程中，常会遇到寒潮、霜冻、高温等不良气候条件，导致植物生长发育受到影响，轻则生长不良，重则死亡。因此，必须做好抗寒防冻、预防高温等工作。

2. 间苗、定苗与补苗　根据中药植物最适密度，在幼苗期间拔除过密、弱小和病株，选留壮苗，以此来调控植物密度的措施称为间苗；最后一次间苗称为定苗。无论是种子直播，还是育苗移栽，有时会出现缺苗现象，应及时补苗或补种。大田补苗和间苗同时进行，可从间出的幼苗中选择生长健壮者在缺苗处进行补栽。补苗最好选择阴天进行，所用苗株应带土，栽后浇足定根水，以利成活，如间出的苗不够补栽时，则需要种子补播。

3. 搭设支架　当藤本中药植物生长到一定高度时，需要设立支架，以增加叶片受光面积，提高光合作用效率，有利于空气流动，减少病虫害的发生。对于株形较大的藤本植物，如栝楼、五味子、罗汉果、绞股蓝等，应搭设棚架，使茎藤均匀地分布在棚架上，以便多开花结果；对于株形较小的藤本植物，如天门冬、党参、山药等，只需在株旁立杆用作支柱牵引即可。

第三节　中药植物繁殖与良种繁育

植物的繁殖是指植物产生同自己相似的新个体以繁衍后代的过程，这是植物延续物种的一种自然现象，也是植物生命的基本特征之一。中药植物的繁殖方式包括营养繁殖和种子繁殖。在自然条件下，有的只能进行种子繁殖，如人参、西洋参、当归、桔梗等；有的只能进行营养繁殖，如番红花、川芎、姜等；还有的既能进行种子繁殖，又能进行营养繁殖，如地黄、天麻、连翘、山药等。生产上应根据中药植物自身的生长特性与栽培特点，因地制宜地选择最佳的繁育材料与相应的繁殖方式。

一、中药植物的营养繁殖

营养繁殖是由营养器官直接产生新个体（或子代）的一种生殖方式，又称无性繁殖。营养繁殖的生物学基础：利用植物器官的再生能力，使脱离母体的营养体生根或（和）发芽变成独立个体；利用植物器官损伤部位可以愈合的性能，把一个个体上的枝或芽移到其他个体上，形成新的个体；利用植物细胞全能性的特性，使中药植物的器官、组织或细胞变成新的独立个体。

营养繁殖不是通过两性细胞的结合，而是由分生组织直接分裂的体细胞所得到的新植株，故其遗传性与亲本一致，能保持亲本的优良性状和特性。同时新植株的个体发育阶段不是重新开始，而是母体发育的继续，发育阶段往往比种子繁育的实生苗高，有利于提早开花结实。自然条件下的营养繁殖系数小，利用组织培养技术进行营养繁殖，可大大提高其繁殖系数。对无种子的、有种子但种子萌发困难的，以及实生苗生长年限长、产量低的中药植物，采用营养繁殖则更为必要。但营养繁殖苗的根系不如实生苗的发达（嫁接苗除外），且抗逆能力弱，有些中药植物若长久使用营养繁殖易发生退化、生长势减弱等现象。

常用的营养繁殖方法有分离繁殖、压条繁殖、扦插繁殖、嫁接繁殖等。

（一）分离繁殖

分离繁殖是将植物的营养器官分离培育成独立新个体的繁殖方法。此法简便，成活率高。分离时期因中药植物种类和气候而异，一般在秋末或早春植株休眠期内进行。

种类不同，采用分离繁殖的器官不同。平贝母、浙贝母、百合等鳞茎类中药植物，可将子鳞茎分离或原鳞茎分瓣；番红花、唐菖蒲、慈姑等球茎类，可分离子球茎；土贝母、延胡索等块茎类，可将块茎分离或分割；知母、款冬、薄荷等根茎类，可将根茎分段；玄参、芍药、牡丹、栝楼、丹参、地黄等可分根；麦冬、砂仁、雅连等可分株。卷丹、薯蓣等的珠芽，也可采用分离繁殖。

（二）压条繁殖

压条繁殖是把植物的枝条压入或包埋于土中，生根后与母体分离形成独立新个体的繁殖方法。压条时期应视中药植物种类和当地气候条件而定。通常多在生长旺盛季节进行，此时生根快、成活率高。多选取 1～3 年生枝条压条，此时枝条营养物质丰富，生根快，生根后移植成活率高，并能提早开花结实。

1. 普通压条法　将近地面枝条的适当部位进行环割，然后将割伤处弯曲压入土中生根，并加以固定，枝梢应露出地面，并用支柱扶直扎牢，生根后与母体分离另行栽植，如忍冬、连翘等。

2. 空中压条法　在母株上选 1～2 年生枝条，刻伤或环割后，将松软细土和苔藓混合湿润后裹上，外用尼龙薄膜包扎，下口捆紧，上口稍松，或用从中部剖开的竹筒套住，其内填充细土，经常保持泥土湿润，待长出新根后，便与母株分离栽植。此法适用于植株高大，枝条不易弯曲触地的中药植物，如辛夷、柑橘、夹竹桃等。

3. 堆土压条法　在枝条基部先行环割，或将枝条靠地面短截，使其萌生多数分枝，再在基部堆覆泥土，长出新根后，在晚秋或早春分离移植。此法适用于根部萌蘖多，分枝较硬不易弯曲入土的中药植物，如贴梗海棠、木芙蓉、郁李等。

（三）扦插繁殖

扦插繁殖是指利用植物的根、茎（枝条）、叶、芽等器官或其一部分作插穗，插在一定基质（土、砂、草炭、蛭石等）中，使其生根、生芽形成独立个体的繁殖方法。

扦插繁殖是生产中常用的繁殖方法，依据扦插材料的不同分为叶插（落地生根、秋海棠）、根插（柿、山楂、大枣、杜仲等）、枝插（菊花、丹参、薄荷、忍冬、枸杞、肉桂、萝芙木等），其中根插、枝插应用较多。枝插中，依据枝条的成熟度分硬枝扦插和嫩枝（绿枝）扦插两种。用已木质化的一年或多年生枝条做插条叫硬枝扦插，用未木质化的木本植物枝条和草本植物的茎扦插叫绿枝扦插。

扦插时，先将插条剪成 10～20cm 长小段，每段 3～5 个芽，插条上端剪口截面与枝条垂直，与芽的间距为 1～2cm，插条下端从节的稍下方处剪成斜面，形似马耳状。绿枝扦插插条可短些，除插条顶部留 1～2 个叶片（大叶只留半个叶片）外，其余叶片从叶柄基部剪掉。将插条按行距 15～20cm 斜倚沟壁，上端露出土面约为插条的1/4～1/3，填土压实，使插条与土壤密接。插好一行应立即浇水，再依次扦插，常绿树或嫩枝扦插应遮阴处理。扦插期间注意保持土壤湿润，并做好苗床管理。

（四）嫁接繁殖

嫁接繁殖是把一种植物的枝条或芽接到其他植物体上，使其愈合生长成新的独立个体的繁殖方法。供嫁接用的枝条或芽称为接穗，根据接穗的不同，常有芽接和枝接两种方法，承受接穗的带根系的植物称为砧木。嫁接苗既可利用砧木的矮化、乔化、抗寒、抗旱、耐涝、耐盐碱、抗病虫等性状来增强栽培品种的抗性或适应性，便于扩大栽培范围，又能保持接穗的优良种性。

1. 芽接 芽接是在接穗上削取一个芽片，嫁接在砧木上，成活后由接芽萌发形成植株。芽接是应用最广泛的嫁接方法。接穗经济，愈合容易，接合牢固，成活率高，操作简便易掌握，工作效率高，可接时期长，嫁接当时不剪断砧木，一次接不活，还可进行补接，不受季节和区域的限制。生产上应用最多的是"T"形芽接（盾状芽接），在夏末秋初，选径粗 0.5cm 以上的砧木，在适当部位选平滑少芽处，横切一刀，再从上往下纵切一刀，长约 2cm。切的深度要切穿皮层，不伤或微伤木质部，切面要求平直、光滑。在接穗枝条上用芽接刀削取盾形稍带木质部的芽，由上而下将芽片插入砧木切口内，使芽片和砧木皮层紧贴，两者形成层对合，用麻皮或尼龙薄膜绑扎。芽接后 7～10天，轻触芽下叶柄，如叶柄脱落，芽片皮色鲜绿，说明已经成活。叶柄脱落是因为砧木和接穗之间形成了愈伤组织而成活，其叶柄下产生了离层的缘故；反之，叶柄不落，芽片表皮呈褐色皱缩状，说明未接活，应重接。接芽成活后 15～20 天，应解除绑扎物，接芽萌发抽枝后，可在芽接处上方将砧木的枝条剪除。

2. 枝接 枝接是用一定长度的一年生枝条作接穗，插嵌在砧木断面上，使两者形成层紧接为一体的嫁接方法，有切接和劈接两种方式。

（1）切接 多在早春植物开始萌动而尚未发芽前进行，砧木横径以 1～2cm 为宜，在距离地面 5cm 左右处横切，削平切面后，在砧木一侧（略带木质部，在横切面上约为直径的 1/5～1/4）选皮厚纹理顺的部位垂直下刀，深达 2～3cm。取长 5～6cm 带2～3 个芽的接穗，顶端剪去稍部，下部与顶芽同侧，削成长 2～3cm 的斜面，与此斜面的对侧，则削成不足 1cm 长的短斜面。斜面均需平滑，以利于和砧木接合。把削好的接穗直接插入砧木切口，使接穗和砧木的形成层对齐，用塑料条或麻皮等扎紧，必要时可在接口处涂上石蜡或用疏松湿润的土壤埋盖，以减少水分蒸发，利于成活。

（2）劈接 适用于砧木较粗大的嫁接。根据砧木的大小可从距离地面 5cm 左右处削去砧木上部，并将切口削平后，用劈接刀在砧木断面中心垂直劈开至 5cm 左右。选取长约 10cm 带 3～4 个芽的接穗，在与顶芽相对的基部两侧削成两个内向的楔形切面，使有顶芽的一侧稍厚。接合时，粗的砧木可接 2 或 4 个接穗。结合后，用捆扎物捆扎，并用黄泥浆封好接口，最后培土，防止干燥。

枝接 20～30 天后，若接穗上的芽新鲜、饱满，甚至已经萌动，接口处产生愈伤组织，表明接穗成活；若接穗干枯或变黑发霉，则未嫁接成活。对嫁接失败的可待砧木萌发新枝后，于夏、秋采用芽接法进行补接。对已成活的则应解除绑扎物，并在检查时扒开培土的植株基部重新覆土，以防止因突然曝晒或被风吹而死亡。待接穗长出土面时，结合中耕除草去掉。当嫁接苗长出新梢时，应及时立支柱，防止其被风吹断。

嫁接成活率的高低受很多因素的影响，其中砧木和接穗的亲和力是主要因素，一般规律是亲缘越近、亲和力越强。另外，嫁接时期的温度是否适宜、砧木和接穗质量、操作技术等也影响着成活率。

二、中药植物的种子繁殖

种子繁殖又称有性繁殖，是由种子发育而形成新个体的繁殖方法。种子是由胚珠或胚珠和子房形成的播种材料（后者在植物学上称为果实），种子繁殖是植物在长期进化中形成的适应环境的一种特性。在自然条件下，种子繁殖方法简便而经济，繁殖系数大，利于引种驯化和培育新品种，是自然界种子植物繁衍后代的主要方式。种子繁殖的后代由于遗传物质的重组而在生长过程中产生变异，具有较强的可塑性和更广泛适应性的优势，但由种子萌发生长而形成的实生苗开花结果较迟，尤其是木本中药植物，其成熟年限较长，结果迟。

（一）种子繁殖的特点

1. 种子萌发条件　种子萌发，除本身必须具备生活力这个内在因素外，还需要适宜的外界条件，其中水分、温度和氧气称为种子萌发三要素，缺一不可。

种子萌发需要吸收充足的水分，其内部才能进行各种生化反应和生理活动，使贮藏的营养物质由大分子状态转变成可利用的小分子状态。不同的种子，其萌发时吸水速度和数量受种皮构造、胚及胚乳营养物质的影响。种皮致密硬实、木质坚硬或表面有蜡质、油层、黏液质，以及种皮内含油细胞、胶质的中药植物种子，吸水困难，吸水速度也慢。一般来说，脂肪类种子吸水量少，含蛋白质高的种子吸水量多，含淀粉多的种子吸水量居中。

种子萌发需要适宜的温度。原产热带、亚热带的中药植物，种子萌发一般需要较高的温度，如穿心莲种子发芽的最低温度为 10.6℃，最适温度为 28～30℃；原产温带、寒温带的中药植物，种子萌发时能适应较低的温度，如大黄种子 0～1℃就能发芽，15～20℃发芽最快，低于 0℃或超过 35℃发芽受到抑制。

种子萌发过程中呼吸作用强烈，需要吸收充足的氧气。土壤氧气供应状况对种子发芽有直接影响。一般中药植物的种子需要 10% 以上的氧浓度，才能正常发芽，尤其是含脂肪较多的种子，萌发时需要更多的氧气。

中药植物在种子萌发过程中除了要求水分、温度、氧气外，有些种子发芽还要求有光照条件，特别是红光，如龙胆、芹菜等，这些种子播种要浅，即覆土要薄。

2. 种子休眠　种子由于得不到萌发所需的条件而暂时不能萌发的现象，称为强迫休眠。种子是在休眠状态下的有生命的活体。有生命力的种子，即使在适宜萌发的条件下，仍不能正常萌发出苗或推迟萌发出苗的现象称为生理休眠。生理休眠的原因较多：一是胚尚未成熟；二是胚虽在形态上发育完全，但贮藏物质还没有转化成胚发育所能利用的状态；三是胚的分化虽已完成，但胚细胞原生质出现孤离现象，在原生质外包有一层脂类物质；四是在果皮、种皮或胚乳中存在抑制物质，阻碍胚的萌发；五是由于种皮太厚太硬，或有蜡质，影响种子萌发。前 3 种情况均需经过后熟作用才能萌发。

3. 种子的寿命　种子的寿命是指种子能保持生活力的时间，即在一定环境条件下能保持生活力的最长年限。不同中药植物种子的寿命相差很大。寿命短的只有几天或不超过 1 年，如肉桂、杜仲、细辛等的种子应随采随播，隔年种子几乎全部丧失发芽力；伞形科植物，如当归、白芷等种子的寿命也不超过 1 年。寿命长的可达 5 年以上，如豆科、蓼科、苋科等。一般植物种子寿命 2～4 年，如茄科、葫芦科等。种子寿命与贮藏条件关系极大，合适的贮藏条件可延长种子的寿命。

（二）播种

1. 种子准备　在播种之前进行种子准备工作，对种子进行质量检验，并根据种子质量确定播种量。

（1）种子质量　种子质量优劣能反映出播种后的出苗速度、整齐度、种苗的纯度和健壮程度等。这些种子的质量标准应在调种或播种前确定，以便做到播种、育苗准确可靠。种子质量一般用物理、化学和生物学方法测定，主要检测内容：①种子净度，指样品中去掉杂质和废种子后，留下的健康种子的重量占样品总重量的百分率。生产上一般要求达到 95%；但小种子因花梗、细茎残体与种子大小、比重相近而很难分开，所以要求达到 75% 左右；刚开始野生转家种品种要求达到 50% 左右。②种子含水量，是指种子中所含有水分的重量占种子总重量的百分率。③种子千粒重，是指自然干燥的 1000 粒种子的绝对重量，以克为单位。千粒重可作为衡量种子饱满度的重要依据。同一物种或品种的种子千粒重越大，表明种子越饱满，质量越好。④种子发芽力，包括发芽率和发芽势。发芽率是指发芽终期的全部正常发芽种子粒数占供检种子粒数的百分率。发芽势是指在规定日期内的正常发芽种子粒数占供检种子粒数的百分率。发芽势是衡量种子发芽速度和整齐度，即种子生活力强弱程度的参数。⑤种子生活力是指种子发芽的潜在能力，或种胚所具有的生命力。用化学试剂染色法测定种子活力的速度快，其结果与发芽测试一致，是快速测定具有休眠特性或发芽缓慢种子活力的好方法。

（2）播种量　播种量是指单位面积上所需播种的种子重量。群体生产力受单位面积上的株数和单株生产力两个因子影响。播种量小时，虽然单株生产力高，但单位面积上株数少，群体总产低。如果播种量大，虽然群体的总株数增多，但因单株产量（生产力）低下，群体总产量也低。只有密度适宜，单株和群体生产力都得到发挥，单位面积产量才高。在确定单位面积播种量时，除应根据播种方法、品种特性、密度、千粒重、发芽率等情况决定外，还应结合当地气候、土壤及其他环境条件酌情增减。

2. 种子处理 播种前进行种子处理是一项经济有效的增产措施。它不仅可以提高种子品质，防治病虫害，打破种子休眠，促进种子萌发和幼苗健壮生长，发芽整齐，且其操作简便、取材容易、成本低、效果好，故而在生产上被广泛采用。种子处理的具体方法包括晒种、消毒、催芽等。

（1）晒种 种子于贮藏期间生理代谢活动微弱，处于休眠状态。播种前翻晒 1～2 天，使种子干燥均匀一致，增加种子透性，保证浸种吸水均匀，并有促进种子酶的活性、提高生活力的作用。此外，晒种也有一定的杀菌作用。

（2）消毒 许多病害是种子带菌传播的，因此播种期进行种子消毒处理是一项重要的农业综合防治措施。常用的消毒方法：温汤浸种，即热水烫种，可杀灭附在种子表面及潜伏在种子内部的病菌，多用 50～55℃热水，时间 15～30 分钟，可结合浸种催芽时进行；药粉拌种，即将种子与药粉相拌后播种，以杀灭种子表面及潜伏在种子内部的病菌；药剂浸种，一般先用清水浸种后，再放入药水中处理，处理完毕及时取出用清水冲洗以防药害。常用药剂有福尔马林、硫酸铜、磷酸三钠与氢氧化钠等。

（3）浸种催芽 浸种能使种皮软化，增强透性，促进种子萌发。因种子不同，有的直接浸种，有的在烫种后浸种。浸种的时间和温度因植物种类和季节而异，浸种后的催芽过程要保持适宜的温度、氧气和湿度。当种子将要露出胚根时，即可取出播种。为提高浸种催芽效果，常在浸种时用生长调节物质、微量元素或其他化学药剂的水溶液浸种。

3. 播种时期 适期播种不仅能保证发芽所需的各种条件，而且还能保证植物各个生育时期处于最佳的生育环境，避开低温、阴雨、高温、干旱、霜冻和病虫等不利因素，获得优质高产。

中药植物特性各异，通常以春、秋两季播种为多。春播中药植物一般是耐寒性差、生长期较短的一年生草本植物及种子没有休眠特性的木本植物，如薏苡、紫苏、荆芥、川黄柏等。对于耐寒性较强、生长期较长或种子需要休眠的中药植物则选择秋播，如珊瑚菜、厚朴等。由于我国各地气候差异很大，同一种中药植物，在不同地区播种期也不一样，如红花在南方宜秋播，而在北方则多春播。每一种中药植物在当地都有一个最适宜的播种期，在这个时期内播种，产量高，质量好。错过季节播种，产量和品质都会显著下降。因此，播种期应根据中药植物生物学特性和当地的气候条件而定，适时播种。此外，因地制宜地适期早播，还能延长生长期，增加光合产物，提高产量，并为后作适时播种创造有利条件。

4. 播种深度 深浅和覆土厚薄，影响到种子的萌发、出苗和植物生长，决定着播种的成败。播种深度与种子大小及其生物学特性、土壤状况、气候条件等多种因素有关。种子大的可适当深播，小的宜浅播；在质地疏松的土壤，可适当深播，黏重板结的土壤，则要浅播；气候寒冷、气温变化大、多风干燥的地区，要稍深播，反之则应浅播。

一般播种深度为种子直径的 2 ～ 3 倍。

5. 播种方式　植物的播种方式有撒播、条播、穴播 3 种。

（1）撒播　多用在生长期短（贝母、亚麻、夏枯草等）或营养面积小（石竹、荆芥、柴胡等）的中药植物上，有些中药植物的育苗（当归、细辛、党参等）也多用撒播方式。这种方式可以经济利用土地，省工并能抢时播种，但不利于机械化管理。

（2）条播　用于生长期较长或营养面积较大的中药植物。需要中耕培土者，也多用条播。条播的优点是覆土深度一致，出苗整齐，植株分布均匀，通风透光较好，既便于间作、套作，又便于机械化田间管理。

（3）穴播　也称点播，一般用于生长期较长的中药植物，如木本类中药植物，植株高大的多年生中药植物，或者需要丛植栽培的中药植物，如景天、黄芩等。它的优点是植株分布均匀，便于在局部造成适于萌发的水、温、气条件，利于在不良条件下保证苗全苗旺。穴播用种量最省，也便于机械化管理。珍贵、珍稀的中药植物，多采用精量播种，即按一定的行株距和播种深度单粒播种，如人参、西洋参等。

三、中药植物的育苗

中药植物栽培有直播和育苗移栽两种播种方式，直播即将种子直接播于大田。但对于种子极小，或苗期需要特殊管理，或生育期很长的中药植物，应先在苗床育苗，然后移植大田，即育苗移栽的方式进行播种，如毛地黄、人参、杜仲等。有些在北方直播栽培的中药植物，在复种地区（特别是复种指数高的地方），为了解决前后作季节矛盾，充分利用土地、光、温等自然资源，也采用育苗移栽方式。育苗移栽可延长生育期，节省土地，便于精细管理和连接茬口。

育苗的方式主要有保护地育苗、露地育苗和无土育苗等 3 种。

（一）保护地育苗

保护地育苗是在有保护设施条件下统一培育幼苗的一项育苗新技术。保护地育苗与传统露地育苗相比有以下优点：①缩短幼苗的生育期，提高土地利用率，增加单位面积年产量。②提早成熟，增加早期产量，提高经济效益。③节省种子用量。④减少外界不良天气对幼苗的影响，减少病虫为害，提高幼苗质量。⑤适应现代化集约化规模生产要求，可大批量快速培育壮苗。

1. 播种前准备及播种　在播种前 25 ～ 30 天建好棚，深耕，施足底肥；然后将肥与土混匀、锄细整平，开沟作畦；多按 1 ～ 1.5m 开厢；播种前 5 ～ 7 天进行床土消毒。同时进行种子处理、浸种、催芽、播种。

2. 保护地育苗的方式

（1）阳畦　由风障、畦框、覆盖物 3 部分组成。其形式很多，以改良阳畦性能为佳。改良阳畦由土墙、棚架、土屋顶、覆盖物（薄膜或玻璃及蒲席）等部分组成。

（2）温床　利用阳畦（或小拱棚）的结构，在床底增加加温设施即为温床。温床的热源，除利用马粪、鸡粪、树叶等有机物酿热外，还可采用水暖、烟囱热和电热线加温带等。

（3）塑料大棚　利用塑料薄膜和竹木、钢材、水泥构件及管材等材料，组装或焊接成骨架，加盖薄膜而成。

（4）温室　温室是由地基、墙地构架、覆盖物、加温设备等部分构成。温室采用煤火、暖气、热风、地下热水等加温设施。

3. 保护地育苗的管理

（1）温度要稳定，最好控制为 20 ~ 25℃。

（2）苗床保证有充足光照。

（3）炼苗，保护地内生长的幼苗长期处在温高、湿大、光照弱的环境条件下，柔弱娇嫩，抗逆性差。为了使幼苗能适应分苗或定植后的环境，应在栽植前进行炼苗。炼苗主要采用降低床温、控制浇水、加强通风等措施。经过锻炼的秧苗，茎变粗、节间短、叶色浓绿、新根多，定植后缓苗快、长势强、抗逆性强，开花结果早，产量高。

（4）在基肥不足的情况下，追施一定量的氮肥。

（5）一般保持苗床湿润为好，在定植前把秧苗浇透。

（6）注意鼠害。

（7）注意大棚保护地消毒，为了防止因作物长期连作和棚内湿度大而造成的病虫害发生和蔓延，应该对多次使用的大棚进行严格消毒。

（二）露地育苗

露地育苗指在露地苗床中或只短时盖一层薄膜临时防冷的育苗方法。露地育苗是最简单的一种育苗法。这种方法多用于春季晚熟栽培或一年一季的越夏栽培，但主要是初夏和夏秋季节。

1. 苗床的选择　苗床应选择地势高燥、向阳、排灌方便、土层深厚、富含腐殖质、疏松透气、保水保肥性良好的沙壤地块，施用的肥料应充分腐熟，田间排灌沟渠一定要畅通。

2. 苗床的准备　播前翻耕好土壤，施足以农家肥、有机肥为主的基肥，并加拌一些复合肥，耙细整平土壤，做好苗床。

3. 播种方法　宜先浇底水，覆一薄层细土后再播种。少数发芽缓慢的药材种子，则需浸种催芽后播种。选择雨后晴天播种，切忌大雨来临前播种，以免冲走种子或泥沙淤积影响种子发芽出苗。

4. 加强苗期管理　播后要覆碎草或草帘以防霜、遮阳、防热和保墒，当幼苗破土时揭去。7 ~ 8 月份气温高，水分蒸发量大，此时要勤浇水，以满足幼苗生长的需要。浇水要做到凉水浇凉地，即在清晨或傍晚地温和水温都较低时进行，高温时浇水，易伤根死苗。中耕的同时要清除苗床内的杂草，水涝时要及时排水。苗期可施淡粪水 2 ~ 3次。近年来普遍推广应用遮阳网遮阳育苗，效果很好，可提高出苗率和成苗率。

5. 适时定植　夏秋露地育苗，苗龄一般较短，应适时移栽，以利成活。一般30 ~ 40 天即可移栽定植。

（三）无土育苗

无土育苗是指育苗期间不使用土壤，而是用岩棉、炉灰渣、河沙、蛭石、炭化稻壳等无土基质代之，并施用人工配制的营养液的一种快速育苗方法。无土育苗是近年来发展起来的一种育苗方法，由于采用了各种通透性好的无土基质和养分平衡的营养液，极大地改善了幼苗的生态条件，促进幼苗生长发育，所以出苗快且齐，长势强，生长迅速，苗健壮。

1. 基质的选择和处理　基质是固定植物根系并为植物根系创造一个良好的养分、水分、氧气供应状况的载体。基质材料应具有通气性良好、保水性强、不含有毒物质且酸碱度中性或微酸性等特点。常见的有陶粒、珍珠岩、草炭土、炉灰渣、沙子、炭化稻壳、炭化玉米芯、粒径 2～3cm 的碎砖、发酵好的锯末、甘蔗渣、栽培食用菌废料等。这些基质可以单独使用，也可几种混合使用。基质选好后，要注意基质的消毒处理，如采用喷淋 0.2% 的高锰酸钾溶液消毒。

2. 建造苗畦　在育苗场所，挖取畦面，深度约 10cm，畦宽约 1.5m，长度根据地形和面积需要而定，整平，四周用土或砖块做成埂。然后在畦内铺上农膜（可用旧膜）和酿热物，按 15～20cm 见方打直径约 10mm 左右的孔，以便透气、渗水。除膜下的土中掺入酿热物外，有条件的在膜上还可铺一层 5～10cm 的酿热物，踩实后，在其上铺上 2～3cm 厚度的基质，整平后即可播种。

3. 营养液的配制　营养液要求营养成分全面，浓度适中，pH5.5～6.5。具体方法：将尿素 400g、磷酸二氢钾 450～500g、硼酸 3g、硫酸锌 0.22g、硫酸锰 2g、硫酸钠 3g和硫酸铜 0.05g，充分溶解于 1000L 水中即成。采用炉灰渣、草炭土等基质，可不加微量元素。也可采用基质加有机肥法：基质 +1/200 的膨化鸡粪，或基质 +2/3 的腐熟有机肥，混匀、铺平。苗期只浇清水，一般不施用其他肥料。在育大苗时，可在育苗后期喷洒 0.2% 的尿素 +0.3% 磷酸二氢钾 1～2 次。

4. 精细播种　播种前进行种子消毒和浸种催芽处理，将基质用清水浇透而不积水，然后将种子均匀撒在基质表面，播种密度可为熟土育苗的 3～4 倍，覆适度基质，再覆盖塑料薄膜保湿。

5. 移苗前肥水管理　出苗后及时掀去薄膜，适时浇灌清水以保持基质湿润。出苗期间，保持温度为 25～30℃，空气相对湿度在 85% 以上。当幼苗缓苗后，开始浇灌营养液，前期每周 1 次，展开 2 片真叶后每周浇 2 次。2 次营养液浇灌之间若基质干燥可浇清水保持湿润，其他管理同常规育苗。

6. 起苗移植　无土育苗起苗、运苗便利。秧苗根量大，基质疏松，起苗伤根少，定植易成活。定植起苗前 1 天可停止浇水，使基质稍干便于抖落。起出的苗应立即浸沾营养液或清水，以防干根，尽早定植。

四、中药植物的良种繁育

良种繁育是对中药植物种子不断地进行繁殖，生产出供大田应用的数量多、质量好、成本低的种子，并在繁殖中保持其原有优良种性的过程。良种包括优良的品种和优良的种子，对种子纯度、净度、发芽率、水分等指标有严格的标准，用良种繁育的后代具有产量高和品质好等特点。

良种繁育是品种选育工作的继续，是种子工作的一个重要组成部分。主要任务表现在两个方面：一是大量繁殖新选育出的优良品种种子，使新品种能在生产上迅速推广；二是要保持品种的纯度和种性。因此要防止品种退化变劣，并对已退化混杂的进行提纯复壮。

（一）品种退化的原因与防止方法

1. 品种退化的原因　优良品种在投入生产后，在缺乏良种繁育制度的一般栽培管理条件下，逐渐丧失其优良性状，失去原品种典型性，产量降低，品质变差，最后甚至完全丧失栽培利用价值。引起品种退化的原因主要有以下几个方面。

（1）机械混杂　在生产操作过程中，如采种、种子处理、播种、移栽、收获、脱粒、运输、贮藏等，由于不严格遵守操作规程，人为地造成其他品种的种子种苗混入良种中；或者不同品种连茬时，前茬种子自然落地后又萌发，或施用未充分腐熟的有机肥料中带有的种子萌发，都可引起机械混杂。

（2）生物学混杂　有性繁殖的中药植物在开花期间，因不同品种间或种间发生天然杂交而引起的混杂称为生物学混杂。生物学混杂使别的品种基因混入到良种中，即常说的"串花"。生物学混杂会导致品种变异，品种种性改变，造成品种退化，特别是异花授粉的中药植物很容易发生生物学混杂。

（3）自然突变和品种遗传性变异　环境选择导致自然突变、基因型不纯合的品种发生基因重组变异、遗传基础差和衰老品种等都会导致品种变异，这些变异多是向不利的方向变异，从而造成种性退化。

（4）长期的营养繁殖和近亲繁殖　长期的营养繁殖，后代始终是前代营养体的继续，得不到新的基因，致使品种生活力下降。此外，长期近亲繁殖，不利隐性基因纯化，也会造成品种退化。

（5）病毒感染　一些无性繁殖的中药植物，常会受到病毒的侵染，破坏其生理上的协调性，从而导致某些遗传物质变异。如果留种时不进行严格选择，用带有病毒的材料进行繁殖，也会引起品种退化。

（6）环境因素和栽培技术　优良品种都有一定的区域适应性，并要在特定的栽培管理条件下才能正常生长发育，因此不适当的栽培技术和不合适的生长环境都会引起品种退化。

（7）不科学的留种　留种时，由于不了解选择目标和不掌握被选择品种的特性特征，致使选择目标偏离原有品种的特性特征。另外，许多中药植物的繁殖材料就是产品收获部位，受经济利益驱使，将好的大的做商品出售，而将次的小的留种，从而引起种性降低、品种退化。

2. 防止品种退化的方法　根据品种退化的原因，生产上可通过相应管理技术来防止品种退化。

（1）防止机械混杂　建立严格的种子生产操作规程，具体包括：合理安排轮作，一般不重茬；种子由专人看管，接受、发放种子履行登记手续；进行选种、浸种、拌种等预处理时应保证容器干净，以防其他品种种子残留；播种时按品种分区进行，设置隔离区，播种用的有机肥料要充分腐熟；不同品种要单收、单晒、单独贮藏，并贴好标签。

（2）防止生物学混杂　主要是设好隔离区，利用隔离方法防止自然杂交。隔离分为时间隔离和空间隔离两种。空间隔离可以将不同的品种种植在相隔很远的两个不同区域，或者利用套袋、温室和网罩等隔离虫媒花和风媒花植物等。当栽培品种比较多时，可采用时间隔离，将容易发生自然杂交的数个品种分期播种，使其开花时间不一致，避免自然杂交。

（3）加强科学留种　首先是加强种子田田间管理，经常去杂去劣，选择品种特性较为典型的植株留种。其次精选收获的种子，以保证种子的纯度和质量。为保持种性，可选优良单株然后混合收种，即混合选择，从而起到提纯复壮作用。

（4）改善生长发育条件和栽培环境　使品种在最适宜的环境条件下生长，使其优良性状充分表现出来。也可通过调整播种期、优化土壤条件或将其转移至其他的环境条件下生长，以提高品种的种性等。

（5）建立完善的良种繁育制度　良种繁育者或单位应根据所繁育的中药植物良种，制订出配套的规范化操作流程和实施方案，以保证良种繁育工作的顺利进行。

（二）良种繁育的程序

良种繁育全过程可分为大田（挑选优良单株）→株行圃（分行种植）→株系圃（比较不同单株的性状）→原种圃（挑选的优良单株进行混合繁殖）→生产繁育原种→种子田→大田生产（品种更新或更换）。

良种繁育的程序主要包括原种生产、原种繁殖和大田用种繁殖等。

1. 原种生产　原种是指育成品种的原始种子或由原种生产单位生产出来的与该品种原有性状一致的种子。原种的标准：一是性状典型一致，主要特征、特性符合原品种的典型性，株间整齐一致，纯度一般不小于99%；二是与原有品种比较，由原种生长成的植株其生长势、抗逆性和生产力等都不降低，甚至略有提高；三是种子质量好，成熟充分，饱满一致，发芽率高，无杂草及霉烂种子，不带检疫病虫害。原种是繁殖良种的基础材料，对其纯度、典型性、生活力等方面均有严格要求。目前生产原种的方法主要有原原种和"三圃法"两种。

（1）原原种　指由育种者育出的种子，是育种者向生产者提供的纯度、质量最高的种子。

（2）采用"三圃法"生产原种　在无原种情况下，由生产单位自己生产原种。该方法的一般程序是在大田中（选择圃）选优良单株，在株行圃对优良株行比较鉴定，在株系圃选择优良株系，在原种圃优系混合生产原种。

2. 原种繁殖　原原种经一代繁育获得原种，原种繁育一次获得原种一代，繁育二次获得原种二代。生产上，一定要设置隔离区，以防混杂。

3. 种子田繁殖大田用种　在种子田将原种进一步扩大繁殖，以供大田生产用种。由于种子田生产大田用种要进行多年繁殖，因此每年都要留适当的优良植株以供下一年种子田应用，以免每年需要原种，而大部分种子经去杂去劣后就用于大田生产。

生产上，如种子数量不够，还可采用二级种子田良种繁育法。相对而言，用此法生产的种子质量则较差。

（三）建立良种繁育制度与加速良种繁殖

1. 建立完善的良种繁育制度　中药植物良种繁育体系目前处于自选、自繁、自留、自用的落后状态，良种繁育水平较为低下，普遍存在多、乱、杂和放任自流的现象。建立完善的良种繁育制度，逐步向品种布局区域化、种子生产专业化、加工机械化和质量标准化的方向发展。

（1）品种审定制度　单位或个人育成或引进某中药植物新品种后，必须经一定的权威机构组织的品种审定委员会审定，根据品种区域试验、生产试验结果，确定该品种能否推广和适宜推广的区域。

（2）良种繁育制度　良种繁育要有明确的单位，同时需建立种子圃（良种母本园）。根据品种的繁殖系数和需要数量，可分级生产，即设立原原种种子田和原种种子田，此任务一般由选育者、研究机构和农业院校来完成。种子田可由生产单位建立，但要与一般生产田分开，由有专业知识的人员负责，要建立种子生产档案，加强田间管理，加强选择工作，以确保种子质量。

（3）种子检验和种子检疫制度　中药植物种子生产后，必须通过质量检验环节，以保证种子质量。从外地引进、调进的种子或寄出的种子必须进行植物检疫，这样既促进种子生产，又保护种子生产。

2. 加速良种繁殖的方法　一个新品种经审定批准推广后，为尽快在生产上应用，必须加速良种繁殖过程，充分利用现有繁殖材料，提高繁殖系数，尽快满足生产需要。生产上，可以综合利用以下几种繁殖方法，以加速良种繁殖进程。

（1）育苗移栽　新品种刚推广时，种子种苗很少，要充分利用每一颗种子，生产上不宜采用种子直播，而应该选择育苗移栽，有条件的甚至可以采用营养钵育苗，以提高出苗率和成苗率。

（2）稀播稀植　稀播稀植不仅可以扩大中药植物生长营养面积，使植株生长健壮，而且可以提高繁殖系数，获得高质量种子。

（3）种子繁殖与营养繁殖相结合　对既可种子繁殖又可营养繁殖的中药植物，在充分利用种子繁殖生产用种的同时，还要充分利用插条、接穗、芽体、叶片、块茎、根茎、球茎、鳞茎、匍匐茎、块根、宿根、分蘖等进行营养繁殖，扩大繁殖系数。

（4）组织培养　通过组织培养进行营养快繁是中药植物良种提高繁殖系数的有效途径之一。

（5）异地或异季加代法　对于生长期较短、日照要求又不太严格的中药植物，可利用我国幅员辽阔、地势复杂及气候多样的有利条件，进行异地或异季加代繁殖，一年可繁育多代，从而达到加速良种繁殖的目的。

第四节　中药植物引种驯化与生态种植

一、中药植物引种驯化

中药植物引种驯化就是人为地将中药植物从野生变为家种，以及从外地或外国引入本地区，经过驯化培育，使其在新地区正常生长发育，成为本地或本国的栽培物种或品种的过程。引种驯化的目的是用野生或外地较为重要的中药植物丰富和充实本地中药资源，其本质是人类为了某种目的而利用和改造植物有机体的活动。

引种和驯化是一个整体的两个方面，既有联系，又有区别。引种是驯化的前提，没有引种，便无所谓驯化；驯化是引种基础上的深化和改造，是引种的特殊环节。引种和驯化统一在一个过程之中，通常将两者联系在一起，称为"引种驯化"。

（一）中药植物引种驯化的意义

栽培植物的出现是千万年以来劳动人民引种驯化的结果，现在世界上大部分作物，包括谷物、果品、蔬菜及许多奇花异草等，都源于引种驯化。同样，引种驯化对于发展中药植物生产、扩大药源具有十分重要的意义。

1. 丰富本地中药植物资源　中药植物的引种驯化能够增加本地中药植物资源。如西洋参 1948 年从北美开始引种。番红花是于 1965 年和 1980 年两度引种后在我国推广栽培成功。从国外引种的中药植物还有砂仁、沉香、金鸡纳、颠茄、毛地黄、白豆蔻、木香、玛卡等，许多品种已在国内大规模种植，逐步做到了自给。在节省外汇的同时，丰富了当地的中药植物资源。

2. 保护中药植物资源　引种驯化在提供临床所需药材的同时，可以缓解野生中药植物资源生存压力，是保护野生中药植物资源，实现其永续利用的最佳途径。

3. 提高药材的产量和品质　引种可实现中药植物的大面积推广种植，以提高产量。现今常用中药材中，约有 200 多种主要由家种提供，如当归、天麻、明党参、半夏、天冬、阳春砂、防风、杜仲等。通过对这些中药植物生长发育特性及品质形成规律的研究，为其中药材品质控制奠定了很好的基础。

（二）引种驯化的理论

1. 引种驯化的基因反应规范　基因反应规范指一种基因型在各种环境条件下所显示的所有表现型，即植物的表现型受植物的基因型及其生长环境的双重作用。植物的生长环境不同，其表现型亦不同。植物在长期的进化过程中，经历了各种不同生态条件的考验，形成了对各种生态条件的反应规范，即植物的适应性。若种和品种的基因型可塑性小，则反应规范窄，引种植物的适应性弱；反之，引种植物的适应性强，可在较大的区域内推广种植。

2. 气候相似论　20世纪初，德国科学家玛依尔（Mayr H.）提出的气候相似论。气候相似论的实质是引种时应注意引种地区的气候和土壤条件是否接近于原产地。只有相似的气候、土壤等条件，才有引种成功的可能，同纬度地区间引种较有把握。气候相似论强调引种驯化的生态相似性，但未考虑植物基因的可塑性和植物的适应性。

3. 生态历史分析法　20世纪50年代，植物学家库里齐亚索夫提出了生态历史分析法。有些植物在系统发育过程中经历了复杂多样的生态环境，形成了复杂的生态历史。研究植物在历史上的分布规律，可以阐明植物适应性的方向，对植物引种具有重要的参考价值。历史上分布广泛的植物，其适应性潜力可能较大，引种也较易成功。另外，进化程度较高的植物较之原始的植物易引种成功。如乔木类型较灌木类型原始，木本较草本原始，针叶树较阔叶树原始，后者适应范围较宽，引种成功率高于前者。

（三）引种驯化的方法

1. 简单引种法　在引种地和中药植物原产地生态条件（特别是气候条件）相似或差异不大的条件下引种，引入植物能适应新的环境，在生产上能直接应用并发挥其预期效益，称为简单引种。一般说来，相同气候带内相互引种，可以不通过植物的驯化阶段，所以又称为简单移植。

2. 复杂引种法　如果引种地与植物原分布区自然环境差异较大，或植物本身的适应性弱，需要通过各种技术处理、定向选择和培育，使之适应新环境，则称为复杂引种法，亦称"驯化引种"或"地理阶段法"。

（四）引种驯化的工作程序

1. 材料的搜集

（1）引种对象的种质资源调查和准确鉴定　我国中药植物种类繁多，"同名异物"或"同物异名"的情况屡见不鲜，就较常用的500种中药材而言，约有200种存在此类问题。因此，在引种前必须对引种植物进行详细的调查研究及准确鉴定。同时，对野生植物需进行种内划分并考察它们的特征和特性，对栽培植物则要注意考察各种农家品种及无性系的特征和特性。

（2）掌握中药植物原产地和引种地的生态条件　首先要了解其原产地和引种地区的气候、土壤、地形等条件，并进行比较，以便采取措施，其中特别要注意气候条件。植物生长发育受温度和湿度的调节控制。因此，引种时不仅要考虑温度条件，还需考虑湿度条件及其在四季中的分布状况。

（3）熟悉中药植物生物学和生态学特性　每种中药植物都有其自身的生长发育规律，且不同的生长发育阶段对生态条件的要求不同。因此，了解中药植物的特性和所需的生态条件是保证引种成功的重要因素之一。

（4）了解中药植物的分布情况　自然分布区较广的中药植物适应性较强，这些植物在引种或野生变栽培时均较易成功。而自然分布范围较窄的中药植物，特别是热带性强的植物，要求温度条件比较严格，则较难引种。另外，有些中药植物，平面分布范围虽广，但是有明显的垂直分布界线，则在海拔高度差别较大地方之间引种不易成功。

2. 引种植物检疫 引种也是病害和杂草传播的一个重要途径，国内外在这方面都有许多深刻的教训。为避免将病虫害和杂草等危害物随引种材料传入新地区，引种时一定要遵守国家颁布的动植物检疫法，对引种材料（特别是从国外引种的材料）进行严格检疫，及时处理。

同时，还要注意因引种不当对当地生态平衡的破坏。由于外来植物缺乏天敌制约，极易失去控制而疯狂生长，破坏植物多样性。如多年生菊科植物飞机草与紫茎泽兰原产于中美洲，20 世纪 50 年代引入我国，用作绿肥和土杂肥。引入后，紫茎泽兰和飞机草在其引种区以满山遍野密集成片的单优植物群落出现，大肆排挤本地植物，并入侵林地、田地，堵塞水渠。因此，对新植物的引种必须综合考虑，审慎行事，以保证引种地的生态平衡。

3. 引种驯化试验 新引进的品种在推广前必须先进行引种驯化试验，以确定其优劣和适应性。以当地具有代表性的品种为对照，对所引进的品种进行系统的观察、比较、鉴定、包括植物学性状、物候期、植物生长发育特性、产量性状、产品品质、抗性及适应的环境条件等，以评价引种材料在本地区种植条件下的实际利用价值。

（1）观察试验 对拟引进的品种，特别是从生态环境差异较大的地区和国外引进的品种，必须在小面积上进行试种观察。根据情况各种几行或按小区种植，初步鉴定引种植物对本地区生态环境的适应性及其在生产上的利用价值。经观察比较，挑选品质较好的引种材料，进一步进行品种比较试验。

（2）品种比较试验和区域试验 通过观察鉴定表现优良的引种品种，参加试验区面积较大的、有重复的品种比较试验。在完成或基本完成品种比较试验后，为了探明引进植物的适宜推广区域，选择表现优异的品种参加区域试验。

（3）栽培技术试验和推广 对于通过初步试验加以肯定的引种品种，还要根据其特征特性，结合生态环境进行分析与栽培试验，探索关键性的栽培措施，使引种试验的成果产生经济效益。

（五）引种驯化成功的标准

中药植物引种成功与否的衡量标准如下。

1. 与原产地比较，植株不需要采取特殊保护措施就能完成其生长发育过程，并获得一定产量。

2. 能够以常规可行的繁殖方式进行正常繁殖。

3. 没有改变原有的药效成分、含量及医疗效果。

4. 有一定的经济效益和社会效益。

二、中药植物生态种植

(一) 生态农业

现代农业生产是建立在化肥与农药基础上的高投资、高耗能的化学农业（也称工业农业），这不但造成农产品质量及安全性下降，也造成土壤和水源污染，导致农田蚯蚓等有益生物及微生物数量急剧下降。大规模的单一机械化种植，加剧了土壤恶化的程度，使资源与环境问题不断凸显，生态农业正是在此背景下产生的。

生态农业是以生态学和生态经济学原理为基础，现代科学技术与传统农业技术相结合，以社会、经济、生态效益为指标，应用生态系统的整体、协调、循环、再生原理，结合系统工程方法设计，通过生态与经济的良性循环农业生产，实现能量的多级利用和物质的循环再生，达到生态和经济发展的循环，以及经济、生态、社会效益的统一，使农业资源得到合理使用的新型农业发展模式。

生态农业作为国际上公认的当代最先进的农业模式，具有整体性、多样性、高效性、优质性和可持续性的特点，在保护资源、改善生态环境、维持农业可持续发展等方面起着重要作用。生态农业的发展理念是追求经济效益、生态效益和社会效益的高效统一，其本质目标是追求农业的可持续发展。与工业化农业相比，生态农业具有投资小、产出高、无污染、风险小的特点，综合效益显著，正成为21世纪全球农业发展的新方向。

我国生态农业模式包括景观层次以农业土地利用布局为核心的景观模式；生态系统层次以组分能量流为核心的循环模式；群落层次以生物种群结构安排为核心的立体模式；种群层次以食物链关系设计为核心的食物链模式；个体与基因层次以品种选择为核心的物种与品种搭配模式。

(二) 中药生态农业

1. 中药生态农业的相关概念

（1）中药生态农业　是指应用生态学原理和生态经济规律，以社会、经济、生态综合效益为指标，结合系统工程方法和现代科学技术，因地制宜地设计、布局、生产和管理中药农业生产的发展模式。

（2）中药生态种植　是指应用生态系统的整体、协调、循环、再生原理，结合系统工程方法设计，综合考虑社会、经济和生态效益，充分应用能量的多级利用和物质的循环再生，实现生态与经济良性循环的生态农业种植方式。

对于中药生产而言，中药生态农业应是指包含各种中药植物生产的农业模式；而中药生态种植则更多是指具体某种中药植物的生产方式。

（3）中药生态农业模式　是宏观层面对不同类型中药生态农业模式的细分，通常成熟的生态农业模式的结构和功能均已优化。根据生态学的组织层次，生态农业的模式常有区域与景观布局模式、生态系统循环模式和生物多样性利用模式等。

（4）中药材生态种植模式 是指由适用于某种中药材生态种植的一套完整、相对固定、可在同种或同类中药材生产中复制的技术组成的技术体系，如"天然林（人工林）-重楼林下种植模式""西红花 - 水稻水旱轮作模式""黄芪 - 马铃薯 - 畜牧业生态种养模式"等。

2. 中药生态农业现状 相对于大宗农作物生产，当前中药生态农业刚刚起步，中药生态农业的相关理论研究还相当薄弱，成熟有效、推广价值高的生态种植模式尚未形成，高效实用的生态种植技术还有待大量开发。当前，大力宣传和普及中药生态农业的理念，形成中药生态农业和可持续发展的共识，是中药生态农业发展面临的首要任务。

3. 中药生态农业的发展思路及重点任务

（1）中药生态农业的思路 在对自然条件、资源状况和社会经济条件等进行调查研究的基础上，分析区域特征，确定对农业生产和社会发展的有利条件和限制因子，借鉴国内外生态种植的经验和教训，将现代先进的科学技术与实用有效的传统农业技术相结合，合理开发、综合利用农业资源，因地制宜地选择生态农业模式及配套技术，并进行推广应用。

（2）当前中药生态农业的重点任务 ①全国中药材生产格局分析及规划，在全国中药资源普查获得大量环境数据的基础上，完成中药材分布区划、产量区划、质量区划；参照大农业规划，分析中药材分布格局，制定我国现代中药农业规划，完成中药材种植分区。②区域中药农业典型特征提取，明确各区域优势特色中药材品种及其生产特点和规律，确认该优势与当地自然生态和社会生态的相关性，分析优势特色中药材品种中药农业生产和社会发展的有利条件和限制因子。③各区域典型中药植物与根际土壤微生态互作规律及机制研究，在各类农业区划内选择代表中药材，开展典型中药植物与根际土壤微生态互作规律研究；运用土壤宏基因组、代谢组等现代技术研究中药植物与根际土壤互作机制。④中药植物生态种植技术研究，依据各区域中药农业特征及各类典型中药植物的生理生态学特性，综合研究品种筛选、栽培物候期、播种密度、养分平衡、测土配方、立体栽培、间作套作、轮作、中药植物与其他农林牧副产业的综合生产等各种实用技术。⑤中药生态种植模式的提取及固化，综合考虑土地利用布局、生态系统组分能量流、生物种群结构安排、食物链关系设计、品种选择等因素，在景观、生态系统、群落、种群、个体和基因等不同尺度不同生物层次总结、提炼并固化经济适用、高效低毒的中药生态农业模式，开展大田推广应用。⑥中药生态农业理论研究，分析各种生态农业模式及配套技术对提高中药材产量和质量、减少病虫害发生率、减少中药材生产中化肥和农药用量、保护生物多样性及生态系统服务功能的贡献，提出和完善中药生态农业的理论，并指导中药生态农业实践。

第五节 中药植物病虫害及其防治

中药植物在生长发育过程中，不可避免地会遭到病虫害危害，轻则影响药材产量和质量，重则毁田绝收。如果不能对病虫害种类准确识别并采取有效防治措施，则会导致病害蔓延或因过量使用农药而造成环境污染。因此，有效防治中药植物病虫害，对于确保中药材生产安全及提高农民经济收入，有着非常重要的意义。

一、中药植物病害

中药植物在生长发育过程中，受到病原生物的侵染或不良环境条件的影响，正常新陈代谢受到干扰或破坏，使之在生理及形态结构上产生一系列反常的状态，最终引起产量和品质下降的现象，称为病害。

直接导致病害发生的因素称为病原。病原按其性质可分为生物性病原和非生物性病原两大类。由非生物性病原如严寒、酷暑、干旱、水涝等不利的环境因素或营养失衡等所致的病害，没有传染性，称为非侵染性病害或生理性病害。由生物性病原如真菌、细菌、病毒等侵入植物体所致的病害，具有传染性，称为侵染性病害或寄生性病害。

在侵染性病害中，致病的寄生物称为病原生物，简称病原物，其中真菌、细菌称为病原菌。被侵染的中药植物称为寄主植物，简称寄主。侵染性病害不仅取决于病原物的作用，而且与寄主的生理状态及环境条件也有密切关系。中药植物侵染性病害的形成过程，实际上是寄主与病原物在外界条件影响下相互作用的过程。

（一）症状

中药植物发生病害后，外部形态上所呈现的病变称为症状，症状包括病状和病症。病状是中药植物染病后本身所表现出的反常状态，如变色、花叶、斑点、腐烂、萎蔫、丛生、畸形等。病症则是病原物在中药植物发病部位所形成的特征性结构，如霉状物、粉状物、小黑点、粒状物、菌脓等。非侵染性病害和病毒病通常没有病症。一般来说，病状较易被发现，而病症要在病害发展到一定阶段才能表现出来。中药植物的各种病害都有其一定的症状和发病特点，根据症状并鉴定病原物可对中药植物病害做出正确的诊断。

（二）病原

1.非侵染性病原

（1）营养失调　植物在生活过程中需要合理的营养元素，若某种营养元素过多或过少，即可引起营养失调而发生变化。如缺氮使植株失绿、黄化，缺钾使组织枯死，缺磷使植株变色等；缺硼引起幼芽枯死或造成器官矮化或畸形；微量元素超过一定限度就会危害中药植物。

（2）水分　土壤水分不足，会导致植株生长发育受到抑制，甚至凋萎和死亡。土壤水分过多，使土壤中氧气供应不足，容易造成烂根；水分的骤然变化还会引起果实开裂。

（3）光照　光照不足会引起茎叶徒长、叶片黄化、干物质积累少、植株长势弱，从而又极易遭受病原物的侵染；高温条件下光照过强，会引起植株灼伤；光照时间的长短还会影响植物的生长发育和生殖。

（4）温度　温度过低植株生长受抑制，叶片变黄、变紫、变红，低温还显著影响开花、延迟果实成熟；高温及强光照下，土壤及空气湿度迅速降低，影响植物的水分代谢，还会造成植物灼伤。

（5）药害　农药及各种生长调节物质使用不当，常会使植物受到损害，称为药害。药害会干扰或破坏植物正常生理活动，表现为叶面出现斑点或灼伤。

2. 侵染性病原

（1）真菌　目前已知的中药植物病害绝大部分是由真菌引起的，致病真菌的种类多、分布广、形态复杂，在中药植物栽培中，能引起多种严重病害。真菌性病害一般在高温多湿条件下容易发生，植物病害的病状主要有坏死、枯萎、斑点、腐烂、畸形和隆肿等，在病变部位常形成明显的霉层、黑点、粉末等，这是真菌性病害区别于其他病害的重要特征。

（2）病毒、类病毒　病毒的寄生性强、致病力大、传染性高，受害植株一般在全株表现出系统性的病变。病毒病主要借助于昆虫、线虫传播，有些病毒病也可通过无性繁殖材料、嫁接等传播，主要症状表现为花叶、卷叶、黄化、畸形、簇生、丛枝矮化、缩顶、坏死、斑点等。

类病毒是一类最小的植物寄生物，它比病毒更简单，只有核酸链，无蛋白质外壳。由类病毒引起的症状主有畸形、坏死、变色等。

（3）细菌　侵害中药植物的细菌多为好气性杆状菌。细菌借助流水、雨水、昆虫、线虫等传播，在高温、高湿条件下易发病，一般通过自然孔口和伤口侵入到寄主体内。所引起症状多呈组织坏死，表现为萎蔫、腐烂、穿孔、局部畸形、斑点等，发病后期遇潮湿天气，在病部溢出细菌黏液，是细菌病害的特征。叶片、嫩枝、果实被害初期，往往表现出水渍状、半透明的病斑，在其周围一般形成黄色晕圈。细菌性腐烂常散发出特殊的腐败臭味。

（4）寄生线虫　线虫危害中药植物所表现的症状与病害相似，故习惯上将线虫作为病原物对待。线虫以卵、幼虫或成虫等形式在土壤或种苗中越冬，主要靠种苗、土壤、肥料等传播。植物受线虫危害后常表现为生长不良、植株矮小、色泽失常，甚至早期枯死。若根部被害，主根、侧根常形成肿瘤或过度分枝，根部组织坏死和腐烂等。

（5）寄生性种子植物　危害中药植物的寄生性种子植物主要有全寄生性的菟丝子和列当，前者主要危害豆科、菊科、茄科、旋花科的多种中药植物，后者主要危害黄连；半寄生性种子植物有桑寄生、樟寄生和槲寄生等。寄生性种子植物对寄主的危害较慢，主要是抑制寄主的生长，中药植物受害后呈现生长衰弱，植株矮小、黄化，开花减少，落果或不结果，严重时全株枯死。

3. 两种病原引起病害的区别与联系　非侵染性病害在田间分布均匀，发病地点与地形、土质或特定环境有关，非侵染性病害与病原生物有关。一般情况下，前者病原消除后植物生长发育能恢复正常，后者不可恢复。两者之间不是截然分开的，非侵染性病害不仅降低了植物对侵染性病害的抵抗能力，而且创造了有利于病原物入侵的有利条件，故非侵染性病害很容易导致侵染性病害的发生。

（三）中药植物侵染性病害的发生与流行

1. 病害的侵染过程　从病原物与寄主接触、侵入，到寄主出现症状的过程称为侵染过程，简称病程。病害的侵染过程是一个连续的过程，通常人为地分为侵入期、潜育期和发病期。

（1）侵入期　是指病原物与寄主植物从接触到建立寄生关系的这段时期。各种病原物的侵入方式不一样，寄生性种子植物、部分真菌、线虫可由表皮直接侵入，多数细菌和真菌由自然孔口侵入，所有病毒、许多细菌和寄生性弱的真菌由伤口侵入。

病原物侵入寄主后，如寄主有较强的抵抗能力，常可延缓或阻碍侵染过程的进行；反之，病原物便在寄主体内迅速扩展。

影响侵入期的环境条件主要是湿度和温度，尤其是湿度影响最大。南方的梅雨季节和北方的雨季，病害发生普遍且严重。适宜的温度可以促进孢子的萌发，缩短侵入期。其他环境条件如光照等对病原物的侵入也有一定影响。

（2）潜育期　潜育期从病原物侵入寄主建立寄生关系到寄主出现病害症状的时期。这是病原物在寄主体内生长、繁殖并扩展的时期，也是寄主与入侵病原物进行激烈抗争的时期，斗争的结果将决定植物保持健康还是发病。潜育期的长短与病原物的生物学特性有关，也与寄主植物的种类、生长状况及环境因素有关。

（3）发病期　发病期是指从寄主表现症状开始到症状停止发展的过程。当被侵染的植物表现出症状时，病原物已达到繁殖时期，多数已形成繁殖体。随着症状的发展，经常在发病部位产生孢子，成为下一代侵染源。大多数侵染性病害，在侵染过程停止以后，症状仍然存在，直至寄主死亡。

2. 病害的流行及其条件　在一个时期内或一个地区内，中药植物病害普遍发生，造成药材显著减产，称为病害的流行。侵染性病害的发生与流行不仅取决于病原物特性，而且与寄主的生理状态及外界环境条件也有密切关系，是病原物、寄主植物和环境条件三者相互作用的结果。一般侵染性病害的流行需要同时具有：大量易感病寄主植物的存在；致病力强的病原物的大量积累；外界环境条件有利于病害的发生和发展。只有满足这些基本条件，病害才能发生流行。对于不同的病害，其能够流行的主导因素可能不同。

3. 病害的侵染循环　侵染循环是指从前一个生长季节开始发病到下一个生长季节再度发病周而复始的过程。病害的侵染循环包括三个基本环节。

（1）病原物的越冬或越夏　在寄主植物收获后或进入休眠期后，病原物度过不良环境，成为下个生长季的病害初次侵染源，称为病原物的越冬或越夏。不同的病原物，其越冬或越夏的场所也不同，主要有病株残体、种子及无性繁殖材料、土壤、肥料等。

（2）病原物的传播　病原物越冬或越夏以后，从越冬或越夏场所到达新的传染地，从一个病程到另一个病程，都需要一定的传播途径。有些病原物可以进行主动传播，如通过孢子游动、细菌游动、线虫爬行等进行的短距离传播。但大多数病原物是借助于各种媒介进行被动传播，途径主要有雨水传播、风力传播、昆虫传播、人为传播等。

（3）初侵染和再侵染　经越冬或越夏的病原物，在寄主植物生长期引起的第一次侵染称为初侵染。在同一个生长季内，病株上的病原物又传播出去进行重复侵染称为再侵染。大多数病害都有再侵染，其病原物能产生大量的分生孢子，病害潜育期短，侵染期长，如环境条件有利于病害的发生，可造成多次再侵染。

二、中药植物虫害

危害中药植物的动物种类很多，其中以有害昆虫为最多，故名虫害，其次还有螨类、蜗牛、鼠类等。害虫不仅啃食中药植物各器官，而且还传播病原生物，对中药植物生产危害极大。

（一）昆虫的主要形态特征

昆虫属动物界节肢动物门（Arthropoda）昆虫纲（Insecta），是动物中种类最多的一类。昆虫成虫的虫体由头部、胸部、腹部 3 个体段构成，每个体段具有不同的附属器官。

1.头部　昆虫的头部是感觉和摄取食物的中心，其上有口器、触角、复眼和单眼等。由于食性和取食方式的不同，昆虫成虫的口器有不同的类型，主要有咀嚼式口器（如蝗虫、甲虫、蝼蛄、金龟子、地老虎、天牛等）和刺吸式口器（如蚜虫、椿象、叶蝉等），此外还有虹吸式口器（如蛾蝶类）、舐吸式口器（蝇类）、嚼吸式口器（蜜蜂、熊蜂等）。了解有害昆虫的口器类型，与选择防治药剂有很大关系，如咀嚼式口器，可用胃毒剂和触杀剂防治；刺吸式口器的害虫是吸取植物汁液的，附着在植物表面的胃毒剂不能进入它们的消化道使其中毒，可选用触杀剂或内吸杀虫剂防治。

2.胸部　昆虫的胸部是昆虫运动的中心，分为前、中、后 3 节。成虫一般有 3 对足、2 对翅。

3.腹部　昆虫的腹部是昆虫生殖和新陈代谢的中心，一般分为 10～11 节。腹末有外生殖器，腹部一般有气门 8 对。熏蒸杀虫剂的有毒气体，由胸部、腹部气门入口，经过气管而进入虫体，使害虫中毒死亡。

（二）昆虫的繁殖和生活史

1.昆虫的繁殖　昆虫种类繁多，在长期进化过程中，逐渐地形成了多种多样的生殖方式。

（1）两性生殖　指经过雌雄两性交配，精子与卵子结合产生受精卵，由雌虫将其产出体外，经孵化而发育成新个体的繁殖方法，亦称为有性繁殖。绝大多数昆虫以两性生殖的方式进行繁殖。

（2）孤雌生殖　指不经过雌雄交配，即卵细胞不经过受精就能发育成新个体的生殖方式，也称为单性生殖。昆虫的孤雌生殖大致分成偶发性孤雌生殖、经常性（永久性）孤雌生殖和周期性（季节性）孤雌生殖等 3 种类型。

（3）多胚生殖　指由一个卵在发育过程中分裂成 2 个或更多胚胎，每个胚胎发育成一个新个体的繁殖方式。

（4）卵胎生　指卵在母体内孵化，直接产出幼虫的繁殖方法。卵胎生实质上仍是卵生，只是卵产在生殖道内，在产出前已孵化而已。

2. 昆虫的发育　昆虫个体发育分为两个阶段：第一阶段为胚胎发育，由卵受精开始到孵化为止，是在卵内完成；第二阶段为胚后发育，是由卵孵化成幼虫后至成虫性成熟为止的整个发育时期。

（1）孵化、生长、蜕皮和羽化　当卵完成胚胎发育之后，从卵孵出幼虫，这个过程称为孵化。幼虫不断生长，但到一定阶段后，生长受到坚硬体壁的限制，因而必须将其蜕去才能继续生长发育，这种现象称为蜕皮。幼虫孵化之后称为1龄幼虫，第一次蜕皮之后称为2龄幼虫，以后每蜕皮1次，就增加1龄，每一龄发育所需要的时间称为龄期。幼虫停止取食，不再生长，称为老熟幼虫。幼虫最后一次蜕皮就变成蛹（完全变态昆虫）或直接变为成虫（不完全变态昆虫）。昆虫从末龄幼虫蜕皮或由蛹蜕去蛹壳，变为成虫的过程称为羽化。

（2）变态　昆虫从卵孵化直到羽化为成虫的发育过程中，经过一系列外部形态和内部器官的变化，形成了几个不同的发育时期，这种现象称为变态，所处的发育时期称为虫态。自卵产生到孵化出幼虫的一段时期称为卵期；从幼虫出现到化蛹或羽化为成虫之前的这段时期称为幼虫期；从幼虫化蛹到羽化为成虫，这段时期称为蛹期；成虫羽化到死亡这段时期称为成虫期。昆虫的个体发育经历卵、幼虫、蛹和成虫四个发育阶段，这种变态称为完全变态；昆虫的个体发育经历卵、幼虫和成虫三个发育阶段，这种变态称为不完全变态。

（3）生活史　昆虫由卵发育开始到成虫能繁殖后代为止的个体发育史称为一个世代，简称一代或代。一个世代，短的只有几天，而长的可达几年甚至十几年。世代的长短及一年内发生的代数，不仅与昆虫本身的生物学特性有关，而且与气候条件也有关，在适合昆虫生活的温度范围内，气温越高，昆虫发育越快，完成世代的时间就短。

一种昆虫在一年内所发生的世代，也就是说从当年越冬虫期开始活动，到第二年越冬结束为止的发育过程叫年生活史。舞毒蛾一年只发生1代；在华北，黏虫一年发生3代，棉铃虫一年发生4代，而棉蚜一年可发生10～30代。年发生多个世代的昆虫，常出现上一个世代的虫态与下一个世代的虫态同时发生的现象，称为世代重叠。

（三）昆虫的生活习性

昆虫的种类不同，其生活习性亦各异，了解掌握其生活习性，常可作为制定防治措施的重要依据。

1. 食性　昆虫取食的习性称为食性。

（1）按昆虫取食食料的性质划分　①植食性：以植物的各部分为食料的昆虫，占全部昆虫的40%～50%，如黏虫、棉铃虫、麦蚜等。②肉食性：以其他动物为食料的昆虫，如食虫瓢虫、蜻蜓、各种寄生蜂等。③腐食性：以动物的尸体、粪便、腐败的植物为食料的昆虫，如苍蝇、金龟子幼虫等。④杂食性：是指像蟑螂一样既吃植物性食物，又吃动物性食物的昆虫。

（2）按昆虫取食种类的多少划分　①多食性：可在不同科的多种植物上取食的昆虫，如小地老虎、大灰象甲、蛴螬等。②寡食性：只在同科或其近缘植物上取食的昆虫，如菜粉蝶和小菜蛾只在十字花科不同属的植物上生活。③单食性：只在一种植物上取食的昆虫，如绿豆象只为害绿豆、豌豆象只为害豌豆等。

2. 趋性　趋性是昆虫以反射作用为基础的高级神经活动，是对某种外来刺激所表现出来的定向活动。趋性有正负之分，昆虫受到刺激后，向刺激源运动，称为正趋性；反之，称为负趋性。引起昆虫趋性活动的主要有光、温度、颜色及化学物质等。农业生产中可以利用趋性用以防治害虫，如对正趋光性的害虫（如金龟子、蛾类、蝼蛄等）可以设诱蛾灯诱杀之，对负趋光性的地下害虫（如蝼蛄类等）则可用覆盖堆草等方法进行诱杀；对喜食甜、酸或喜闻化学物质气味的害虫，如地老虎、黏虫等可用含毒糖醋液或毒饵诱杀；对黄色有正趋性的蚜虫，可用黄色板诱杀。

3. 假死性　有些害虫，当受到外界震动或惊扰时，身体蜷缩，静止不动或从原停留处掉落至地面而暂时不动，这种现象称为假死性。如金龟子、叶甲、大灰象甲、银纹夜蛾幼虫等，在防治上常利用这一习性将其震落捕杀。

4. 休眠　昆虫在发育过程中，由于低温、酷热或食料不足等多种原因，虫体不食不动，暂时停止发育的现象，称为休眠。昆虫的卵、幼虫、蛹、成虫都能休眠。昆虫以休眠状态度过冬季或夏季，分别称为越冬或越夏。害虫种类不同，越冬或越夏的虫态和场所也不同。害虫休眠是其一生中的薄弱环节，特别是在越冬阶段。许多害虫还具有集中越冬现象，而越冬后的虫体又是下一季节害虫发生发展的基础。因而利用害虫休眠习性，调查越冬害虫的分布范围、密度大小、潜藏场所和越冬期间的死亡率等，开展冬季防治害虫，聚而歼之，是一项行之有效的防治方法。

5. 昆虫的保护适应　为避免天敌侵袭，昆虫具有一定保护适应性。昆虫常以改变体色与所栖息的环境相适应，称为保护色，如夏季的蚱蜢为草绿色，秋季则为枯黄色；昆虫常模拟栖息场所周围物体或其他生物的形态，使敌害不易发现，称为拟态，如金银花尺蠖幼虫在枝条上栖息成小枝状、枯叶蝶形似枯叶等；昆虫具有特异形状或色彩，使天敌望之生畏不敢侵犯，如刺蛾、毒蛾等，称为警戒色。

此外，害虫还有迁移、群集等习性，了解这些习性，亦可为制定防治措施提供依据。

（四）虫害的发生与环境条件的关系

中药植物虫害的发生与环境条件有密切关系。环境条件可影响害虫种群数量在时间和空间方面的变化，如地理分布、发生时期、为害区域等。揭示虫害的发生与环境条件的相关性规律，找出虫害发生的主导因子，对防治中药植物害虫具有十分重要的意义。

1. 气候因子

（1）温度　昆虫是变温动物，没有稳定的体温，其体温基本上取决于太阳辐射的外来热量，因此温度直接或间接地影响害虫的生长发育、生存数量和地理分布。一般害虫的有效温区为 10 ～ 40℃，适宜温度为 22 ～ 30℃。当温度高于或低于有效温区，害虫就进入休眠状态；温度过高或过低时，害虫就会死亡。

（2）湿度 湿度对害虫的影响主要表现在发育期的长短、生殖力和分布等方面。害虫在适宜的湿度下，才能正常生长发育。害虫种类不同对湿度的要求范围不一，有的喜干燥，如飞虱、蚜虫之类；有的喜潮湿，如黏虫在16～30℃时，湿度越大，产卵越多。

此外，光、风等气候因子对害虫的发生也有一定的影响。光与温度常同时起作用，不易区分。风能影响地面蒸发量、大气中的温湿度和害虫栖息的小气候条件，从而影响害虫的生长发育。风还可以影响某些害虫的迁移、扩散及其危害活动。

2. 土壤因子 大部分害虫都和土壤有着密切关系，有些害虫终生生活在土壤中（如蝼蛄），有的一个或几个虫期生活在土中（如地老虎、金龟子幼虫等），因而土壤是害虫的主要生活环境。土壤的物理结构、酸碱度、通气性和温湿度等，对害虫生长发育、繁殖和分布都有一定的影响。如蝼蛄在砂质壤土中数量多，危害重；而黏重土壤则不利其活动，危害轻。又如蛴螬喜在腐殖质多的土壤中活动，金针虫多生活在酸性土壤中，小地老虎则多分布在湿度较大的壤土中。

3. 生物因子 生物因子包括食物和天敌两个方面，主要表现在害虫和其他动植物间的营养关系。害虫食物的种类和质量与害虫的生长发育、繁殖和分布有很大关系。在自然界中，凡是能够抑制病、虫的生物，通称为该种病、虫的天敌。天敌的种类和数量也是影响害虫消长的重要因素之一。害虫的天敌主要有捕食性（如螳螂、食蚜瓢虫、蜻蜓等）和寄生性（如青虫菌、白僵菌及姬蜂等）两种。

4. 人为因素 人类的生产活动对害虫的生长发育和繁殖有很大影响。有目的地采用各种栽培技术措施，及时组织防治工作，可以有效地抑制害虫的发生和发展。如种子种苗的检疫、合理的灌溉和施肥、实行轮作等技术措施都能改变害虫的生活环境，特别是田间温、湿度的改变，使害虫难以适应从而减少虫害的发生。

三、中药植物病虫害防治

（一）中药植物病虫害的发生特点

中药植物病虫害的发生、发展与流行取决于寄主、病虫源及环境条件三者之间的相互关系。由于中药植物的生物学特性、生态学习性和栽培技术的特殊性，也决定了中药植物病虫害的发生有其自身的特点。

1. 道地药材的地方性病害明显 道地药材栽培历史悠久，在逐渐适应当地的生态条件及栽培技术的同时，也逐渐出现了伴生的病虫害，直接危害了这些道地药材的生产。如东北产区的人参锈病较严重，而北京地区栽培的人参代之以严重的根腐病，这与各地的生态环境条件紧密相关。

2. 害虫种类复杂、单食性和寡食性害虫相对居多 中药植物种类繁多，生长周期不一，因此为害的害虫种类亦多。每种中药植物本身都含有特殊的化学成分，决定了某些害虫喜食这些植物或趋向于在这些植物上产卵，因此中药植物上单食性或寡食性害虫相对较多，如射干钻心虫、栝楼透翅蛾、白术术籽虫、山茱萸蛀果蛾及黄芪籽蜂等。

3. 地下入药部位病虫害突出　许多中药植物以地下部分入药，如块根、块茎、鳞茎等，这些地下器官肉质肥厚，营养丰富，水分充足，若土壤含水量和温度适宜，很容易造成病虫害的侵染。地下部分病害的病因复杂，防治困难，已成为中药植物病害中尤为突出的问题，如丹参根腐病、三七根腐病、地黄线虫病等。

4. 无性繁殖材料是病虫害初侵染的重要来源　无性繁殖是中药植物栽培的重要繁殖方式，因为用于无性繁殖的材料如根、根茎、块根、鳞茎、块茎等常携带病菌和虫卵，所以无性繁殖材料成为病虫害初侵染的重要来源。随着这些繁殖材料被推广或调运，加速了病虫害的传播蔓延。

5. 特殊栽培技术易致病害　中药植物栽培中有许多特殊要求的技术措施，如人参、当归的育苗定植，乌头的修根，菘蓝的割叶，枸杞的整枝等。这些技术如处理得当，是防治病害、保证药材优质高产的重要措施；反之，则成为病害新的传播途径，加重病害流行。

（二）中药植物病虫害的防治策略

中药植物病虫害防治的策略从生物与环境的整体观点出发，本着以"预防为主，综合治理"的指导思想和安全、经济、有效、简便的原则，因地制宜地运用农业、生物、化学、物理的方法及其他有效的生态手段，把病虫危害控制在经济阈值以下，以达到提高经济效益、生态效益和社会效益的目的。

中药植物病虫害综合防治主要应围绕以下几个方面进行：杜绝和铲除病虫害的来源；切断病虫的传播途径；利用和提高中药植物的抗病虫性；控制田间环境条件，使它有利于中药植物生长发育及各类天敌繁衍，而不利于病虫的发生发展；直接消灭中药植物上的病原和害虫。

（三）中药植物病虫害的防治措施

1. 植物检疫　植物检疫是依据国家法规，对植物及其产品进行检验处理，防止检疫性有害生物通过人为传播进（出）境扩散蔓延的一种植物保护措施。

2. 农业防治　农业防治是在农田生态系统中，利用和改进耕作栽培技术，调节病原物（害虫）和寄主及环境之间的关系，创造有利于作物生长、不利于病虫害发生的环境条件，预防和控制病虫害发生、发展的方法。农业防治是一种预防措施，具有成本低、不造成污染、不伤害天敌、避免有害生物产生抗药性、安全有效、简单易行等特点。

（1）选育和利用抗病虫品种　植物对病虫的抗性是植物一种可遗传的生物学特性。选育和利用抗病虫品种往往可显著降低危害，是防治病虫害最经济有效的措施。如阔叶矮秆型白术苞片较长，能盖住花蕾，可抵挡白术术籽虫产卵；有刺型红花比无刺型红花更能抗炭疽病和红花实蝇。

（2）合理轮作　一种中药植物在同一块地上连作，就会使其病虫源在土中积累加重。对寄主范围狭窄、食性单一的有害生物，轮作可恶化其营养条件和生存环境，或切断其生命活动过程的某一环节。如大豆食心虫仅危害大豆，采用大豆与禾谷类植物轮作，就能防止其危害。对一些土传病害和专性寄生或腐生性不强的病原物，如地黄枯萎病、栝楼根结线虫病，轮作是有效的防治方法之一。此外，轮作还能促进有拮抗作用的微生物活动，抑制病原物的生长、繁殖。因此，进行合理轮作和间作对防治病虫害和充分利用土壤肥力都是十分重要的。

合理选择轮作物十分重要，同科、属植物或同为某些严重病虫害寄主的植物不能选为轮作物。

（3）深耕细作　深耕细作不仅能促进根系的发育，增强中药植物吸肥能力，使其生长健壮，增强抗病能力，还有直接杀灭病虫的作用。很多病原菌和害虫在土内越冬，因此，冬耕晒土可改变土壤理化性状，促使害虫死亡，或直接破坏害虫的越冬巢穴或改变栖息环境，减少越冬病虫源。深翻除能直接破坏土壤中害虫巢穴和土室外，还能把表层内越冬的害虫翻进土层深处使其不易羽化出土，又可把蛰伏在土壤深处的害虫及病菌翻露在地面，经日光照射、鸟兽啄食等，直接消灭部分病虫，减少病虫害发生。

（4）清洁田园　田间杂草和中药植物收获后的残枝落叶常是病虫隐蔽及越冬场所，成为来年的病虫来源。因此，除草、修剪病虫枝叶和收获后清洁田园将病虫残枝和枯枝落叶进行烧毁或深埋处理，可大大减少病虫越冬基数。

（5）调节播种期　某些病虫害常和中药植物某个生长发育阶段的物候期有着密切关系。调节中药植物播种期，使其某个发育阶段错过病虫大量侵染危害的危险期，可避开病虫危害达到防治目的。

（6）合理施肥　能促进中药植物的生长发育，增强其抗病虫害的能力和避开病虫危害时期，特别是施肥种类、数量、时间、方法对病虫害的发生影响很大。一般来说，增施磷、钾肥，特别是钾肥可以增强植物的抗病性，偏施氮肥则抗病性降低。使用的厩肥或堆肥一定要腐熟，否则肥中的残存病菌及蛴螬等地下害虫的虫卵未被杀灭，易使地下害虫和某些病害加重。

3. 生物防治　生物防治是利用生物或生物代谢产物及通过生物技术获得的生物产物来控制有害物种群的发生和繁殖，以减轻其危害的方法。生物防治具有对人畜安全、无残毒、无环境污染、害虫不产生抗性、效果持久等优点。

（1）以虫治虫　利用天敌昆虫来防治害虫，包括捕食性和寄生性两类天敌昆虫。捕食性昆虫主要有螳螂、瓢虫、步行虫、食虫蝽象、食蚜虻及食蚜蝇等。寄生性昆虫寄生在害虫体内或卵内，在发育过程中逐步摄取寄主体内或卵内的营养，最后使寄主死亡，或使卵不能孵化，主要有寄生蝇和寄生蜂，如赤眼卵蜂，通过人工繁殖，释放到田间可以防治多种鳞翅目害虫。

（2）微生物治虫　利用细菌、真菌、病毒等昆虫病原微生物防治害虫。病原细菌主要是苏云金杆菌类，能产生伴孢晶体毒素，可使昆虫得败血病而死亡；现有的苏云金杆菌制剂有较广的杀虫谱，尤其对鳞翅目昆虫幼虫有特效。病原真菌主要有白僵菌、绿僵菌、拟青霉、轮枝孢等；目前应用较多的是白僵菌，罹病昆虫运动呆滞、食欲减退、皮色无光、有些身体有褐斑、吐黄水，3～15天后虫体僵硬死亡。昆虫的病原病毒主要有核型多角体病毒、质型多角体病毒、颗粒体病毒等，罹病昆虫表现为行动迟缓、横向肿大、皮肤易破、流出乳白色或其他颜色的脓液等症状，害虫染病 7 天后死亡，虫尸常倒挂在枝头。

（3）利用昆虫激素治虫 昆虫激素是由昆虫体内腺体所分泌的一种物质，它可以调节昆虫的生长、生殖、代谢、变态、滞育等重要生理活动。昆虫激素分外激素和内激素两大类。①昆虫外激素又称昆虫信息素，是昆虫分泌到体外的微量挥发性物质，主要用于寻找异性和食物。主要的外激素有性外激素、聚集外激素、追踪外激素等，其中以性外激素作为性诱剂应用较多。性诱剂用于诱杀害虫（诱捕法），或使害虫迷向而不能寻找异性交配，从而达到消灭害虫的目的（迷向法）。②昆虫内激素是昆虫分泌在体内的一类激素，用以控制昆虫的生长发育和蜕皮，主要有保幼激素、蜕皮激素。保幼激素使昆虫保持幼虫期特性，阻止成虫期出现。蜕皮激素抑制昆虫幼虫蜕皮时外骨骼的形成，不能形成新皮，引起昆虫生长、发育紊乱。

（4）抗生素和交叉保护作用防治病害 一些微生物通过其代谢产物抑制或杀死其他微生物，所产生的代谢产物称为抗生素。用于防治中药植物病害的既可以是活体微生物，也可以是微生物分泌的抗生素，如利用木霉菌、链霉菌防治土传病害；农用链霉素、抗 120、多抗霉素等抗生素对病害也有较好的防治效果。

4. 物理机械防治 指根据害虫的生活习性和病虫害的发生规律，利用物理因子或机械作用干扰有害生物的生长发育，以达到防治植物病虫害目的的方法。物理因子包括光、电、声、温度、放射能、激光、红外线辐射等；机械作用包括人工扑打、阻隔法、使用简单的器具器械装置及现代化的器具设备等。这类防治方法可用于有害生物大量发生之前，或作为有害生物已经大量发生危害时的急救措施。物理机械防治法具有简便易行、成本较低、无污染等优点，可与其他方法协调应用；其缺点是通常要耗费较多的劳动力、功效较低。

5. 化学防治 应用化学农药防治病虫害的方法，称为化学防治法。其优点是作用快、效果好、应用方便，能在短期内消灭或控制大量发生的病虫害，受地区性或季节性限制比较小，是防治病虫害的常用方法，也是目前防治病虫害的重要手段，其他防治方法尚不能完全代替。但化学防治也存在毒性较大、有残毒、易污染环境、影响人畜健康等缺点。如果长期使用单一农药，害虫易产生抗药性，同时杀伤天敌，导致次要害虫再猖獗。作为防治疾病的中药材，农药残毒问题必须严加注意，严格禁止施用毒性大或有残毒的药剂，对一些毒性小或易降解的农药，要严格掌握施药时期，防止污染植物；对于施用后能影响药材质量的农药应禁止使用。

第六节 中药植物采收与产地加工

采收与产地加工是中药材生产过程的重要环节，采收与产地加工过程中所采用的方法正确与否将直接影响药材的产量、品质和收获效率，尤其是对药材的品质影响最为明显。

一、中药植物采收

中药植物生长发育到一定阶段，入药部位符合药用要求时，采用相应的技术措施，从田间将其收获运回的过程，称为中药植物的采收。

（一）采收时间

药用部位不同，其最佳采收时间也不同。最佳采收时间包括最佳的采收年限和（或）采收期。采收年限也称收获年限，是指播种（或栽植）到采收所经历的年数。采收期是指中药植物药用部位或器官达到采收标准的收获时期，一般每一年中按月、旬来表示。

最佳采收时间是针对中药材的质量和产量而言的，一般采用把药用部位活性成分的积累动态与生长动态结合起来的方法来确定。常见的情况如下。

1. 活性成分含量有显著高峰期，而药用部位产量变化不显著的，则以含量高峰期为最佳采收期。

2. 活性成分含量变化不显著，而产量有显著高峰者，则以产量高峰期为最佳采收期。

3. 活性成分含量高峰期与药用部位产量高峰期不一致时，则应以活性成分含量与产量之乘积最大时为最适采收期。

此外，最佳采收时间的确定还要考虑中药材的商品性状和毒素成分含量。

（二）各类药材的采收期

1. 根及根茎类药材　一般在秋、冬两季植物地上部分行将枯萎时及初春萌芽前采收，此时为休眠期，根或根茎中贮藏的营养物质最为丰富，通常含有效成分也比较高，如怀地黄、怀牛膝、大黄等。有些中药植物由于生长期较短，夏季就枯萎，则在夏季采收，如浙贝母、半夏、太子参等。

2. 茎木类药材　宜在秋、冬两季采收，如络石藤、忍冬藤。但一些大乔木可全年采收，如苏木、沉香等。

3. 皮类药材　皮类药材包括干皮和根皮。干皮类药材宜在春末夏初采收，此时植物体内养分及汁液较多，形成层细胞分裂快，皮部与木质部易剥离，剥离后伤口较易愈合，如杜仲、黄檗等。少数皮类药材宜在秋、冬两季采收，此时皮中有效成分含量高，如肉桂、川楝皮等。根皮宜在植物年生育周期的后期采收，多于秋季进行，通常在挖根后剥取或趁鲜抽取木心，如牡丹皮、地骨皮等。

4. 叶类药材　宜在植物叶片生长旺盛、叶色浓绿、开花前或果实未完全成熟时采收，如紫苏叶、艾叶等。但少数叶类药材宜在秋霜后才采收，如桑叶。有的叶类药材一年四季均可采收，如侧柏叶、枇杷叶等。

5. 花类药材　花类药材的采收期，因植物种类与药用部位的不同而异。花蕾期采收的如金银花、辛夷、槐米等；花朵盛开期采收的如菊花、番红花等；红花则在花冠由黄变红时采收。花期较长，花朵陆续开放的植物，必须分批采收。

6. 全草类药材　分为地上全草和全株全草。地上全草宜在植株生长旺盛的初花期采收，如益母草、荆芥、薄荷等；全株全草类宜在初花期或果熟期之后采收，如蒲公英、细辛等。茵陈有两个采收时间，春季幼苗高 6 ～ 10cm 时采收或秋季花蕾长成至花初开时采收，春季采收的称为"绵茵陈"，秋季采割的称为"花茵陈"。

7. 果实种子类药材　一般在果实自然成熟时采收，如瓜蒌、栀子、木瓜、山楂等。有些种类在果实成熟后再经霜打后采收，如山茱萸经霜变红、川楝子经霜变黄时采收。有的种类在果实未成熟而不再增长时采收，如青皮、乌梅等。若果实成熟期不一致，应随熟随采，如山楂、木瓜等。

种子类药材在果实成熟时采收，如决明子、白芥子等。

（三）采收方法

1. 挖掘　根及根茎类中药材的采收多采用此法。一般先将地上部分割掉或铲除，然后挖掘地下部分。目前很多药材生产中已使用了挖掘机械，如怀地黄在采收过程中，通过机械挖掘和筛选后，通过人工捡拾药材就可以了，大大节省了劳动力和生产成本，并提高了采收效率。另外，全株全草类中药材的采收也采用挖掘法。

2. 收割　大多数种子类中药材（如补骨脂、芥子、牛蒡子等）、大部分全草类中药材（如益母草、荆芥、薄荷、穿心莲等）和部分果实类中药材（如薏苡仁等）的采收均采用收割法，根据中药植物种类一次割取或分批割取。

3. 采摘　花类、果实类、部分种子类中药材采用摘取法。在进入采收期后，边成熟边采收。叶类药材也可采用采摘法。

4. 剥离　皮类药材采收时采用此法。树皮和根皮的剥离方法略有不同。树皮的剥离方法又分为砍树剥皮、活树剥皮、砍枝剥皮和活树环状剥皮等。木本植物的粗壮树根剥皮方法与树干法相似。灌木或草本植物根部较细，剥离方法与树皮不同：一种方法是用刀纵向割刀口，将根皮剥离；另一种方法是用木棒轻轻捶打根部，使根皮与木质部分离，然后抽去或剔除木质部，如牡丹皮、地骨皮等。

5. 割伤　以树脂类入药的中药植物常采用割伤树干的方法收集树脂，如安息香、松香、漆树等。

二、中药植物产地加工

中药材采收后，除少数品种（如生姜、鲜地黄、鲜石斛和鲜芦根等）鲜用外，绝大多数需要在产地进行初步处理与干燥，称为产地加工或初加工。

（一）产地加工的目的和任务

产地加工的目的：确保药材的商品特性；防止霉烂腐败，便于干燥和运输；保证药材的疗效及其安全性；有利于药材的进一步加工炮制等处理。

产地加工的主要任务：清除非药用部位、杂质、泥沙，确保药材的纯净度；按规定加工修整、分级；按用药要求清除毒性或不良性味；干燥、包装成件，确保运输贮藏的便利和可靠性。

（二）产地加工方法

中药材产地加工因品种、规格及各地传统习惯的不同而方法各异。

1. 清选　通过挑选、筛选、风选、水选等方法，除去泥沙等杂质及非药用部位。

2. 清洗　药材采收后，表面多少附有泥沙，需要洗净后才能供药用或后续加工，如山药在去皮之前进行清洗。应当注意，具有芳香气味的药材一般不用水淘洗，如薄荷、细辛等。葶苈子、车前子等种子类药材含有较多的黏液质，下水即结成团，不易散开，亦不能水洗。

3. 去皮　药材采收后，对干燥后难以去皮的药材，应趁鲜刮去外皮，使药材外表光洁，防止变色，易于干燥，如山药、桔梗、半夏、芍药等。去皮要厚薄一致，以外表光滑无粗糙感，去净表皮（或果皮、种皮）为度。去皮的方法有手工去皮、机械去皮和化学去皮。

4. 修制　通过修剪、切割、整形等方法，去除非药用部位及不合格部分或不利于包装的枝杈，使药材整齐，便于捆扎、包装。修制工艺应根据药材的规格、质量要求进行，有的需在干燥前完成，如除去芦头、须根、侧根等，以及切瓣、截短、抽心等；有的则在干燥后完成，如除去残根、芽苞，切削不平滑部分等。

5. 切制　对外形粗大、质坚、不易干燥的根及根茎，应在采收后，趁鲜切成片、块、段等，以利干燥，如大黄、葛根等。

6. 蒸、煮、烫　是指将鲜药材在蒸汽或沸水中进行时间长短不同的加热处理。含浆汁、淀粉或糖分多的药材，须经热处理后再行干燥。其目的：易于干燥，便于刮皮抽心；杀死微生物和寄生虫卵，防止生物污染（如五倍子）；使药材中的酶类失去活力，减少有效成分的分解；不易散瓣（如菊花）；降低或去除药材的毒性。

7. 浸漂　即浸泡和清洗，浸渍时间一般较长，有的还加入一定辅料；漂洗时间短，换水勤。浸漂的目的是为了减轻中药材的毒性和不良性味，如半夏、附子等，或抑制氧化酶的活性，以免药材氧化变色，如白芍、山药等。

8. 发汗　鲜药材加热或半干燥后，停止加温，堆积一处，用草席、麻袋等覆盖使之发汗闷热。经此法可使药材内部水分向外渗透，当堆内空气含水量达到饱和，遇堆外低温，水气就凝结成水珠附于药材表面，习称"发汗"。发汗是加工中药材独特的工艺，它能有效地克服药材干燥过程中产生结壳，使药材内外干燥一致，加快干燥速度，促使药材变色、增加气味或减少刺激。

9. 揉搓　一些中药材在干燥过程中进行揉搓，以防止其皮肉分离或空枯，使中药材油润、饱满、柔软，如党参、麦冬、玉竹等。

10. 干燥　除少数鲜用的中药材外，绝大部分需要在采后及时干燥，避免发霉、虫蛀、有效成分的分解和破坏，利于贮藏，保证药材质量。干燥的方法分为自然干燥法和人工加温干燥法。自然干燥法是利用太阳的辐射、热风、干燥空气达到药材干燥的目的，包括晒干和阴干。人工加温干燥法是利用加热设备进行干燥的方法，包括炕干、烘干、远红外加热干燥和微波干燥等。

【学习小结】

中药植物的生长与发育是一个从量变到质变的过程。中药植物的生长包括营养器官的生长和生殖器官的生长。植物的器官和一年生植物的整株植物在整个生长过程中，生长速率都表现出"慢－快－慢"的特点，即呈"S"形生长曲线。由于外界环境周期性变化而引起植物生长的季节周期现象和昼夜周期现象。植物体在生长时，还发生着一系列有序的质的变化，导致由营养器官向生殖器官的转变，称为发育。花的形成一般包括成花诱导、成花启动、花发育三个阶段。花芽分化可分为夏秋分化类型、冬春分化类型、当年一次分化的开花类型、多次分化类型、不定期分化类型等。各种植物在开花年龄和开花季节上常有差别。植物的开花习性不仅受遗传的影响，在一定程度上也受纬度、海拔高度、气温、光照、湿度等环境条件的影响。传粉分为自花传粉和异花传粉，根据传粉媒介的不同，花分为风媒花和虫媒花。果实的生长曲线有主要有单"S"、双"S"、三"S"共3种模式。果实和种子在发育过程中，相互间有一定影响。中药植物的地上部分与地下部分、主茎与侧枝、主根与侧根、营养生长与生殖生长存在一定相关性，植物体或植物体的一部分存在极性。根据生命周期的差异，可以将中药植物划分为一年生植物、二年生植物和多年生植物。

土壤耕作、种植制度、施肥、灌溉与排水、植株调整、人工辅助授粉、覆盖和遮阴，以及抗逆措施、间苗、定苗与补苗、搭设支架等措施对中药植物生长发育进行人工调控。

中药植物的繁殖方式包括营养繁殖和种子繁殖，常用的营养繁殖方法有分离繁殖、压条繁殖、扦插繁殖、嫁接繁殖等。营养繁殖和种子繁殖各有优势和不足，生产中应根据中药植物自身的生长特性和栽培特点，选择相应的繁殖方式。种子除了植物学概念中的种子外，作种子用的果实在农业生产中也称为种子。种子萌发需要充足的水分、适宜的温度和充足的氧气。种子存在强迫休眠和生理休眠。种子的寿命随中药植物种类不同而不同，同时也和贮藏条件关系极大。播种时选择优质种子，确定播种量，并在播种前对种子进行处理，如晒种、消毒、催芽。播种的时期、深度和方式，则根据植物特性和其他具体条件而定。除种子直播外，亦可采用育苗移栽的方式进行播种。育苗的方式主要有保护地育苗、露地育苗和无土育苗共3种。良种繁育的任务：一是大量繁殖新选育出的优良品种种子，使新品种能在生产上迅速推广；二是要防止品种退化变劣，并对已退化混杂的进行提纯复壮，因而要探明种子退化的原因并采取相应防止方法。良种繁育程序主要包括原种生产、原种繁殖和大田用种繁殖等。为保证种子质量和生产专业化、加工机械化，应通过品种审定制度、良种繁育制度和种子检验与检疫制度建立完善的良种繁育制度。对于审定的新品种应综合应用育苗移栽、稀播稀植、种子繁殖与营养繁殖相结合，以及组织培养、异地或异季加代等方法加速良种发育。

引种驯化是人为地将中药植物从野生变为家种，以及从外地或外国引入本地区，使其成为本地或本国的栽培物种或品种的过程。引种是驯化的前提，驯化是在引种基础上的深化和改造。引种驯化有简单引种和复杂引种两种方法，其工作程序包括材料的搜集、引种植物的检疫和引种驯化试验等过程。中药植物引种驯化是否成功有其衡量标准。生态农业是国际上公认的当代最先进的农业模式，我国生态农业模式包括景观模式、循环模式、立体模式、食物链模式、物种与品种搭配模式。中药生态农业是指包含各种药用植物生产的农业模式，而中药材生态种植则更多是指具体某种药用植物的生产方式。当前中药生态农业刚刚起步，在此基础上确定合理的发展思路和重点任务。

中药植物病虫害影响药材产量和品质。病原分为生物性病原和非生物性病原两大类，分别引起侵染性病害和非侵染性病害，两者既有区别，又有联系。病原物经过侵入期、潜育期和发病期完成侵染过程，在合适条件下产生病害流行。病原物度过不良环境后进行传播，形成初侵染和再侵染，如此周而复始形成侵染循环。昆虫成虫由头部、胸部、腹部 3 个体段构成，昆虫种类繁多，形成两性生殖、孤雌生殖、多胚生殖和卵胎生等多种生殖方式。昆虫经过孵化、生长、蜕皮和羽化等发育过程，形成卵期、幼虫期、蛹期和成虫期等虫态。昆虫种类不同，其生活史不同。熟悉昆虫食性、趋性、假死性、休眠、保护适应等生活习性，以及虫害的发生与环境条件的相关性规律，有利于制定防治虫害措施。在"预防为主，综合治理"的指导思想和安全、经济、有效、简便的原则下，根据中药植物病虫害发生的特点，采用相应的防治措施进行病虫害的防治。

中药植物采收与产地加工是中药材生产过程的重要环节，在中药植物采收与产地加工过程中所采用的方法正确与否将直接影响药材的产量、品质和收获效率。最佳采收时间包括最佳的采收年限和（或）采收期，一般采用把药用部位活性成分的积累动态与生长动态结合起来的方法来确定。药用部位不同，其最佳采收时间不同。中药材产地加工方法因品种、规格及各地传统习惯的不同而各异。

【复习思考题】

1. 中药植物生长发育的人工调控措施有哪些？

2. 中药植物的营养繁殖和种子繁殖各有何优势和不足？

3. 中药植物品种退化的原因与防止方法分别有哪些？

4. 中药植物引种驯化的工作程序是什么？引种成功的标准是什么？

5. 中药植物非侵染性和侵染性病原分别有哪些？非侵染性和侵染性病原引起的病害有何区别和联系？中药植物病虫害的防治措施有哪些？

6. 中药采收期的一般规律是什么？中药产地加工的方法有哪些？

第七章　中药资源管理 ▷▷▷

【学习目的】

1. 掌握中药资源管理的基本内容，信息的收集和应用。

2. 熟悉中药知识产权保护范围和形式。

3. 了解中国中药资源管理的相关政策和法规。

【学习要点】

中药资源管理的相关职能部门、政策法规、种类、技术方法。中药资源相关信息的来源、收集方法、数字化管理与应用。中药资源危机阈值的确定，预警系统建立应遵循的原则和数据信息。中药资源与栽培相关的知识产权保护的作用、范围和形式。

第一节　中药资源管理的基本内容

中药资源管理是中药资源管理部门为了科学、合理地保护和开发利用中药资源所采取的行政、法制、经济、技术等手段和途径的总和。其管理内容包括中药资源保护和开发利用的管理、中药资源动态监测管理、中药资源生产和市场流通管理、中药资源的信息和数字化管理及中药资源相关的知识产权管理等方面，其管理过程涉及政府部门、科研机构、行业协会和生产、经营企业等社会各个方面。

一、中药资源管理的相关职能部门

中医药管理部门是中药资源管理的行业主管部门，国家中医药管理局是政府管理中医药行业的国家机构，各个地区都设有相应的管理机构。中药资源属于自然资源的重要组成部分，除中医药管理部门对其实行行业性管理外，同时要受林业、农牧、矿业、水产、环保等自然资源管理部门直接或间接的管理。如木本中药材的采收，需经林业管理部门批准；野生甘草的采挖，需经草原管理部门批准。一般以各个省（直辖市、自治区）为独立管辖的区域范围，按照国家法律、地方法规、条例及相关规定实施中药资源管理。

二、中药资源管理的相关政策法规

中药资源的保护和开发利用是中药资源管理的一项重要工作，与自然资源和生态环境的保护密切相关，为了保护丰富多样的物种资源，国际上及中国均有一系列的相关政策和法规对中药资源的开发利用加以约束和规范。

国际社会对生物资源的保护和利用十分关注，联合国和国际组织协议制定了许多公约，其中最重要的是《濒危野生动植物国际贸易公约》和《生物多样性公约》。《濒危野生动植物物种国际贸易公约》（CITES），于 1973 年在美国华盛顿签署，故又称华盛顿公约。该公约 1975 年 7 月 1 日正式生效。我国于 1980 年 6 月 25 日成为该公约的重要成员国之一。该公约共 25 条，并包括三个附录，收录物种大约 5000 种动物与 28000 种植物。该公约的宗旨是通过杜绝濒危物种的国际商业贸易来保护列入濒危物种名单中的野生动植物。

《生物多样性公约》是一项具有国际法律约束力的条约，是综合保护全球生物多样性的国际公约，于 1992 年 6 月 1 日在内罗毕讨论通过，于 1993 年 12 月 29 日正式生效，目前共 190 多个签署国，我国于 1993 年作为第 7 个国家批准了该公约。该公约的主要特点：明确了各国对自己领地的生物资源拥有主权，各国有权利利用、分享其生物资源，同时也应承担相关的义务；各国有责任确保在其管辖或控制范围内的活动，不得对其他国家的环境或国家管辖范围以内的环境造成损害等。

此外，还有《保护野生动物迁徙物种公约》（1979 年，德国波恩），《关于特别是作为水禽栖息地的国际重要湿地公约》（亦称《拉姆萨公约》，1971 年，伊朗拉姆萨），《保护南极海洋生物公约》（简称《南极公约》，1980 年，澳大利亚），《世界文化和资源遗产公约》（简称《世界遗产公约》，1972 年，联合国），《亚洲和太平洋区域植物保护协定》（1955 年，联合国）等。

我国颁布的与中药生物资源保护和开发利用有关的法规主要有《中华人民共和国森林法》《中华人民共和国渔业法》《中华人民共和国野生动物保护法》《中华人民共和国海洋环境保护法》等。为了更好地执行上述法规，在此基础上国家相关部门还制定了一系列与药用生物资源保护有关的生物资源保护条例，主要有 1987 年 10 月 30 日颁布的《野生药材资源保护条例》、1994 年 10 月 9 日颁布的《中华人民共和国自然保护区条例》、1996 年 9 月 30 日颁布的《中华人民共和国野生植物保护条例》、1992 年 3 月 1 日起实施的《中华人民共和国陆生野生动物保护实施条例》、1997 年 3 月 20 日颁布的《中华人民共和国植物新品种保护条例》等。

此外，为进一步加强生物资源保护和开发利用的管理，国家还公布了一批生物资源重点保护名录，如原国家医药管理局会同国务院野生动物、植物管理部门及有关专家共同制定出第一批《国家重点保护野生药材物种名录》；1980 年，原国务院环境保护领导小组在有关专家反复调研的基础上确定了第一批《国家重点保护植物名录》，1982 年汇编成册，并据此组织编写了《中国植物红皮书》第一册，首次提出了中国珍稀、濒危保护植物种类；1989 年林业部和农业部联合颁布实施了《国家重点保护野生动物名录》。国家发布的生物资源单品种专项保护有关通知有《国务院关于禁止犀牛角和虎骨贸易的通知》《关于禁止采集和销售发菜、制止滥挖甘草和麻黄草有关问题的通知》《关于保护甘草和麻黄草药用资源，组织实施专营和许可证管理制度的通知》等。

有关省、市政府部门根据国家有关规定、条例的要求，结合本地的实际情况相继颁布实施了地方性的有关生物资源保护的条例，以利于更好地保护当地的自然资源和生态环境。如《黑龙江省野生药材资源保护条例》《辽宁省野生珍稀植物保护暂行规定》《海南省自然保护区条例》《云南省珍贵树种保护条例》《西藏自治区冬虫夏草采集管理暂行办法》《新疆维吾尔自治区甘草资源保护管理暂行规定》等。

三、中药资源动态监测管理

2011 年起，中国启动第四次全国中药资源普查（试点）工作，其中一项重要内容是建立中药资源动态监测机制。根据中药资源普查动态监测资料建立中药资源预警系统是今后中药资源管理的一项重要工作内容。

中药资源动态监测的主要任务是长期监测中药资源的种类、数量、生态环境的变化及群落动态，根据监测结果及时分析中药资源的动态变化情况，预测中药资源的未来供需状况，建立珍稀、濒危中药资源开发利用的预警机制，为国家和相关决策部门制定相关政策和规划提供参考。

四、中药材生产和流通的管理

原国家食品药品监督管理局 2002 年颁布的《中药材生产质量管理规范（试行）》是针对中药材生产制定的专项管理规定。该规范是中药材生产和质量管理的基本准则，适用于中药材生产企业生产中药材（含植物、动物药）的全过程。生产企业应运用规范化管理和质量监控手段，保护野生药材资源和生态环境，坚持"最大持续产量"原则，实现资源的可持续利用。

中药材的野生转家种、家养工作，受到国家多个部门的鼓励和支持，从广义来讲，也应划归中药资源管理的范畴。国家多个与医药相关的部门共同制定的中医药发展规划中都对这一工作给予了高度重视，有不少部门独立或联合发文支持其产业的发展及关键技术研究工作。

目前，中药材的使用主要集中在制药企业，但是只有极少数制药企业建立有自己的原料生产基地，因而绝大部分药材都要经过市场流通的环节。目前全国有大小不等的中药材市场上百家，其中由国家相关部门批准的中药材专业市场有 17 家，其中北方地区 6 个，分别在黑龙江哈尔滨三棵树、河北安国、山东鄄城舜王城、河南禹州、陕西西安万寿路、甘肃兰州；东南及中南部地区有 7 个，分别在安徽亳州、江西樟树、湖北蕲州、湖南邵东廉桥和岳阳、广东普宁和清平；西南地区有 4 个，分别在广西玉宁市、四川成都荷花池、重庆解放西路、云南昆明菊花园。根据国家相关规定，中药材的市场交易和流通按照农产品进行管理。中药材的流通受到农产品管理部门以及对外贸易管理部门的管理。流通环节主要采取的管理措施有：对于国家管理的中药材种类，实行以产定销限量收购；对资源较为紧张的多用途品种，在同有关部门协商后，限制非药用的使用量，保证药用供应，减轻资源负荷；实行"先国内，后国外"的出口政策；对资源紧张的药材，限制或禁止出口等。

第二节　中药资源的信息和数字化管理

一、中药资源的相关信息收集

中药资源信息是指有关中药资源的种类、分布、形成、蕴藏量、品质、保护和可持续利用的信息。由于事物联系的广泛性和复杂性，许多看起来不相关的信息也都可能直接或间接对中药资源产生影响。如某地区大力发展交通，则可能导致道路沿线的资源破坏，交通改善则可以促进沿线地区中药资源开发利用，也可能导致中药资源蕴藏量的急剧下降；产业结构和政策导向的变化，如"东桑西移"，会导致某些中药主产区的转移；货币汇率的变化可以引起中药进出口量的变化，从而影响国内中药价格、中药资源采挖量、种养量的变化。因此，广义的中药资源信息的范畴远大于上述概念的范畴。中药资源学是一门综合性很强的学科，进行中药资源信息研究和应用，就要收集、综合、研究各有关学科的信息。

（一）中药资源信息的来源

目前中药资源信息来源广泛，形式多样，但文献记录依然是中药资源信息的重要载体。常用的有关中药资源信息的文献如下。

1. 工具书　《中国中药资源丛书》《中国植物志》《中华人民共和国药典》《中国高等植物图鉴》《中国经济植物志》《中药志》《新编中药志》《全国中草药汇编》《中药大辞典》《中药材品种论述》《中国动物志》《中国药用动物志》《中华道地药材》《中华本草》《中国自然资源手册》等。

2. 期刊　《药学学报》《中国中药杂志》（原名中药通报）、《中草药》（原名中草药通讯）、《中药材》（原名中药材科技）、《中国药学文摘》《中国天然药物》《天然产物研究与开发》《中国海洋药物》、美国《化学文摘》（chemical abstracts，CA）、美国《医学索引》（Index Medicine，IM）、美国《生物学文摘》（biological abstracts，BA）等。

3. 网络资源　国家卫生与健康委员会、自然资源部、农业农村部、科技部、国家市场监督管理总局、国家林业和草原局、气象局等部门网站以及各省、直辖市、自治区的相关对应机构网站；中科院系统相关网站；国家、各省、直辖市、自治区的医药、农业、林业研究机构及行业相关网站等。

（二）中药资源信息收集的方法

根据信息的来源、用途和时间要求的不同，信息收集可分为积累法、文献法和调查法。

1. 积累法　信息的积累就是在日常工作中自觉进行连续的、系统的信息收集和记录。这种方法要求相关人员具有良好的信息收集意识，并建立持续的、系统的、分类清晰的信息记录制度。

2. 文献法 是收集和分析研究各种有关文献资料，筛选出所需信息，并将之应用于某种工作目的的方法。文献的类别不同，其所需的收集途径也有所不同，一般有图书馆、档案馆、博物馆、科研教育机构、学术会议、网络等。收集文献的方法有检索、购买、交换、索取、复制、接受赠书等。其中通过检索文献来获取信息是最常用、最主要的信息获取手段。

3. 调查法 根据工作任务运用调查方法和手段收集信息。常用的调查方法有参观访问、会议交流、现场调查。如中药资源普查就主要属于调查法，它综合了参观访问、会议交流、现场调查等方法，其中野外调查是普查工作中的重要环节，也是人力、物力要求很大的环节。同时，中药资源普查也必须综合应用积累法和文献法来获取信息。

二、中药资源的数字化管理与应用

数字化就是将各种信息转变为可以度量的数字、数据，再以这些数字、数据建立适当的数字化模型，把它们转变为一系列二进制代码，引入计算机内部，进行统一处理，这就是数字化的基本过程。数字化在中药资源领域的应用日趋广泛和深入，目前中药资源信息的数字化集中体现在数据库技术的应用方面。

建立中药资源数据库，可以对中药资源的各种信息进行数字化管理，为中药资源的科研、保护和利用提供快速、及时、准确的信息。在中药资源普查中，特别是在近年开展的第四次全国中药资源普查中，将各地的中药资源种类、分布、蕴藏量、产量、收购量、销售量和需要量等巨量信息建立庞大的数据库，可为社会各个方面开发中药资源提供所必需的基础数据，将会产生巨大的社会效益和经济效益。

第三节 中药资源危机的预警系统

随着人们自我保健意识、崇尚"回归大自然"意识的不断提高，人类从中药自然资源中寻求医药健康支持的意识越来越强烈，对中药资源的需求量也越来越大，中药产业越来越受到全世界的青睐。但是，由于对中药资源缺乏有效的保护，我国的中药资源受到了严重破坏，有些物种甚至濒临灭绝。因此，加强中药资源预警系统研究以确保中药资源的可持续利用是十分必要和迫切的。

中药资源危机的预警系统包括资源危机阈值的确定、预警信息的收集和传递、预警信息的评价和对策。

一、中药资源危机阈值的确定

保护珍稀濒危动植物物种有利于维护生态平衡、保护生物多样性。1980年我国正式加入《濒危野生动植物国际贸易公约》，此公约的精神在于管制而非完全禁止野生物种的国际贸易，采用物种分级与许可证的方式，以达成野生物种市场的永续利用性。1984年我国公布了第一批珍稀濒危保护植物名录；1987年国务院发布了"国家重点保护野生药材物种名单"；1988年，由原国家环境保护局主持编写了《中国稀有濒危植物》

一书并于次年在国内出版，现以《中国植物红皮书》在国际上正式出版发行，该书共收录保护物种 388 种，其中药用约 102 种。

《中国稀有濒危植物》一书参考世界自然保护联盟（IUCN）红皮书系列，依据物种灭绝危险程度分为濒危、稀有、渐危（脆弱或受威胁）三个类别。与以上三个类别相对应，珍稀濒危中药物种划分为三个等级，针对不同等级制定有不同的保护要求内容。

（一）一级（濒危 endangered）

濒临灭绝状态的中药物种，具有以下特点。

1. 数量极少，分布区域狭窄，在分布地带处于灭绝危险。

2. 仅生存在特殊的正在恶化的生境中，对自然变化适应能力不强，或遭受毁灭性的开发和灾害性的病虫害。

3. 资源迅速减少，市场供应紧缺。

4. 具有极重要的医疗、科研、经济价值，《中华人民共和国药典》收载的常用种。

属于一级的中药物种有人参、冬虫夏草等。对于一级中药物种要特别重点保护，严禁采收和捕猎。如有特殊的研究需要，需经严格审批，审批权应控制在国家有关部门。

（二）二级（稀有 rare）

资源处于衰竭状态的重要野生和栽培（饲养）的中药物种，具有以下特点。

1. 数量和分布区域有限，或虽分布省区较多，但只是零星存在。

2. 是单种属或少种属的常用中药物种；国产特有物种，生境有一定的特殊性。

3. 栽培（养殖）条件要求高，资源缺少快，市场较紧缺。

4. 来源于高大的木本、大型哺乳动物或珍稀的古化石的中药物种。

5. 在医疗、科研、经济方面有重要意义，《中华人民共和国药典》收载的较常用品种。

属于二级的中药物种有白果、甘草、杜仲、明党参等。对于二级中药物种要加强保护，部分控制采收和捕猎。根据客观的野生或栽培（养殖）数量，规定生产指标，其保护措施是要保证自然资源得到不断发展。

（三）三级（渐危 vulnerable or threatened）

资源处于减少中的重要常用中药物种，具有以下特点。

1. 分布区域较广，但数量不断减少的中药物种。

2. 生境发生改变，不断影响中药物种的发展。

3. 开发利用过度，特别是药厂所需原料，资源骤减的中药物种。

4. 部颁标准或地方标准收载，已形成商品的重要民间药。

5. 受自然或人为的影响，可以预见将来可能成为濒危物种的中药物种。

属于三级的中药物种有石斛、天麻、雪莲、麻黄、川贝母等。对于三级中药物种要注意保护，可有计划或分区域的采收和捕猎。禁止毁灭性的滥采滥伐、毒杀捕捉等活动。

二、中药资源预警信息

预警科学是一门年轻且正在成长中的学科，属于管理科学的范畴，对它的研究最早源于 20 世纪 60 年代美国对于管理失败的研究。到 20 世纪 90 年代初，我国才开始逐步开展预警科学的研究。

《中药现代化发展纲要》已将"开展中药资源普查，建立野生资源濒危预警机制"列为中药现代化发展的关键内容之一。因此，尽快建立中药资源动态监测体系，准确获得中药资源危机预警信息，确保中药资源危机预警信息及时准确地传递给管理部门将是中药资源管理现阶段的重要工作内容之一。

随着电子计算机技术、空间科学技术、信息技术的发展和"3S"技术在中药资源普查和监测中的应用，人们开始探索建立适宜的中药资源动态监测方法，为中药资源预警系统的建立打下良好的基础。

（一）中药资源预警系统建立应遵循的原则

1. 规范性　预警系统中的监测方法、监测指标、统计方法、软件平台等应规范，并尽量与国际惯例接轨。

2. 可靠性　预警系统应有良好的稳定性、安全性和可靠性。

3. 可扩充性　预警系统应便于扩充，便于升级换代。

4. 重点监控与分类监控相结合　中药种类繁多，应该客观分析当前各种中药资源的基本情况，区别对待，采取重点监控的方法。从资源保护与市场供需的角度来看，对国家统管的药材，包括甘草、杜仲、厚朴和麝香等，可市场自由流通；但列入《中国稀有濒危植物》《野生药材资源保护条例》《濒危野生动植物物种国际贸易公约》的中药资源应重点监测。

（二）中药资源预警系统数据信息

为了及时、准确地收集中药资源濒危数据信息，必须建立国家与地方共同参与、分工合作、职责明确的中药资源动态监测体系，该管理体系由管理系统、技术系统和监督系统三部分组成。

1. 管理系统　由国家中药资源中心、各大区濒危中药资源动态监测中心站和具体执行单位共同构成。国家中药资源中心负责领导全国监测工作，包括组织专家委员会设计总体实施方案、统一安排工作进程、遴选濒危品种、制定濒危品种招标方案、采用招标方式确定单一品种方案的实施单位、对下级单位的工作检查、对最终建成体系验收、全国濒危中药资源分布区影像的统一订购与处理分发、相关基础数据库的管理等工作。根据全国药用植物的地域分布及中药区划，设东北、华北、华东、西南、华南、内蒙古、西北、青藏八个大区濒危中药资源动态监测中心站，各中心站负责本区濒危中药资源名录提供、本区基础数据库管理、对本区中药资源动态监测系统进行维护、相关信息上传、协助和监督本区域濒危中药资源监测等工作。具体执行单位主要负责监测工作、及时采集样地相关信息并及时将信息上传给各大区中心站。

2. 技术系统 以固定样地结合临时样地为监测对象，依托计算机技术和3S技术，以全球定位系统（GPS）为空间位置信息采集工具，计算机为属性信息采集工具，建立包括各濒危品种属性数据库和空间数据库的濒危中药资源动态监测体系，可随时输出濒危中药资源数据表和资源分布图。国家濒危中药资源动态监测总站针对相关数据建立专家决策支持系统，通过相应的规划、统计、决策和预警评价等模型及时通报濒危状况，发出预警信息，向政府部门提出保护意见。

3. 监督系统 由国家和各大区二级监督构成，监督的重点是样地原始信息的准确性和及时更新。国家濒危中药资源管理总站、各大区濒危中药资源动态监测中心站对下级单位实施监督的方式有两种：一种是形式监督，即数据和资料的格式要求按合同规定实施；另一种是实质监督，即对样地原始信息进行逐项检查，也可采用抽样的方法，对部分样地现场核查。

4. 预警信息的评估与对策 濒危中药资源预警信息的评估与对策是预警系统的核心部分。目前，我国的濒危中药资源保护科研工作已经取得一定的效果，但是，科研工作结果没有得到科学有效的综合分析，决策人员只能通过一些经验和不系统的信息进行决策。因此，需要建立基于系统评价方法的濒危中药资源评价保护体系，对中药资源的濒危现状，资源变化量等进行监测，系统评价相关数据资料，制定更加科学合理的保护及管理对策，以达到中药资源可持续利用的目的。

濒危中药资源系统评价保护体系的构建采用系统评价的方法，包括设计系统评价方案、执行系统评价、以网络为平台提交系统报告和实施动态监测保护行动等四个步骤。建立濒危中药资源预警系统是一个长期的过程，既不能照搬其他行业的成熟模式，又需要相关的支持系统，以应对预警情况。该系统应具备预警信息的实时反馈与监控、预警信息的管理和分析，对濒危中药资源的预警发布、应急响应和调度指挥的功能，以此对濒危中药资源管理决策进行统筹规划分析。

第四节 中药资源与栽培相关的知识产权

随着中医药的国际影响日益扩大，许多国家及外商加紧了对中药的研究和开发，我国中药的领先地位已受到挑战，加强中药知识产权保护已非常急迫。中药资源的知识产权是中药知识产权的重要组成部分，研究中药知识产权保护的方法和措施，对中医药事业的发展具有深远意义。

一、中药知识产权保护的作用

知识产权保护是国内、国际通用的保护科技成果的法律制度。利用专利等方式对中药资源相关的知识产权进行保护，并从法律上来保障我国中药产品在国际市场上的竞争力。

知识产权制度可对发明者的合法权益进行有效保护，进一步激励科技人员的积极性和工作热情，对中药企业科技创新投入的市场回报进行保障，鼓励企业进行全面性、多层次的新产品开发，建立科技创新体系，提高我国中药科技创新水平。

中药知识产权制度具有促进交流合作和公开科技信息的作用，对于促进中药研究相互交流，相互启发，避免重复研究，有限配置我国人力、财力和医药资源，避免偏方、秘方、医疗经验的流失具有非常重要的作用。

中药知识产权保护有利于创造民族品牌，促进中药产业规范化发展，推动中药现代化进程。

二、中药知识产权保护的范围和形式

（一）中药知识产权保护的范围

1. 中药材生产技术。中药材生产是中药产业的源头，其知识产权保护的内容包括中药材栽培（养殖）生产技术、药材品质鉴定技术，以及新品种、中药材包装储存技术、新药用部位和新用途等多个方面。

2. 中药炮制技术及中药饮片知识产权。保护的内容可包括传统的炮制方法和技术、新型饮片和保鲜技术。特别应注重对创新研究成果的知识产权保护。

3. 中药制药工程技术。包括制药工艺技术、制剂机械设备、制剂辅料、自动化技术、新剂型、污染处理技术及药渣的综合利用等。

4. 中药理论研究。内涵非常广泛，包括传统的与病、症、证相对应的实验动物模型研究、复方配伍规范研究、中药作用机制研究、活性成分研究、药性理论研究，以及利用现代科学技术阐明中药理论和作用机制的研究等。

5. 中药产品的包装材料及外观设计。

6. 处方与配方。包括中成药单味药处方、单体药处方、单味药组分处方、复方组分处方等。尤其是对民间流传的一些偏方、秘方，应加强研究和产权保护，防止流失。

7. 中药质量标准及其相关技术。包括标准品、检测仪器及试剂、检测方法等。

8. 中药领域的著作权。包括有关中药的专著、档案、论文、文献、资料、产品说明书、计算机软件、网络、数据库等方面的内容。

（二）中药知识产权保护的形式

目前中国采用的保护形式可分为专利保护、行政保护、边境保护和原产地保护等。

1. 专利保护 是中国目前中药知识产权保护的主要形式之一。专利保护的对象是发明创造的技术方案和含有关键技术的技术方案。我国1985年实施的专利法没有对药品和用化学方法获得的物质进行专利保护，只对其生产方法授予专利权。1993年修改的专利法开始对药品授予专利权。新的专利法规定凡是属于专利法保护范畴的中药发明创造也可以以专利的形式进行保护，其包括药物活性成分、剂型、用途、产品外观设计、包装等。值得注意的是，单纯的处方是不能申请专利的，而可以进行工业化生产的中成药产品是可以申请专利保护的。

2. 行政保护　是指除专利、商标之外，依照中国行政机关的行政法规对药品知识产权的保护，主要包括中药品种和中药新药保护。

（1）中药品种保护　国务院于 1992 年颁布了《中药品种保护条例》。该条例规定保护的对象是指在我国境内生产的或已经列入国家药品标准的品种。受保护的中药品种分两级：一级保护是指对特定疾病有特殊疗效的、相当于国家一级保护野生药材的人工制成品以及限于预防和治疗特殊疾病的品种；二级是指对特定疾病有显著疗效的品种和从天然药物中提取的有效物质及特殊制剂。其中，一级保护的时间分别为 30 年、20 年、10 年；二级保护的时间为 7 年。保护期满后可申请延长保护期，每次延长的期限不得超过第一次批准的期限，其中二级保护只能延长一次保护期。

（2）新药保护　新药保护的适用对象是指在我国未生产过的药品，对新颖性的要求较专利法低。但是新药证书一般只有在完成Ⅲ期临床试验后再经国家药品监督管理局批准后才能颁布，因此申请周期要比专利申请长。根据原国家药品监督管理局 1994 年发布的《新药保护和技术转让的规定》，规定各类新药的保护期限为：第一类新药 12 年；第二、三类新药 8 年；第四、五类新药 6 年。在保护期内的新药未得到新药证书持有者的技术转让，任何单位以及个人不得仿制生产，同时药品监督管理部也不得受理审批。

专利保护、新药保护和中药品种保护在内容、形式及特点方面都存在较大差异。专利保护要求药品具有三性（唯一性、新颖性、创造性），而中药品种保护的申请条件远低于专利，不要求具有新颖性和创造性，已公开发表和公开使用的药物，仍可申请中药品种保护。专利是用来确定技术产权的，所以它必须清楚明确，具有唯一性。专利产权的唯一性，在专利体系的各项规定中得到充分体现和保障，有利于有关规定的操作。新药保护和中药品种保护的对象都可以是两个或两个以上的多个主体，因此允许同一品种有多个新药证书或品种保护证书的持有者，新药保护和中药品种保护不具有排他权和独占性。专利所保护的是含有关键技术的技术方案，虽然专利公开了，但却隐藏了最佳疗效的最佳配方和关键技术。而新药保护和中药品种保护的适用范围仅仅是中药品种，对中药技术开发前期研究活动中的技术秘密、处方组成和工艺制法是无法予以保护的。

中药品种保护会受到专利保护的阻截。如果两个厂商开发同一种产品，其中一方在开发初期将独立研制的产品或以正当方式取得的产品申报了专利保护，另一方即便获得了新药证书，但也不能获得中药品种保护，其生产还是受到获得专利保护的一方的制约。由此可以看出，中药品种保护对于企业不具有战略保护的作用。新药保护和中药品种保护只是国内强制性的行政保护措施，这种保护的范围仅限国内，无法与国际上的通用做法接轨。国内制药企业如果想要走向世界，参与国际药品市场的竞争，就必须依靠专利这一武器。

3. 边境保护　边境保护涉及的中药知识产权范围以中药专利产品及商标产品为主，尤其是中药品牌商标。海关是进出境的监督管理部门，可以对进出口货物进行有效控制，海关对知识产权的保护有助于维护中国出口企业的合法权利和出口商信誉。

4. 原产地保护　是指用来保护表示该商品是源于某国、某地区或某地的一种产品标识，是一种集体性专用权，不具有转让性和独占性。凡在该地的生产企业都可以使用该地名称，而且不受时间限制。申请原产地保护要求产地名称必须实际存在，并且是该产品的真实产地，只有本地企业才能使用该产地名称。申请原产地保护后，其他地区生产的同类产品的名称就不能含有该产地名称。在同一产地，同一种由不同企业生产的产品可用不同商标进行区别与保护。

2001 年，原国家对外贸易经济合作部根据《中华人民共和国出口货物原产地规则》等有关法律、《中华人民共和国进出口商品检验法》及其实施条例和世界贸易组织关于《原产地规则协议》等国际条约、协议的规定，制定《原产地标记管理规定》，并于 2001 年起施行。原产地标记是产品或某项服务来源地的重要标准和符号，基本可分为原产国家标记和地理标志两大类。

2005 年 7 月，原国家质量监督检验检疫总局发布了《地理标志产品保护规定》。地理标志产品，是指产自特定地域，所具有的质量、声誉或其他特殊性在本质上取决于该产地的自然因素和人文因素，经审核批准以地理名称进行命名的产品。地理标志产品包括：来自本地区的种植、养殖产品，原材料全部来自本地区或部分来自其他地区，并在本地区按照特定工艺生产加工的产品。其目的在于：保护地理标志产品，规范地理标志产品名称和专用标志的使用，保证地理标志产品的质量和特色。

5. 商标保护　是对商标的标志性、商业性、专有性的保护，对象是商标。我国于 1983 年开始实施商标法，1993 年 2 月进行了修订。该法中规定人用商品必须使用注册商标，未经批准注册的不得在市场上销售。中药领域商标保护的范围有中药材的品质、中药饮片、中成药、制药专用机械设备、质量检测所用的标准品及检测仪器、包装材料、包装机械及我国的道地药材等。

6. 著作权保护　我国对著作权实施自动保护原则，即一旦作品创作完成，该作品自动获得著作权的保护。著作权与专利权一样都是专有权，但与专利权不同的是，著作权只保护作者的表达方式，而不保护作者所反映的具体内容。因此，从理论上讲，在中药领域著作权法的适用范围是有限的，它主要用于保护中药领域的学术研究成果。由于中药技术性质的特殊性，学者们在发表文章时，应充分考虑技术秘密公开后所带来的不利影响，故重要的技术发明等不宜公开发表。

7. 商业秘密保护　指不被公众所知悉、能为权利人带来经济利益、具有实用性并经权利人采取保护措施的技术信息和经济信息。《中华人民共和国反不正当竞争法》第十条，明确规定侵害商业秘密的行为属于不正当竞争行为。中药知识产权保护的主要对象是配方和生产工艺。中药的生产工艺复杂，技术性强，配方也复杂多样，从产品很难应用反向工程倒推出中药的配方和生产工艺。所以从中药领域的技术特征来看，商业秘密保护是中药知识产权保护十分有效的一种方法。我国许多知名中药品种都是用商业秘密保护其知识产权的，如丹参滴丸等。

【学习小结】

中药资源管理的基本内容主要包括中药资源保护和开发利用的管理、中药资源动态监测管理、中药资源生产和市场流通管理、中药资源的信息和数字化管理和中药资源相关的知识产权管理等方面。中药资源的信息和数据化管理，首先是通过采用积累法、文献法和调查法收集信息，然后构建中药资源数据库再进行数据库管理维护、网络化和数据挖掘。中药资源危机的预警系统包括资源危机阈值的确定、预警信息的收集和传递、预警信息的评价和对策。中药资源预警系统建立的原则是规范性、可靠性、可扩充性，以及采取重点监控与分类监控相结合的原则。

中药资源相关的知识产权保护范围主要有中药材生产技术、中药炮制技术及中药饮片、中药制药工程技术、中药理论研究、中药产品的包装材料及外观设计、处方与配方、中药质量标准及其相关技术和中药领域的著作权；中药知识产权保护的形式主要有专利保护、行政保护（中药品种保护和新药保护）、边境保护、原产地保护、商标保护、著作权保护和商业秘密保护。

【复习思考题】

1. 收集中药资源信息的方法有哪些？
2. 简述珍稀濒危中药物种划分的三个等级。
3. 中药知识产权保护的形式有哪些？

下篇 中药资源与栽培技术的应用

【学习要点】

根据功效可以把中药分为解表药、清热药、泻下药、化湿药、利水渗湿药、温里药、止血药、活血化瘀药、化痰止咳安神药、平肝息风药、补益药、收涩药等十几大类，每类中药各有常用代表中药植物。下篇每章节详细介绍了各类中药代表中药植物的形态特征、生态习性、生长发育规律、种质资源概况、栽培技术和采收加工技术。学习过程中要根据每种中药植物的生态习性和生长发育规律的特点，掌握各种中药植物在栽培过程中应如何科学合理f选地、整地、育苗、播种、中耕除草、施肥、病虫害防治等栽培管理技术，并及时采收和采取合理的加工技术，为中药植物的优质高产打下基础，这样才能获得具有良好临床疗效的中药。

第八章 解表药 ▷▷▷▷

【学习目的】

1. 掌握白芷、菊花、柴胡的种质资源概况、栽培和采收加工技术要点。
2. 熟悉白芷、菊花、柴胡的生态习性和生长发育规律。
2. 了解白芷、菊花、柴胡的分布情况及形态特征。

凡能疏肌解表、促使发汗，用以发散表邪、解除表证的药物，称为解表药，或发表药。根据解表药的药性和主治差异，一般将其分为发散风寒药和发散风热药两类。发散风寒药大多性温味辛，故又名辛温解表药，适用于风寒表证。常用中药有麻黄、桂枝、细辛、紫苏、荆芥、防风、羌活、藁本、白芷、苍耳子、辛夷、鹅不食草、生姜、香薷、胡荽、柽柳等。发散风热药大多性凉味辛，故又名辛凉解表药，适用于风热表证，代表药物有薄荷、牛蒡子、蝉蜕、淡豆豉、葛根、柴胡、升麻、桑叶、菊花、蔓荆子、浮萍、木贼等。此处仅介绍白芷、菊花、柴胡的栽培技术。

白 芷

白芷为伞形科植物白芷 Angelica dahurica（Fisch. ex Hoffm.）. Benth. et Hook. f. 或杭白芷 A. dahurica（Fisch. ex Hoffm.）Benth. et Hook. f.var. formosana（Boiss.）Shah et Yuan 的干燥根，是我国常用药材之一。白芷始载于《神农本草经》，列为中品。白芷分布范围广，黑龙江大兴安岭地区的呼玛、漠河、塔河、加格达奇，吉林、辽宁、河北、山西、内蒙古等地均有分布，主产于河南、河北、浙江、四川等地。

一、形态特征

多年生高大草本，高 2～2.5m。根粗大，直生，近圆锥形，外皮黄褐色。茎粗壮中空，近圆柱形，常带紫色，有纵沟纹，近花序处有短柔毛。茎下部叶有长柄，基部叶鞘有显著膨大的囊状鞘。叶为二至三回三出羽状全裂，裂片卵形至长卵形，边缘有不规则白色粗锯齿，基部下延成翅状；复伞形花序。总苞片 1～2，通常缺；小总苞片 5～10 枚，线状披针形，膜质；花白色；花瓣 5，倒卵形，先端内曲成凹头状；雄蕊 5，花丝细长，伸出于花瓣。双悬果长圆形至卵圆形，黄棕色，有时带紫色，无毛，背棱扁，厚而钝圆，棱槽中有油管 1，合生面有油管 2。花期 7～9 月，果期 9～10 月。

杭白芷与白芷的区别在于：植株相对较矮，高 1～2m，根圆锥形，上部圆锥形，具 4 棱。茎和叶鞘多为黄绿色，复伞形花序密生短柔毛，伞幅 10～27，小花黄绿色，花瓣 5，顶端反卷，双悬果扁平，具疏毛。花期 5～6 月，果期 7～8 月。

二、生态习性

白芷分布于东北及华北等地，生长于海拔 200～1500m 的地区，野生于林下、林缘、溪旁、灌丛和山谷草地。白芷适应性强，耐寒，喜温和湿润环境。白芷适宜生长温度为 15～28℃，在 24～28℃ 条件下生长最快，不耐 30℃ 以上高温。全国各地均有栽培。白芷适宜种植在土层深厚、疏松肥沃、湿润而又排水良好的砂壤地，在土质过黏、过砂、土层浅薄土壤中种植；则主根小而分叉多，亦不宜在盐碱地栽培，不宜重茬。

三、生长发育规律

白芷植株生长发育可分为幼苗期、叶生长盛期、根生长盛期、生长停滞期、开花结果期共五个时期。幼苗期，种子发芽温度 10～25℃，播种后 15～20 天出苗。冬季在土壤湿润的条件下，幼苗能耐受 -6～-8℃ 低温；叶生长盛期，3 月上旬至 5 月上旬，叶片为生长中心，根干物质积累开始增快；根生长盛期，5 月上旬至 6 月中旬，根干物质积累急剧增加；生长停滞期，6 月中旬至 7 月下旬，地上全部枯萎，根长和根粗增长缓慢；开花结果期，花期为 5 月中下旬至 7 月上旬，单株花期约 30 天左右，单花花期 1～2 天。雄蕊先熟，蕾期花粉已具有活力，而柱头于开花第四天具有活力。繁育类型为兼性异交，自交亲和，需要传粉者。6 月下旬果实逐渐成熟，根部逐渐腐烂变空。

四、种质资源状况

我国白芷种质资源丰富。商品白芷主要有出产于河南禹州、长葛等地的禹白芷；河北安国、定州等地出产的祁白芷；浙江余杭、永康等地出产的杭白芷；四川遂宁、达县等地出产的川白芷。杭白芷和川白芷是白芷类中药的主流商品，川白芷约占全国商品白芷产量的70%。成都中医药大学以川白芷混杂群体为材料，系统选育出了新品种"川白芷1号"。

五、栽培技术

（一）选地整地

白芷对前作选择不甚严格，但不宜与伞形科作物连作，一般棉花地、玉米地均可栽培，以土壤耕层结构为团粒结构、耕作层深厚、土质疏松肥沃、排水良好的温暖向阳地块为宜。前茬作物收获后，应及时翻耕，深度以33cm左右为宜。曝晒数日后再耕翻1次，耙细整平，做高畦，畦宽100～200cm，高16～20cm，畦沟宽26～33cm。畦面表土层要求疏松细碎。耕地前每667m²施堆肥草木灰150kg、圈肥2500～4500kg、磷肥50kg作基肥。

（二）繁殖方法

白芷主要采取以种子直播的繁殖方法。移栽时，植株根部多分叉，主根生长不良，影响药材产量和品质。

1. 播种时间 适时播种是保证白芷高产的关键，分为春播和秋播。生产上一般采用秋播。北方地区在白露后5～10天播种，南方地区可在霜降前后播种。

2. 播种方法 选当年种子，用45℃温水浸泡6小时，捞出、控干水分备用。播前畦内浇透水，待水渗下后，开始播种。穴播按行距33～35cm，株距25～30cm开穴，穴深6～10cm，播后用水浇、洒水或覆草的方法保持土壤湿润。用种量15kg/hm²。播后20天左右出苗。

（三）田间管理

1. 水分管理 白芷喜水，但怕积水。在干旱、半干旱地区，播前必须浇水，翻地保墒，播后遇干旱、久旱必须浇水，以后经常保持土壤湿润，以利幼苗生长。小雪前灌水，防止幼苗冬天干死。第二年春天在清明前后浇水，不能过早，否则地温低，水寒、苗不长。以后每隔10天浇1次水，到了夏天应每隔5天浇水1次，特别是芒种到谷雨前，水少主根生育不良，则须根多影响产量。雨季及时排水，以防积水烂根及病害发生。

2. 间苗定苗 白芷幼苗生长缓慢，播种当年不疏苗。第二年早春返青后苗高5～6cm时进行间苗。间苗分三次进行，逐步加大株距。苗高13～15cm时定苗，每穴留壮苗 1～2 株。间苗时除去叶柄呈青白色、黄绿色，叶片集中在上部生长的大苗，减少抽薹发生率。

3. 中耕除草 幼苗期结合间苗、定苗进行中耕除草。定苗前应拔草或浅松表土，不能过深，否则伤及主根易产生分叉。定苗时，松土除草要彻底，封垄后不能再行中耕除草。除草次数视杂草生长情况而定。

4. 合理施肥 白芷属于喜肥植物，施肥量直接影响植株长势和药材产量。但施肥不能过多，否则易抽薹开花，降低产量。

（1）施肥时期 采取"春前少施，不施，春后集中施肥"的原则，防止幼苗生长过旺，冬季冻死或第二年春天提前抽薹开花。第二年 4～5 月壮苗期可追肥 3～4 次。第一、第二次均在间苗、中耕后进行，第一次施肥，肥料宜少，每 667m² 施用稀人畜粪 200kg，以后可逐渐加浓加多至 400～600kg。第三、第四次在定苗后和封垄前进行。可配施磷钾肥，过磷酸钙 20～25kg、硫酸钾 20kg，促使根部粗壮。

（2）施肥种类 白芷对氮、磷、钾的需求比例为 $N:P_2O_5:K_2O=1.7:1.0:2.0$，按照每 667m² 施用量 N 10kg、$P_2O_5$ 9kg、K_2O 12kg 确定施肥量。

（3）施肥方法 有机肥作基肥、化学肥料 50% 作基肥、50% 作追肥。基肥在整地时全部施入；追肥在秋播后翌年春天 4 月、5 月、6 月，结合培土，开沟施入，有利于植株根部生长，防止倒伏。

5. 摘心 在 5～6 月，当植株茎尖形成明显的生长点时，选晴天用竹刀将茎心芽摘去，以去掉顶芽为好。

6. 控制白芷抽薹 白芷抽薹后根部不能入药，田间发现抽薹植株时，要及时拔除花薹。控制方法如下。

（1）采集植株一级分枝所结种子，质量最好，其出苗率和成苗率最高，抽薹率也低。

（2）适时采种，老熟种子易提前抽薹开花。

（3）适时播种，播种期过早，第二年抽薹率高。

（4）春前控制肥水，施肥过多，植株生长过旺，常易提前抽薹开花。

7. 选留良种 在第二年采挖时，选择主根粗壮、无分叉、无病虫害的植株根部，作为培育种子的母株，集中栽于肥沃地块。按行距 80～100cm、株距 30cm 开穴，根可倾斜，不能弯曲，覆土 3cm 左右，上盖肥料后再覆土 6cm，加强田间管理。当年 11 月在株旁开穴施腐熟有机肥以利越冬，次年 3～4 月份追施磷钾肥，5 月下旬即可抽薹开花，6～7 月种皮呈黄绿色时，采收一级侧枝上结的种子，随熟随采，分批剪下种穗，扎成小捆，阴干后，搓下种子，储存于通风干燥处。

（四）病虫害及其防治

1. 病害及其防治

（1）斑枯病 *Septoria dearnessii* Ell.et Ev.，又叫白斑病，叶片发病，初期为暗绿色小斑，逐渐扩大，病斑受叶脉限制呈多角形，直径 1～3cm，浅褐色，后变灰白色，上面密生小黑点，多数病斑汇合连片，严重发生时植株叶片自下而上变褐枯死。防治方法：病株及时拔除，集中烧毁；发病初期用 1∶1∶100 的波尔多液或 65% 代森锌可湿性粉400～500 倍液喷雾；田间管理，适量适用氮肥。

（2）紫纹羽病 *Helicobasidium purpureum* Pat.，发病时有白色物质缠绕在植株主根上，后期变成紫红色，最后根部腐烂。在排水不良或潮湿的低洼地及田间湿度大的雨季易发病。防治方法：做高畦以利排水；整地时用 70% 敌克松可湿性粉剂 1000 倍液进行土壤消毒；发病初期用 25% 多菌灵可湿性粉剂 1000 倍液喷雾；雨季及时疏沟排水，降低田间湿度。

2. 虫害及其防治

（1）黄凤蝶 *Papilio machaon* L.，幼虫以咀嚼式口器咬食叶片，造成缺刻或仅留叶柄。防治方法：可人工捕杀幼虫和蛹；90% 敌百虫 800 倍液喷雾，每隔 5～7 天 1 次，连续 3 次；幼虫三龄以后用青虫菌 500 倍液喷雾。

（2）蚜虫 *Myzus persicae* Snlzer 及红蜘蛛 *Tetranychus telarius* L.，危害初期叶片出现黄色斑点，引起植株长势衰弱，后期叶片焦枯，甚至全株枯。防治方法：冬季清园，然后喷 1 波美度石硫合剂；4 月开始喷 0.2～0.3 波美度石硫合剂或 25% 杀虫脒水剂500～1000 倍液，每周 1 次，连续数次。危害初期用 10% 吡虫啉 1500 倍液、4% 杀螨威乳油 2000 倍液、20% 杀灭菊酯 2000 倍液、50% 抗蚜威 1500 倍液喷雾，每 7～10天喷药 1 次，连喷 2～3 次。

六、采收加工

（一）采收

白芷采收因产地和播种时间不同，收获期各异。春播白芷当年 9 月中、下旬即可采收；秋播白芷第二年 8 月下旬叶片呈枯萎状态时采收。当地上部分茎叶枯萎时，选晴天将茎叶割去，依次将根挖起，抖去泥土，运至晒场，进行加工。

（二）加工干燥

将主根上残留叶柄剪去，摘去侧根，晒 1～2 天，再将主根依大、中、小三级分别曝晒。晒时切忌雨淋，否则易烂或黑心。亦可烘炕或烘房烘干，烘烤时应将头部向下、尾部向上摆放，注意分开大小规格，根大者放在下面，中等者放在中间，小者放在上面，侧根放在顶层，每层厚度以 7cm 左右为宜，温度保持在 60℃左右；烤时不要翻动，以免断节，一般经过 6～7 天全干，然后装包，存放于干燥通风处即可。

菊 花

菊花为菊科植物菊 Chrysanthemum morifolium Ramat. 的干燥头状花序。药材按产地和加工方法不同，有怀菊、杭菊、亳菊、滁菊、贡菊和祁菊等之分。怀菊主产河南焦作；杭菊主产浙江桐乡和江苏射阳，有白菊和黄菊之分；亳菊主产安徽亳州；滁菊主产安徽滁州；贡菊主产安徽歙县一带，亦称徽菊，浙江德清亦产，另称德菊；祁菊主产河北安国。此外，还有产自四川的川菊和山东的济菊等。

一、形态特征

多年生草本，全株密被白色茸毛。茎直立，具纵沟棱，基部木质化，上部多分枝，密被白色短柔毛，枝略具棱。单叶互生，具叶柄，叶片卵形或窄长圆形，边缘有短刻锯齿，基部宽楔形至心形。头状花序大小不等，顶生或腋生，总苞半球形，绿色；舌状花着生花序边缘，舌片白色、淡红色或淡紫色，无雄蕊；雌蕊1；管状花位于花序中央，两性，黄色，每花外具一卵状膜质鳞片，先端5裂，聚药雄蕊5；雌蕊1，子房下位。瘦果柱状，无冠毛，一般不发育。花期10～11月，果期11～12月。

二、生态习性

菊为短日植物，喜阳光、忌荫蔽。菊在不同生育阶段，对光照时数需求不同。幼苗阶段，光照不足易造成弱苗。栽后至花芽分化前，一般不需要强烈直射光，每天日照时数6～9小时即可满足生长需求。进入花芽分化阶段，对日照时数与光照强度的要求较为严格。菊较耐旱，怕涝。在苗期至孕蕾前，适宜较湿润的条件，若遇到干旱，发育慢。花期则以稍干燥的条件为好，如雨水过多，花序就因灌水而腐烂，造成减产；但太旱，花蕾数量大大减少。

菊喜温暖湿润气候，但亦能耐寒。植株在0～10℃下能生长，并能忍受霜冻，但最适生长温度为20～25℃。花能经受微霜，而不致受害，花期能忍耐-4℃的低温。降霜后地上部停止生长。根茎能在地下越冬，能忍受-17℃的低温。但在-23℃时，根将受冻害。菊对土壤盐分要求比较严格，以中性偏碱富含有机质的沙壤土最为适宜。菊忌连作。

三、生长发育规律

菊全生育期（从移栽至菊花采收）需150～180天。菊以宿根越冬，根状茎仍在土中不断发育。开春后，当气温稳定在10℃以上时，在根际的茎节萌发成芽丛，随着茎节的伸长，基部密生许多须根。苗期生长缓慢，苗高10cm以后，生长加快，苗高50cm后开始分枝；在日照短于13.5小时、夜间温度降至15℃、昼夜温差大于10℃时，开始从营养生长转入生殖生长，即花芽开始分化，此时植株不再增高和分枝；9月下旬，当日照短于12.5小时、夜间气温降到10℃左右，花蕾开始形成，此时，茎叶、花进入旺盛生长时期。10月中下旬始花，11月上中旬盛花，花期30～40天。开花时自上而下，依次开放；每个花枝，也是自顶循序而下开放。异花授粉后种子成熟期50～60天，1～2月种子成熟。种子细小，千粒重仅1g左右。种子无胚乳，寿命不长，能在低温下发芽。通常11～12月采种后，3～5月进行播种，其发芽率较高。自然条件下存放半年就会丧失发芽力，但在密封条件下，种子生命力能维持3～4年。

四、种质资源状况

菊花原产我国，世界各地广泛栽培，已培育出 1000 多个园艺用菊花品种。我国药用菊花因栽培历史悠久，栽培地区广泛，迄今在我国已分化成较为稳定的具明显地方特色的栽培类型。据调查，我国药用菊花有栽培变种 9 个：①贡菊，主产安徽歙县，栽培于海拔 200～600m 的向阳山坡。②湖菊，又称软杆，主产浙江桐乡市，栽培于杭嘉湖平原，现湖北、江苏部分地区有引种，是著名地道药材杭白菊中的优良品种。③小白菊，又称小洋菊、硬杆，主产浙江桐乡市，栽培于杭嘉湖平原，是杭白菊原始品种之一。④大白菊，又称大洋菊、洋菊花，主产浙江桐乡市，栽培于杭嘉湖平原，是杭白菊药材品种之一。⑤小黄菊，主产浙江海宁、桐乡等地，栽培于杭嘉湖平原，是中药杭黄菊的最主要品种。⑥滁菊，又称全菊，主产安徽全椒，栽培于江淮之间的丘陵地带；该栽培变种是著名的地道药材滁菊的唯一品种。⑦亳菊，又称济菊、嘉菊、小怀菊、祁菊，主产于安徽亳州，栽培于淮北平原，是地道药材亳菊的优良品种，河南、河北、山东等地栽培的药用菊花也均为此栽培变种，因产地不同，有不同的名称，如河南武陟等地栽培的称为"小怀菊"、山东嘉祥栽培的称为"济菊"或"嘉菊"、河北安国栽培的称为"祁菊"。⑧大马牙，主产于安徽亳州，其他地区有零星引种，栽培于淮北平原，是药材亳菊较次的品种。⑨大怀菊，主产河南武陟，栽培于平原地区，是药材怀菊的原始品种之一。

五、栽培技术

（一）选地和整地

菊对土壤要求不严，一般排水良好的农田均可栽培。但以地势高爽、排水畅通、土壤有机质含量较高的壤土、沙壤土、黏壤土种植为好。在茬口选择上，以种植水稻三年以上的绿肥翻耕地、休闲地做上茬最为适宜。套作则以油菜、大麦及蚕豆为前茬为宜。选地如是冬闲地，则冬前应进行耕翻，耕深在 20cm 以上，保证立垡过冬。移栽前每 667m^2 施入充分腐熟的厩肥 2000～3000kg，并加过磷酸钙 20kg 作为基肥，耕翻 20cm 深、耙平，南方栽培要做高畦，并按南北向做成高 30cm、宽 2m 左右的宽畦，沟深 20cm。整个田块沟系要求做到三沟配套，即应有畦沟、腰沟和田头沟，保证地下水位离畦面 0.6m 以下。北方则多做平畦。

（二）繁殖方法

繁殖方法主要用分根繁殖和扦插繁殖，少数地区还沿用压条繁殖或嫁接繁殖。分根繁殖虽然前期容易成活，但因根系后期不太发达，易早衰，进入花期时，叶片大半已枯萎，对开花有一定影响，花少而小，还易引起品种退化；而扦插繁殖虽较费工，但扦插苗移栽后生长势强、抗病性强、产量高，故目前生产上常用。

1.分根繁殖　在 4 月 20 日至 5 月上旬，待越冬种株发出新苗 15～25cm 高时分株移栽。分株时，一般选择阴天，全棵挖出，轻轻抖落泥土，分为数个分株，选择粗壮和须根多的种苗，并将过长的根、老根及苗的顶端切掉，每株苗应带有白根，根保留 6～7cm 长，地上部保留 15cm 长。按穴距 40cm、行距 30cm 开 6～10cm 深的穴，每穴栽 1 株。栽后覆土压实，并及时浇水。每 667m² 栽 5500 株左右。

2. 扦插育苗 3 月下旬至 4 月上旬，5～10cm 日平均地温在 10℃以上时进行。

（1）苗床准备 选择向阳地，于冬前 12 月深翻冻垡，施充分腐熟厩肥 3000～4000kg/667m² 作为基肥，深翻 25cm。细耙整平，按宽 1.5～1.8m、长 4～10m 做平畦。

（2）扦插方法 选无病斑、无虫口、无破伤、无冻害、壮实、直径在 0.3～0.4cm 粗的春发嫩茎（萌蘖枝）作为种茎，切取种茎上部 10～15cm 长，去除下部 1/2 的叶片，同时保证上部留有 4～6 片叶子的嫩茎作为扦插枝，随切随插。将种茎按 3cm×5cm 的株行距以 75°～85° 的向北夹角斜插在准备好的苗床上，扦插枝入土 1/3～1/2，插后立即浇足水分。

（3）苗期管理 扦插后，在苗床上应搭建 40cm 高的荫棚用以遮阳。透光度控制在 0.3～0.4。正常情况下，晴天上午 8～9 时至下午 4～5 时遮阴，其他时间包括晚上和阴雨天应撤去遮阴物。育苗期间要保持苗床土壤湿润，浇水宜用喷淋。10～15 天后待插枝生根后即可拆去荫棚，以利壮苗。

（4）移栽 苗龄控制在 40～50 天、苗高 20cm 时移栽。应选阴天或晴天进行，雨天或雨后土壤过湿都不能种植。扦插繁殖时，如遇连续雨天，而秧龄已到，可将菊苗的头剪掉，推迟几天再移植。在移栽前一天，先将苗床浇透水，起苗时带土移栽。移栽方法同分根繁殖法。

（三）田间管理

1. 中耕除草 菊是浅根性植物，移栽后经 7～10 天缓苗期，即可进入正常生长。此时应及时中耕除草，中耕不宜过深，只宜浅松表土 3～5cm，俗称"蹲苗"。一般中耕 2～3 次，第一次在移植后 10 天左右；第二次在 7 月下旬；第三次在 9 月上旬。此外，每次大雨后，为防止土壤板结，可适当进行一次浅中耕。

2. 追肥 菊喜肥作物，尤其对钾的需求量相对较高。应注重平衡施肥，前期氮肥不宜过多，以防徒长，后期易染病而减产。追肥主要分 3 个时期进行，分别称为促根肥、发棵肥和促花肥。

（1）促根肥 移栽 20 天、缓苗后 10 天左右追施第一次肥，以利发根，以氮肥为主。用量为尿素和 42% 的复合肥各 10kg/667m²，施肥方法为穴施，穴深 5～6cm。

（2）发棵肥 在 7 月中旬第一次打顶后，追施第二次肥，以氮肥和有机肥为主。用量为尿素 10kg/667m²，选阴雨天撒施；同时用厩粪水 1000kg/667m²，选晴天浇施。

（3）促花肥 在 9 月中旬现蕾前，追施第三次肥，以促进植株现蕾开花，以磷钾肥为主。用量为 42% 以上的复合肥 20～25kg/667m²，于阴雨天撒施。同时每隔 7 天，用 2% 磷酸二氢钾溶液喷施，每次 250g/667m²，连续 3～4 次。

3. 打顶 在生长过程中，除移栽时要打一次顶外，在大田生长阶段一般要打顶 3

次。第一次在 7 月中旬，应重打，用手摘或用镰刀打去主干和主侧枝 7 ～ 10cm，留 30cm 高；第二次在 7 月下旬～ 8 月上旬，第三次在 8 月 20 ～ 25 日，第二次和第三次则应轻打，摘去分枝顶芽 3 ～ 5cm。打顶过迟会影响花蕾形成。打顶宜在晴天植株上露水干后进行。此外，还要摘除徒长枝条。

4. 培土 在第一次打顶后，结合中耕除草，在植株根际培土 15 ～ 18cm，以促使植株多生根，抗倒伏。

5. 抗旱排涝 扦插或移栽时，应灌水以保证幼苗成活；缓苗后要少浇水，6 月下旬后天旱要多浇水，追肥后也要及时浇水。蕾期干旱应注意浇水，雨季应及时清沟排水，防止积水烂根。

（四）病虫害及其防治

1. 病害及其防治

（1）枯斑病 *Septoria chrysanthemella* Sacc.，又名叶枯病。一般于 4 月中下旬发生，一直到收获。植株下部叶片首先出现圆形或椭圆形紫褐色病斑，大小不一，中心呈灰白色，周围褪绿，有一块褐色圈。后期叶片病斑上生小黑点（病原分生孢子器），叶片变黑干枯，悬挂在茎秆上。4 ～ 9 月雨水较多时，发病严重。防治方法：在最后一次菊花采摘后，即割去地上部植株，集中烧毁；选健壮无病种苗，培育壮苗；适施氮肥，雨后开沟排水，降低田间湿度；发病初期，摘除病叶，交替喷施 11：100 波尔多液和 50% 托布津 1000 倍液。选晴天，在露水干后喷药。每隔 7 ～ 10 天喷 1 次，续喷 3 次以上。

（2）枯萎病 *Fusarium solani*（Mart.）App. et Wollenw，俗称"烂根"。6 月上旬至 7 月上旬始发，直至 11 月才结束，尤以开花前后发病最重。受害植株叶片变为紫红色或黄绿色，由下至上蔓延，以致全株枯死，病株根部深褐色呈水渍状腐烂。地下害虫多，地势低洼积水的地块，容易发病。防治方法：选无病老根留种；轮作；做高畦，开深沟，排水降低湿度；拔除病株，并在病穴中撒施石灰粉或用 50% 多菌灵 1000 倍液浇灌。

（3）霜霉病 *Peronospora danica* Goumann，被害叶片出现一层灰白色的霉状物。一般于 3 月中旬菊出芽后发生，到 6 月上、中旬结束；第二次发病在 10 月上旬。遇雨，流行迅速，染病植株枯死，不能开花，影响药材产量和质量。防治方法：种苗用 40% 霜疫灵 300 ～ 400 倍液浸 10 分钟后栽种；发病期可喷 40% 疫霜灵 200 倍液或 50% 瑞毒霉 500 倍液喷治；实行轮作，加强田间管理。

（4）花叶病 *Chrysanthemum* virus B，发病植株叶片呈黄色相间的病斑，对光有透明感。病株矮小或丛枝，枝条细小，开花少，花朵小，产量低，品质差。发生危害时间较长，蚜虫为传毒媒介。防治方法：选育抗病的优良品种；及时治蚜防病，发病后可喷 25 ～ 50mg/L 的农用链霉素溶液。

2. 虫害及其防治

（1）菊天牛 *Phytoecia rufivantris* Gautier，又名菊虎。成虫将菊茎梢咬成一圈小孔并在圈下 1 ～ 2cm 处产卵于茎髓部，致使茎梢部失水下垂，容易折断。卵孵化后幼虫在茎内向下取食。有时在被咬的茎秆分枝处折裂，愈合后长成微肿大的结节，被害枝不能开花或整枝枯死。以成虫在根部潜伏越冬，寄主达 14 种菊科植物。防治方法：及时清除越冬期带虫菊花老根，在产卵孔下 3～5cm 处剪除被产卵的枝梢，集中销毁；成虫发生期于晴天上午在植株和地面喷 5% 西维因粉，5 天喷 1 次，喷 2 次。5～7 月，早晨露水未干前在植株上捕杀成虫。

（2）臀脊金龟子 *Holotrichia gaeberi* Faldermann，以若虫（俗称蛴螬）地下钻洞并咬食植株地下部根皮，破坏根部组织。防治方法：用 90% 敌百虫 1000 倍液喷杀或人工捕杀。

（3）菊小长管蚜 *Macrosiphoniella sanborni*（Gillette），9～10 月间集中于菊嫩梢、花蕾和叶背为害，吸取汁液，使叶片皱缩，花朵减少或变小。防治方法：清除杂草，忌与菊科植物连作和间套作；发生期喷 50% 辛硫磷乳油 1000～1500 倍液，每隔 7 天喷 1 次，连续喷 2～3 次。

（4）菊花瘿蚊 *Epimgia* sp.，一般于 4 月中旬在菊花田出现第一代幼虫，并形成虫瘿，5 月随着菊花苗移栽，把虫瘿带入大田，随后在大田种发生 4～5 代，受害植株虫瘿成串，植株矮小。防治方法：从菊花育苗田向大田移栽时，应先摘剪虫瘿后再移栽，摘剪下的虫瘿要集中深埋或烧毁，也可用开水烫；菊花瘿蚊的卵及虫瘿主要分布在枝条顶端，田间无成虫时，打顶并带出田间销毁可降低虫瘿量；5～8 月是天敌寄生菊瘿蚊的高峰期，尤其 7 月第三代幼虫被寄生率很高，保护好天敌对抑制瘿蚊的发展有显著效果；8 月中下旬菊花开始现蕾时用 50% 辛硫磷乳油 1000～1500 倍液喷雾防治。其他菊田常见的害虫尚有绿盲蝽 *Lygus lucorum* Meyer–Dür、斜纹夜蛾 *Prodenia litura*（Fabricius）、棉大造桥虫 *Ascotis selenaria* Schiffermüller et Denis、茶小卷叶蛾 *Adoxophyes orana*（Fischer von R slerstamm）、管蓟马等。

六、采收加工

（一）采收

因产地或品种不同，各地菊花采收时期和方法略有不同。采花时以花瓣平直，有 80% 的花心散开，花色洁白为标准。一般当一块田里花蕾基本开齐、花瓣普遍洁白时，即可收获。如遇早霜，则花色泛紫，加工后等级下降。通常在晴天露水干后或午后采收，将花头手工摘下置竹篓或竹筐中带回加工地及时加工。不宜采露水花，以免露水流入花瓣内不易干燥而引起腐烂。一般分三次采摘，种植当年 11 月上旬第一次采摘，占总产量的 50%～60%，隔 5～7 天采摘第二次，约占产量的 30%，再过 7 天左右采收第三次。因此要分期分批采收，过早或过晚都会影响产量和品质。

（二）产地加工

因产地或品种类型不同，所采用的传统加工方法有较大差异。杭菊主要产区是采用传统的蒸煮杀青工艺进行产地加工。鲜花采收后首先进行分级，大小花朵分开，并将分好的花在芦帘或竹帘上摊晾 2～3 小时，散去花头表面水分，特别是露水花或雨水花一定要晾干后再加工。加工步骤为：①上笼，花头放入直径 30cm 左右的小蒸笼内，花心向外，厚度一般以 4 朵花厚、3～4cm 为宜。②杀青，上笼后即放在蒸汽炉上蒸煮，保持笼内温度 90℃左右，为保持火力均匀，以煤炭作为燃料。蒸 1～2 分钟后将蒸笼一起取出。③晾晒，将已蒸煮杀青过的菊花立即倒在竹帘或芦席上晾晒，日晒 1～2 天后翻花 1 次，3～5 天后至 7 成干时置通风的室内摊晾。经 2～3 天后再置室外晒至干燥即成。以身干、色白（黄）、花朵完整不散瓣、香气浓郁、无杂质者为佳。

柴 胡

柴胡伞形科植物柴胡 *Bupleurum chinense* DC. 或狭叶柴胡 *Bupleurum scorzonerifolium* Willd. 的干燥根，始载于《神农本草经》，列为上品。根据性状不同，把前者习称为北柴胡，又名硬柴胡，后者习称为南柴胡，又名软柴胡、红柴胡、香柴胡。野生柴胡分布于我国长江以北，多生长在山区、丘陵、荒坡、草丛、路边、林中隙地和林缘。各种柴胡以野生为主，但近年来人工栽培面积增大，主要种植于甘肃、山西、陕西、黑龙江、内蒙古等地。

一、形态特征

柴胡为多年生草本。主根质坚硬，有较多侧根，顶部常灰褐色。茎直立，2～3 个丛生，稀单生，上部多分歧，略呈"之"字形弯曲。基生叶线状倒披针形或倒披针形，基部渐狭长成长柄，先端具突尖；茎生叶剑形。长圆状披针形至倒披针形，先端渐尖或短尖，最终呈短芒状，具平行脉（5)7～9 条。花序多分歧，腋生兼顶生，复伞形花序，伞梗 4～10，不等长，总苞片 1～2，披针形；小伞形花序的小伞梗 5～10，小总苞片 5～7，披针形，常具 3 条脉；花瓣黄色；花柱基扁平。双悬果广椭圆形至椭圆形，左右扁，果棱明显，稍锐，棱槽中常各具 3 条油管，接着面有油管 4 条。花期 7～9 月，果期 9～10 月。

狭叶柴胡主根较发达，根直立，外皮黄褐色或红褐色，上粗下细，常不分枝；基生叶有长柄，叶片线形至线状披针形；复伞形花序，伞梗较多，小伞梗多达 20 个。

二、生态习性

野生柴胡分布于我国长江以北，海拔 2300m 以下干旱向阳的山坡或砂质草原的灌缘、路边、草丛、疏林间。柴胡对土壤、气候要求不严格，喜温暖、湿润、冷凉气候，抗严寒，较耐干旱，忌高温多雨，忌低洼积水，适宜在中性或偏酸性的壤土或砂质壤土中生长。

三、生长发育规律

一年生植株主要是营养生长，除个别情况外均不抽茎，只有基生叶，10 月中旬逐渐枯萎进入越冬休眠期。第 2 年全部开花、结实，秋后便可采收入药。从开花到种子成熟需要 45 ～ 55 天，成株年生长期 185 ～ 200 天。

种子千粒重 1.3g，寿命为 1 年。有生理后熟现象，层积处理能促进后熟，但在干燥情况下，经 4 ～ 5 个月也能完成后熟过程。种子发芽适温为 15 ～ 25℃，发芽率可达 50% ～ 60%。植株生长的适宜温度为 20 ～ 25℃。

四、种质资源状况

柴胡属植物，全球有 120 多种，我国有 40 多种 17 变种。柴胡属植物的绝大多数种类，在产地均作药用柴胡，如长白柴胡 *Bupleurum komarovianum* Linez. 和大叶柴胡 *B. longeradiatum* Turez. 分布东北；兴安柴胡 *B. sibiricum* Vest 分布东北、内蒙古、河北；长茎柴胡 *B. longicaule* Wall. ex DC. 分布河北、山西、陕西、甘肃、四川、云南、青海；膜缘柴胡 *B. marginatum* Wall. ex DC. 分布云南、四川、贵州、陕西；小柴胡 *B. tenue* Buch.–Ham. ex D. Don 分布四川、云南、贵州、湖北；金黄柴胡 *B.aureum* Fisch.（又名穿叶柴胡）分布新疆；多脉柴胡 *B. multinerve* DC. 分布四川、甘肃、内蒙古。这种情况就造成药用柴胡使用品种混乱、品质不稳的现象，今后应加强栽培柴胡种质纯化和品种培育研究。

五、栽培技术

（一）选地与整地

1. 育苗地　宜选择背风向阳、光照良好的平地。以土层深厚、疏松、肥沃、湿润、排水良好的砂质壤土为佳，施足基肥、翻耕，耙平整细做畦。

2. 种植地　选择土质疏松肥沃，排水良好的壤土、砂质壤土或偏砂性的轻黏土为种植地。坡地、荒山、荒地均可，不宜选择低湿地。柴胡忌连作，前茬可选甘薯、小麦和玉米地等。选好地块后，翻耕 20 ～ 30cm 深，整地前施入充分腐熟的农家肥 450 ～ 750kg/667m^2，配施少量磷肥和钾肥，整细耙平，做成宽 1.2 ～ 1.5m 的畦。

（二）繁殖方法

一般采用种子直播和育苗移栽的方法。

1. 种子处理　当年采收的种子秋播时无需做任何处理。春播时将种子用 30℃的温水浸泡 24 小时，中间更换 1 次水，除去漂浮的瘪粒等杂质；也可用 0.1% 的高锰酸钾溶液浸种起到杀菌的作用。然后在 15 ～ 25℃条件下催芽处理至种子露白后再播，利于出苗。

2. 种子直播　播种季节分为秋播、春播。秋播应在霜降前播种完，春播宜在 3 月下旬至 4 月上旬播种。按行距 20cm，深度 1cm 左右开沟。由于柴胡的种子细小，播种时拌入 2 ～ 3 倍量细湿砂（握之成团、松之撒开），可使种子撒得均匀。播后覆土，稍加镇压。播种量 22.5kg/hm^2 左右。无论秋播还是春播，播种后若盖上细软的草帘子，如稻草帘，具有保湿和防止土壤干燥结块的作用，小苗出土前撤去草帘。由出苗到齐苗需要 10～15 天，在旱地春小麦套种柴胡时，多数直到小麦收后出苗，历时 90～100 天。播种后到出苗期间保持土壤湿润，灌溉时间应选择气温较低的清晨进行，小苗出齐后要适当控制水量，避免徒长。

3. 育苗移栽　育苗应在 3 月下旬至 4 月中上旬进行，在地面做畦，畦高 5cm，畦面宽 1.0～1.2m。育苗的行距 10～15cm，条播，其他措施与直播相同。育苗移栽的优点是小苗比直播苗可提前生长 30 天左右。移栽应在小苗长出 4～5 片真叶或小苗高度在 5～6cm 时进行，在整好的移栽地上按行距 20cm 开沟，沟深 10cm，移出的柴胡苗须带土，按株距 5～10cm 栽植、灌溉，7～10 天可正常生长。

（三）田间管理

1. 间苗、除草和松土　柴胡幼苗生长缓慢，杂草生长较快，应及时松土除草。当株高 5～6cm 时间苗，按株距 5～10cm 定苗，缺苗处要补栽。

2. 追肥　第一年 5 月下旬，追施少量氮肥，促进生长发育。8 月上下旬再进行两次叶面喷肥，以磷、钾肥为主，如浓度为 0.3%～0.5% 磷酸二氢钾，或者使用 1%～2% 的磷、钾肥的水溶液进行根部浇灌。第二年返青前撒盖腐熟的有机肥，施用量为 15000kg/hm^2。6 月下旬、7 月中旬再进行以磷、钾肥为主的叶面喷肥。

3. 灌溉排水　出苗前保持畦面的湿润，在多雨季节，应注意排水，防止烂根，雨后要及时松土，增加土壤的透气性，减少病害发生率。

4. 平茬　当年抽茎的植株在孕蕾期将其割去，以便促进根的生长发育。第二年 8 月以后开花所结的种子往往不够饱满，可进行平茬，即将花序顶端割除。

5. 盖土防寒　上冻前将植株上加盖一层防寒土，以保证植株顶芽安全越冬。

（四）病虫害及其防治

1. 病害及其防治

（1）斑枯病 *Septoria dearnessii*，主要危害叶片，叶片上病斑近圆形或圆形，边缘较深，上面生有黑色小点，严重发病时，叶上病斑连成一片，导致叶片枯死，影响植株生长。防治方法：植株枯萎后进行清园，或烧或深埋。合理施肥、灌水，雨天做好排水。发病前可用 1∶1∶160 波尔多液预防；发病后可喷施 40% 代森锌 1000 倍或 50% 多菌灵 600 倍液，每隔 7～10 天喷 1 次，连续 2～3 次。

（2）根腐病 *Fusarium* spp.，多发在高温季节。初期只是有个别支根和须根变褐腐烂，后逐渐向主根至全部腐烂，最后植株成片枯死。防治方法：定植时严格剔除病株，所选种苗根部用 50% 托布津 1000 倍液浸根 5 分钟，晾干后栽植。雨天做好排水，降低田间湿度。发病后可喷施 40% 代森锰锌 1000 倍或 50% 多菌灵 600 倍液，每隔 7～10 天喷 1 次，连续 2～3 次。

（3）锈病 *Puccinia* spp.，多发生在 5～6 月份，危害茎叶。叶背和叶基有锈黄色夏孢子堆，破裂后有黄色粉末随风飞扬。被害部位造成穿孔，茎叶早枯。防治方法：

收获后将残株病叶收拾烧毁，减少越冬菌源；发病初期喷 80% 代森锰锌可湿性粉剂 1∶800 ～ 1∶600 倍液或敌锈钠 400 倍液喷雾防治。

2. 虫害及其防治

（1）黄凤蝶 *Papilio machaon* linne.，6 ～ 9 月份发生，幼虫危害叶、花蕾，咬成缺刻或仅剩花梗。

（2）赤条椿象 *Graphoscma rubrolineata* Westwood，6 ～ 8 月份发生危害。成虫或若虫吸取茎叶汁液，使植株生长不良。防治方法：黄凤蝶幼虫和赤条椿象都用 80% 晶体敌百虫 800 倍液，或青虫菌（每克含孢子 100 亿）防治。

（3）蚜虫 *Aphis gossypii* Glover.，危害茎梢，常密集成堆吸食内部汁液。防治方法：及时多次清理田间杂草与枯枝落叶；田间悬挂刷有不干胶的黄板进行诱蚜粘杀；用 50% 辛硫磷乳油 1000 ～ 1500 倍液喷杀。

六、采收加工

（一）采收

栽培柴胡 1 ～ 2 年即可采收，以二年生采收为宜，在种子成熟后或地上部分枯萎时采收，选择晴朗的天气，挖前先割下地上部分，挖全根，避免断根。

（二）加工干燥

抖净泥土，从根冠处剪去芦头和基生叶，晾晒至干燥。鲜根也可用清水冲洗，摘去细根，甩干或晾至表面无水分后趁鲜切片，晒干或烘干，烘干时温度控制为 60 ～ 70℃。外观性状以质地坚实、根长、洁净、无芦头残存者为佳。

【复习思考题】

1. 常见解表药的类型及中药植物有哪些？
2. 菊花的采收加工应注意哪些问题？
3. 白芷的栽培技术要点有哪些？

第九章　清热药 ▷▷▷▷

【学习目的】

1. 掌握夏枯草、黄连、黄芩、地黄、金银花、大青叶和连翘的关键栽培和加工技术要点。

2. 熟悉夏枯草、黄连、黄芩、地黄、金银花、大青叶和连翘的生态习性和生长发育规律。

3. 了解夏枯草、黄连、黄芩、地黄、金银花、大青叶和连翘的分布情况和形态特征。

凡以清解里热为主要作用的药物，称为清热药。清热药的药性都属寒凉，按"热者寒之"的治病法则，本类药物主要用于各种热证。根据药性及适应证的不同，清热药一般分为清热泻火药、清热燥湿药、清热凉血药、清热解毒药和清虚热药五类。清热泻火药主要用于大热、大渴、大汗、脉洪大有力的气分实热证，以及肺热喘咳、胃火牙痛、肝火目赤等证；常用中药有石膏、知母、芦根、天花粉、竹叶、淡竹叶、栀子、寒水石、鸭跖草、夏枯草、决明子、夜明砂、谷精草、密蒙花、青葙子、乌蛇胆、猪胆汁等。清热燥湿药以清热燥湿、泻火解毒为主要功效，用于治疗湿热蕴结所致的黄疸、泻痢、带下、淋痛、热痹，以及实火热毒引起的目赤、咽肿、疮痈、疔毒等病症；常用中药有黄芩、黄连、黄柏、龙胆草、秦皮、苦参、白鲜皮、椿皮等。清热凉血药多为咸寒之品，咸以入血，寒能清热，故有清解血分热毒的作用。主要用于热入心包、内陷营血的血分实热证，见高热不退、斑疹吐衄、神昏谵语、舌绛而干者；常用中药有水牛角、生地黄、玄参、牡丹皮、赤芍、紫草等。清热解毒药多为苦寒清解之品，于清热泻火之中兼有解毒散结的作用，主要用于实火热毒所致的痈肿疔毒、喉痹痄腮、目赤咽痛、斑疹丹毒、热毒血痢、肺痈肠痈，以及蛇虫咬伤、癌肿等证；常用中药有金银花、连翘、蒲公英、紫花地丁、野菊花、重楼、拳参、马鞭草、大青叶、板蓝根、青黛、鱼腥草、金荞麦、红藤、败酱草、白头翁、马齿苋、鸦胆子、雪胆、射干、马勃、山豆根、青果、锦灯笼、金果榄、木蝴蝶、土茯苓、白蔹、漏芦、穿心莲、千里光、四季青、半边莲、白花蛇舌草、山慈菇、地锦草、委陵菜、绿豆等。清虚热药多为甘寒之品，主入肝肾二经，故有清退虚热的作用，主要用于治疗肝肾阴亏、虚热内扰所致的午后发热、五心烦热、口燥咽干、遗精盗汗、舌红少苔，以及热病后期邪热未尽、伤阴劫液、夜热早凉、热退无汗等病症；常用中药有青蒿、白薇、地骨皮、银柴胡、胡黄连等。

此处仅介绍夏枯草、黄连、黄芩、生地黄、金银花、大青叶（板蓝根）、连翘的栽培技术。

夏枯草

夏枯草为唇形科植物夏枯草 *Prunella vulgaris* L. 的干燥果穗，因夏至后即枯得名，是常用的传统中药之一，始载于《神农本草经》，列为下品。夏枯草主要分布于华东、华中、华南、西南地区及陕西、甘肃、新疆等地，主产于江苏、四川、安徽、浙江、河南等地。

一、形态特征

一年或二年生草本，全株被白色长柔毛。茎方形，基部匍匐。叶对生，匙形或倒卵状披针形，边缘有不规则波状粗齿；叶柄具狭翅。轮伞花序有花 6～10 朵，排成间断的假穗状花序；苞片叶状，花萼钟形，5 齿裂；花冠唇形，淡蓝色、淡紫红色或白色，基部膨大，内有毛环，上唇短，直立，顶端微凹，下唇 3 裂，中裂片倒心形，灰黄色，具网状皱纹。花期 3～7 月，果期 5～11 月。

二、生态习性

夏枯草适应性强，野生呈零星分布于荒坡、草地、溪边、路旁等湿润地方，少见成片或成块分布，海拔高度可达 3000m。耐寒性强，夏枯草植株在 0℃以上能生长，在 -15℃以内能自然越冬。幼苗期适度遮阴能促进夏枯草幼苗生长，以 42% 光照最好，成株期需要全光照。生殖生长期田间持水量在 65%～70% 时，有利于夏枯草生物量积累及花穗产量提高，田间持水量在 80%～85% 时促进熊果酸和齐墩果酸的积累。

三、生长发育规律

夏枯草种子千粒重 0.33～0.45g，发芽适宜温度 20～23℃，发芽率 88%。夏枯草整个生育期 100～120 天，可分幼苗期、抽穗期、开花期、枯萎期。秋播 15 天左右出苗，以幼苗越冬。翌年 3 月下旬返青，幼苗期以叶片生长为主，4 月上旬进入拔节期，株高明显增加，基部茎节产生大量茎枝。5 月中下旬进入抽穗期，主茎顶端和分枝顶端依次出现花穗，至抽穗盛期需 7～8 天。5 月中旬为初花期，10 天后进入盛花期。单花花期 1～2 天，主茎花序的花期 7～14 天。6 月下旬至 7 月上旬进入枯萎期，植株地上部分停止生长。

四、种质资源状况

夏枯草属植物全球有 15 种，广泛分布于欧亚大陆的温带地区、非洲西北部及北美洲等地。我国产 4 种及 3 变种，即夏枯草及其两个变种：白花夏枯草 *Prunella vulgaris* L. var. *leucantha* Schur sec. Bailey 和狭叶夏枯草 *P. vulgaris* L. var. *lanceolata*（Barton）

Fernald；山菠菜 *P. asiatica* Nakai 及其变种 *P. asiatica* Nakai var. *albiflora*（Koidz）Nakai；硬毛夏枯草 *P. hispida* Benth.；大花夏枯草 *P. grandiflora*（Linn.）Jacq.。西藏、云南尚以刚毛夏枯草的花穗及果穗同等入药。20 世纪前，商品药材夏枯草主要以野生为主，自 2000 年开始，商品药材夏枯草主要依靠栽培来满足需要。

五、栽培技术

（一）选地整地

栽培时以选择阳光充足、排水良好的砂质壤土为佳，其次为黏壤土和石灰质壤土，低洼易涝的地块不宜栽培。播种或移栽前每 667m² 施腐熟厩肥 2000kg、尿素 25kg、过磷酸钙 6kg、硫酸钾 45kg。深耕土壤 25cm 以上，耙细整平，做平畦，宽 1.2m。

（二）繁殖方法

采用种子繁殖或分株繁殖。

1. 种子繁殖　播种分为春播和秋播。春播在 4 月上中旬，秋播在 8 月中下旬。秋播当年幼苗越冬，翌年长势旺，产量高。秋播过晚，夏枯草出苗缓、长势弱，易受冻害，导致药材产量下降。春播过晚，生长期明显缩短，也影响药材产量。多采用条播，在整好的畦内按行距 25cm 开浅沟，将种子拌入细砂或草木灰混匀后均匀撒入沟内，覆土，以盖过种子为度。播后保持土壤湿润，14 ~ 18 天即可出苗。每 667m² 用种量约 250g。

2. 分株繁殖　春季当植株发芽时，将老根挖出进行分株，每分株带 2 ~ 3 个幼芽，按行距 25cm、株距 25cm 栽种，随挖随栽，栽后浇水，保持土壤湿润，以利于成活。分株繁殖植株生长快，药材产量高，且易于管理。

（三）田间管理

1. 间苗定苗　齐苗后，幼苗过于稠密要拔除过密、瘦弱苗。株高 6 ~ 10cm 时，按株距 25cm 定苗，保证苗齐苗壮。

2. 中耕除草　在夏枯草生长前期，春雨较多，气温适宜，杂草容易生长，要及时除草，防止草荒。植株封行后只除草，不中耕。

3. 施肥　施肥以基肥为主，结合进行追肥。夏枯草生育期内对氮磷钾的吸收比例为 $N : P_2O_5 : K_2O = 1 : 0.22 : 1.77$。依据夏枯草对养分的吸收规律，追肥分为发枝肥和促花肥。发枝肥在出苗后 15 ~ 20 天追施，以氮肥为主，每 667m² 用尿素或硝酸铵 25kg。促花肥在出苗后 40 ~ 45 天追施，以磷钾肥为主，每 667m² 追施磷酸铵 50kg、硫酸钾 15kg。追肥均采用行间开沟施入，覆土后浇水。

4. 灌溉排水　夏枯草播种与分株繁殖栽种后，要保持土壤湿润，以利出苗、缓苗和发根。缓苗以后少浇水。追肥后及时浇水，保证植株正常生长。视降雨量和土地湿度适时灌溉或排水，控制田间土壤含水量在 70% 左右为宜。

（四）病虫害及其防治

夏枯草生长期间病虫害很少，零星发生的病害主要有立枯病、褐斑病。防治方法：加强田间管理，适时清洁田园；发病前及时喷施代森锌 600 倍液、粉锈宁 1000 倍液、1:1:200 波尔多液。虫害主要是菜青虫、蚜虫，采用 10% 吡虫啉可湿性粉剂 3 倍液喷雾。

六、采收加工

选晴天露水干后分期分批剪下呈棕红色的果穗，除去杂质，及时晒干或烘干。以色紫褐、穗大者为佳。

黄 连

黄连为毛茛科植物黄连 *Coptis chinensis* Franch.、三角叶黄连 *C. deltoidea* C. Y. cheng et Hsiao 或云连 *C. teeta* Wall. 干燥根茎，又分别习称为"味连""雅连""云连"。黄连分布于重庆、湖北、四川、贵州、湖南、陕西南部，主产于重庆石柱和湖北利川，其产量占全国的 90% 左右，多为栽培。雅连分布于四川峨眉、洪雅一带，有少量栽培，野生已不多见。云连分布于云南西北部和西藏东南部，缅甸等地亦有分布。由于目前三角叶黄连、云南黄连的种植面积很小，产量低，市场上主要以黄连作为商品药材，因此此处仅介绍黄连的栽培技术。

一、形态特征

多年生草本。根茎黄色，常分枝，密生须根。叶基生，叶柄无毛；叶片稍带革质，卵状三角形，3 全裂；中央裂片稍呈菱形，基部急遽下延成长 1 ～ 1.8cm 的细柄，裂片再作羽状深裂，深裂片 4 ～ 5 对，近长圆形，先端急尖，彼此相距 2 ～ 6mm，边缘具针刺状锯齿；两侧裂片斜卵形，比中央裂片短，不等 2 深裂或 2 全裂，裂片常再作羽状深裂；上面沿脉被短柔毛，下面无毛。花茎 1 ～ 2，与叶等长或更长；二歧或多歧聚伞花序，生花 3 ～ 8 朵；苞片披针形，3 ～ 5 羽状深裂；萼片 5，黄绿色；雄蕊多数，外轮雄蕊比花瓣略短或近等长，花药广椭圆形，黄色；心皮 8 ～ 12。聚合蓇葖果，有蓇葖 6 ～ 12。种子 7 ～ 8，长椭圆形，褐色。花期 2 ～ 4 月，果期 3 ～ 6 月。

二、生态习性

黄连为耐寒阴生植物，喜阴湿凉爽的气候，一般栽培在海拔 1200 ～ 1800m 的高寒山区。

（一）温度适应性

黄连较耐寒，在 -18℃的低温条件下，可正常越冬。在气温 3 ～ 4℃都能生长，以

15～25℃之间生长迅速，低于6℃或高于35℃时生长缓慢，超过38℃时植株受高温伤害而死亡。7～8月高温季节，白天呈休眠或半休眠状态，夜晚气温下降恢复正常生长。早春如遇寒潮，易冻坏花苔和嫩叶，影响产量。叶芽的新叶在10℃以上发生随温度的升高而加快；2.4℃时开始抽薹开花，在2.4～8.5℃范围内，随气温升高而加快开花；散粉温度为8～13℃。在温度较高的低山区栽培黄连，幼苗期虽枝叶生长快，但根茎生长缓慢，且易感染病毒。

（二）光照适应性

黄连为阴性植物，具有怕强光、喜弱光和散射光的特性，其光饱和点只有全日照的20%左右。在生产上多采用搭棚遮阴或林下栽培，前期适光度为20%～40%。随着株龄的增长，对光照强度适应性增强，故可逐渐增加光照，加速光合作用，积累更多的干物质。到收获当年可揭去全部遮阴物让其在自然光照条件下生长。

（三）水分适应性

黄连喜湿润，忌干旱，尤其适应较高的空气湿度，主产区多为多雾、多雨，夏季阵雨多，降雨频率大的地区，年降水量在1300mm以上，大气相对湿度在80%～90%。在苗期要保持土壤湿润，在干旱的育苗地上播种，种子很容易丧失发芽能力。但是，水分过多也不利黄连生长，在低洼、含水量高的地块不宜种植。

（四）土壤适应性

黄连对土壤要求严格，以表土疏松肥沃、土层深厚、排水和透气性良好、富含腐殖质的壤土或沙壤土为佳，土壤pH值5～7为宜，过酸或过碱均不宜种植。

三、生长发育规律

黄连种子发芽出土后，胚茎形成最初的根茎，称为峰头。秋季峰头顶端分化出叶芽，次春叶芽长细枝，顶端分化出混合芽，第三年春季叶芽出土形成分枝，移栽后分枝又分化出混合芽，形成结节。黄连幼苗生长速度缓慢，从出苗到长出1～2片真叶，需30～60天。生长一年后多数有3～4片真叶，株高3cm左右，根茎尚未膨大，须根少。移栽的第二年主根茎开始膨大，基部分生出1～3个分枝。第三年，在二年生黄连分枝的基础上再分枝，若覆土培土过厚，则分枝细而长，形成"过桥杆"，影响产量和质量。三至四年生黄连叶片数目增多。黄连生长4年后才开始开花结实，花芽一般在头年8～10月分化，分化成熟的顺序为花萼、雄蕊、花瓣及雌蕊。第二年1～2月抽薹，2～3月开花，4～5月为果期。六至七年生所结种子质优，留种以六年生所结种子为好，其次为七年生的，种子千粒重为1.1～1.4 g。自然成熟的种子具有胚形态后熟和生理后熟的特性，需在5～10℃冷藏，6～9个月完成种胚的形态后熟，胚分化完全，种子裂口，但播种仍不能发芽，须0～5℃低温下1～3个月完成生理后熟阶段，才能正常发芽。黄连每年3～7月地上部分发育最旺盛，地下根茎生长相对缓慢，8月后根茎生长速度加快，9 月混合芽和叶芽开始形成，11 月芽苞长大。

四、种质资源状况

黄连人工种植已有 600 多年历史，在长期的栽培过程中，因其为异花传粉植物，在栽培主要产区的重庆，形成了 5 个不同类型包括味连、雅连（三角叶黄连）、云连、土黄连、野生黄连等，各类型间外观的主要区别在于叶缘、叶面、花被颜色等。

五、栽培技术

（一）选地与整地

1. 育苗地 宜选土壤肥沃、富含腐殖质、土层深厚、排水良好、通透性能良好的林地或林间空地、半阴半阳地，坡度 15° ～ 25°，土壤以微酸性至中性为宜。忌连作。于播种前清除灌木杂草，堆集烧毁作基肥，然后翻耕 25cm，整细耙平，作为高床育苗，宽 1.2m，高 25cm，沟宽 40cm，深 20cm，四周开好排水沟。若选用熟地，翻土前每 667m² 施入腐熟农家肥 4500kg。

2. 种植地 选地与育苗地相同，整地可分为下述三种情况。

（1）生荒地栽连 即于头年夏秋季或栽种当年的 3 ～ 4 月砍倒灌木杂草。选晴天将表土 7 ～ 10cm 的腐殖质土挖起，用土块拌和落叶、杂草等点火焚烧，保持暗火烟熏，见明火即加土。经数日，火灭土凉后翻堆。土地翻耕深约 15cm，做畦，畦宽 1.5m，沟宽 40cm，深 20cm，畦长随地形而定。做畦后，将所熏泥土铺于畦面上，厚约 20m。

（2）熟地栽连 整地前每 667m² 施入腐熟厩肥或土杂肥 4000 ～ 5000kg，深翻 20cm，耙平做畦。其整地方法与生荒地栽连相同。

（3）林间栽连 选择松木或阔叶混交林地，树高 4 ～ 5m 左右。砍去过密树枝，使林间荫蔽度保持 70% 左右，若透光度过大，可搭棚遮阴。整地方法同生荒地栽连。

（二）繁殖方法

黄连主要采用种子繁殖，亦可分株繁殖。

1. 种子繁殖

（1）选种、采种及种子处理 选择生长健壮、无病虫害的六至七年生植株作为采种植株。在立夏前后将成熟果枝采下，堆放于室内阴凉处的竹席垫上（切勿放在水泥地上）2 ～ 3 天，待果皮全部裂开时抖出种子，用筛子将种子筛出，备藏。黄连种子必须进行湿沙层积贮藏 9 个月以上才能打破休眠期而发芽。同时，种子一经干燥，就丧失发芽能力。在贮藏过程中需经常检查种子发霉情况。

（2）播种 每年 10 ～ 11 月份播种。将处理过的种子拌和 20 ～ 30 倍的细腐殖质土，均匀地撒于苗床上，播种后用木板稍加压实，然后再盖一层稻草或秸秆，于次年早春气温回升，幼苗出土后揭除覆盖物。每 667m² 用种量 2.5 ～ 3kg。

（3）苗期管理 播种后采用树枝、竹条、遮阳网等多种方式搭棚遮阴，遮蔽度要达到 80% 左右。黄连幼苗生长缓慢，育苗期一般为 3 年。育苗期的管理主要做好除草和施肥两项工作。3 ～ 4 月当幼苗长出 2 片真叶时，结合除草进行间苗，保持株距 1cm 左右。以后视杂草生长情况做到勤除草，保证幼苗生长。在第一次除草间苗后，每 667m² 施入腐熟人畜粪水 1000kg，或尿素 3kg 加水 1000kg。6 ～ 7 月再追施上述肥料 1 次，施后在畦面上撒一层厚约 1cm 的腐殖细土，便于幼苗扎根。10 ～ 11 月追肥 1 次，每 667m² 用饼肥 50kg，或干厩肥粉 150kg 撒于床面，以备越冬。到第三年春天，再施入清淡粪水，或尿素 3kg 加水 1000kg，促使幼苗生长。这时的幼苗称为"当年秧子"，可选壮苗移栽。每次起苗后，苗床必须进行追肥管理，这样可以多次选合格苗移栽。

2. 分株繁殖　三至四年生黄连，每株根茎常有 10 个左右分枝，可将分枝分离出来进行繁殖。

3. 移栽

（1）遮阴　荫棚的搭制时间多在移栽上年的 10 ～ 12 月份，透光率随黄连生长年限逐渐增加。

（2）定植　黄连一年中有三个移栽期，最早是 2 ～ 3 月，此时新叶还未发出，称为"栽老叶"，多用四年生苗，只适于气候温和的低山区；第二个移栽期为 5 ～ 6 月，此时新叶已长出，称为"栽登叶"，多用三年生苗，栽后易成活，生长亦好，为最适宜栽植期；第三个移栽期为 9 ～ 10 月，栽后不久即进入霜冻期，易受冻害，成活率低，因此也只适于气候温和的低山区。移栽时，选择具有 4 ～ 5 片真叶、高 9 ～ 12cm 的粗壮幼苗，剪去过长须根，留根长约 3cm。在整好的畦面上，按行株距 10cm 开穴，穴深 6cm 左右，将苗直立放入，覆土稍加压实。每 667m² 栽苗 6 万株左右。分株繁殖除苗源不同外，其移栽时间和方法与种子苗相同。

（三）田间管理

1. 补苗　在移栽当年的秋季和翌年的春季各补苗 1 次。补苗用的黄连苗要求株高 8cm 以上，有 6 片以上真叶的健壮大苗，以便与其他苗生长一致。

2. 中耕除草　人工除草，禁用化学除草剂除草。除草同时用竹木撬松畦面表土。移栽后的一至二年，每年除草 4 ～ 5 次，林间栽连在第二年春季结合除草进行 1 次树旁断根；移栽后的第三至四年，每年除草 3 ～ 4 次，林间栽连在第三年春季结合除草，进行 1 次树旁断根；栽后第五年春季除草 1 次。

3. 追肥　黄连喜肥，除施足底肥外，每年都要追肥，前期以氮肥为主，以利提苗，后期以磷、钾肥为主，并结合农家肥，以促进根茎生长。在移栽后的 7 日内，施 1 次稀薄粪水或腐熟饼肥水，每 667m² 施肥 1500kg。栽后约 1 个月，每 667m² 可用尿素 7kg 或 15kg 碳酸氢铵拌土撒施。10 ～ 11 月再施肥 1 次，俗称"越冬肥"。第二年 3 月每 667m² 施厩肥 1500kg，或尿素 10kg，或碳酸氢铵 20kg；5 ～ 6 月每 667m² 施厩肥 1500kg 或熏土 2000kg；10 ～ 11 月每 667m² 施厩肥 2000kg，过磷酸钙 100kg。第三至四年施肥量应适量增加。第五年若不收获，追肥方法同第四年，若收获则只施春肥，不施秋肥。

4. 培土 黄连的根茎有向上生长的特点,为保证根茎膨大部位的适当深度,必须年年培土,覆土厚度 1～1.5cm,不能太厚,以免根茎细长,影响品质。

5. 摘除花苔 除留种者外,从移栽后第二年起,均应在抽薹之始摘除花苔,以利提高产量。

(四)病虫害及其防治

1. 病害及其防治

(1)白粉病 *Erysiphe aquilegiae* DC.,主要为害叶片,7月下旬至8月上旬为发病盛期。发病叶背为红黄不规则病斑,后变成水渍状暗褐色斑点,严重时叶片凋落枯死。如遇干旱,叶背面呈现红黄不规则病斑,其上散有小黑点,渐渐扩大成大病斑,叶正面呈现黄褐色不规则病斑,严重时叶片枯死。防治方法:调节荫蔽度,适当增加光照;在冬季进行清园,清沟排水。发病初期将病株移出棚外烧毁。发病时可用25%百里通可湿性粉剂和10%世高水粉颗粒剂喷洒,或20%粉锈宁可湿性粉剂 1000～1500倍,或25%多菌灵可湿性粉剂 500～1000倍液喷雾。

(2)白绢病 *Sclerotium rolfii* Sacc.,6～8月上旬为发病盛期,高温多雨易发此病。发病初期,无明显症状,随着温度增高,菌丝密布于根茎及四周的土层,在根茎和土表形成先乳白色、淡黄色,最后为茶褐色油菜籽大小的菌核。被害植株顶端凋谢,下垂,最后整株枯死。防治方法:与禾本科、豆科作物轮作;每 667m² 用石灰 500kg 翻入土中消毒;发现病株带土移出棚外深埋或烧毁,病穴用生石灰消毒;发病初期用50%的石灰水浇灌,或用50%多菌灵可湿性粉剂 500 倍液淋灌;可用哈茨木霉麸皮培养物进行生物防治。

(3)炭疽病 *Colletotrichum* sp.,4～6月发病,温度在25～30℃、相对湿度80%时易发此病。发病初期,在叶脉上产生褐色略下陷的小斑,病斑扩大后呈黑褐色,中部褐色,并有不规则的轮纹,上面着生小黑点。叶柄部常出现深褐色水渍状病斑,后期略向内陷,造成枯柄落叶。防治方法:收获后清理园地,将残枝枯叶烧毁,消灭病原;发病后立即摘除病叶,用施保功50%可湿性粉剂 1500 倍液,或75%百菌清可湿性粉剂加水喷雾,7～10天1次,连续两次。

(4)霉素病,由一种藻状菌真菌引起,4～5月开始发病,7～8月气温高,雨多湿度大,荫棚过密,湿度大的条件下发病严重。发病初期叶或叶柄上出现暗绿色不规则病斑,随后病斑变深色,患部变软,叶片卷曲、扭曲、呈半透明状,干燥或下垂。该病多出现于轮作地或幼苗期。防治方法:调节荫蔽度,增加光照强度,并清沟排水,保持土壤疏松;发病后及时摘除病叶,集中烧毁;用75%百菌清可湿性粉剂加水喷雾病株。

(5)根腐病 *Fusarium solani*(Mart.)App. et Wr,由一种半知菌引起,4～5月开始发病,7～8月进入盛期,8月以后逐渐减轻。发病时,须根变黑,干腐脱落。叶面初期从叶尖、叶缘变紫红色不规则病斑,逐渐变暗紫红色,布满全叶;叶背由黄绿色变紫红色,叶缘紫红色。病变从外叶逐渐发展到新叶。若病情继续发展,则枝叶呈萎蔫状,严重时干枯至死。防治方法:忌连作,若与豆科、禾本科作物轮作,则需 3～5年后才可栽黄连；每 667m² 施用生石灰 500kg 进行土壤消毒；发现病株，及时拔除，并用生石灰对病穴消毒；发病初期，每 667m² 用 75% 百菌清可湿性粉剂 600kg 加水喷雾防治。

2. 虫害及其防治

（1）蛴螬类，主要有大黑金龟子 *Holotrichia geloleri* Faldermann、铜绿丽金龟 *Anomala melolontha* L. 和黑绒金龟子 *Maladera orientalis* Motsch. 三种。幼虫咬食叶柄基部，严重时成片幼苗被咬断。防治方法：冬季清除杂草，深翻土地；施充分腐熟农家肥；栽连前 15 天，每 667m² 用 1500kg 石灰进行土壤消毒；人工捕杀成虫或黑灯光等；危害期可每 667m² 用 90% 敌百虫可湿性粉剂 1000 ～ 1500 倍液浇注和 48% 乐斯本 175mL 防治。

（2）小地老虎 *Agrotis ypsilon* Rottemberg，常从地面咬断幼苗或咬食未出土的幼芽，造成断苗缺株。防治方法：清除杂草和枯枝落叶，集中烧毁；人工捕杀；48% 乐斯本 1000 倍液，或 25% 溴氰菊酯 20 倍液喷雾，也可每 667m² 用 90% 敌百虫晶体粉 100g 拌切碎的新鲜嫩草撒在黄连厢面诱杀。

（3）黏虫 *Leucania separata* Walker.，5 ～ 6 月幼虫危害嫩叶片和花苔。防治方法：挖土灭蛹；用糖 3 份、醋 4 份、白酒 1 份、水 2 份配制成糖醋液，洒在厢面毒杀；在幼虫低龄阶段，用 80% 敌敌畏乳油 500 ～ 1000 倍液喷洒，在卵期或为害盛期，用 10% 氯氰菊酯乳油 2000 ～ 4000 倍液喷雾。

六、采收加工

（一）采收

黄连在移栽种植 5 年后采收为宜，收获时间为每年的 10 ～ 11 月为佳。选晴天，用二齿耙将黄连挖起，抖去沙泥，剪去须根、叶柄及叶片，运回室内加工。

（二）加工

将鲜黄连直接置于烘房内烘干，当烘至黄连一折就断时，趁热放到容器内撞去泥沙、须根和残余叶柄。以身干、肥壮、连珠形、无残茎毛须、质坚体重、断面红黄者为佳。

黄 芩

黄芩为唇形科植物黄芩 *Scutellaria baicalensis* Georgi. 的干燥根，属于大宗常用中药。我国野生黄芩广泛分布于西北、东北、华北北部和内蒙古草原东部，分布界北起大兴安岭山脉，南到河南中南部，西至鄂尔多斯高原。黄芩主产于河北、山东、陕西、内蒙古、辽宁、黑龙江等地，尤以河北承德一带产者为道地，质地坚实，色泽金黄纯正，俗称"热河黄芩"。

一、形态特征

黄芩，多年生草本，茎基部伏地。主根粗壮，略呈圆锥形，棕褐色。茎四棱形，茎无毛或被上曲至开展的微柔毛。基部多分枝。单叶对生；叶具短柄，披针形至条状披针形，两面无毛或疏被微柔毛，下面密被下陷的腺点。总状花序顶生，常再于茎顶聚成圆锥状；苞片下部者似叶；花萼蓝紫色。小坚果近球形，黑褐色，具瘤，腹面近基部具果脐，包围于宿萼中。花期 7～10 月，果期 8～10 月。

二、生态习性

黄芩多野生于山顶、山坡、林缘、路旁等向阳且较干燥的地方，常见于海拔600～1500m 向阳山坡或高原草原等处。耐寒，成年植株的地下部在 −35℃低温下仍能安全越冬，35℃高温不致枯死，但不能经受 40℃以上连续高温天气。喜光，耐干旱，不耐积水。土壤要求中性或微酸性，并含有一定腐殖质层，以淡栗钙土和砂质壤土为宜，且黄芩系深根性植物，宜土层深厚。

三、生长发育规律

（一）根的生长

黄芩为直根系，主根在前三年生长正常，其主根长度、粗度、鲜重和干重均逐年增加，主根中黄芩苷含量较高。其中第一年以生长根长为主，根粗、根重增加较慢；第二、三年则以根粗、根重增加为主，根长增加较少；第四年以后，生长速度开始变慢，部分主根开始出现枯心，以后逐年加重，八年生的家种黄芩几乎所有主根及较粗的侧根全部枯心，而且黄芩苷的含量也大幅度降低。

（二）茎、叶生长

黄芩出苗后，主茎逐渐长高，随后形成分枝并现蕾、开花、结实。在河北承德，一年生黄芩主茎约可长出 30 对叶，其中前 5 对叶，每 4～6 天长出 1 对，其后每 2～3 天长出 1 对叶片。1～15 对主茎叶的功能期由 10 天逐渐增加到 50 天，为光合面积形成期，是为黄芩开花、结实、增加根重打基础的时期；15～30 对主茎叶的功能期趋于稳定，功能期在 50～54 天，为光合面积保持期，是影响黄芩果实及经济产量的主要时期。二年生以上的黄芩主茎可长出 40～50 对叶，出叶速度较稳定。

（三）开花结果

一年生植株一般出苗后两个月开始现蕾，二年生及其以后的黄芩，多于返青出苗后70～80 天开始现蕾，现蕾后 10 天左右开始开花，40 天左右果实开始成熟，如环境条件适宜，黄芩开花结实可持续到霜枯期。在河北承德中部地区，用种子繁殖的黄芩，在5 月下旬之前播种且适时出苗的，当年均可开花结实，并能收获成熟的种子；而 7 月之前播种适时出苗的，当年可开花，但难以获得成熟的种子。

四、种质资源状况

黄芩属植物约有 300 种，据《中国植物志》记载我国黄芩属植物品种有 102 种，南北方均有，多为野生。2015 年《中国药典》一部中只收载 1 种，规定黄芩为正品，以河北北部产者为道地。除正品黄芩，在不同的地区，同属的一些植物也作为黄芩入药。如粘毛黄芩 *S. viscidula* Bge.、甘肃黄芩 *S. rehderiana* Diels、滇黄芩 *S. amoena* C. H. Wright、丽江黄芩 *S. likiangensis* Diels、连翘叶黄芩 *S. hyperifolia* Levi、韧黄芩 *S. tenax* W. W. Smith var. *patentipiosa*（H.-M.）C. Y. Wu。近年来，许多学者对不同产地黄芩 *S. baicalensis* Georgi 进行了比较研究，发现产地对黄芩化学成分的积累有影响，不同种源的黄芩在相同条件下栽培，其花期、株高、分枝数及地上鲜重也存在显著差异。

五、栽培技术

（一）选地整地

选择排水良好、阳光充足、土层深厚、肥沃的砂质土壤，不宜选择地势低洼、排水不良、质地黏重的土壤栽培。忌连作，最好实行 3 年以上轮作，前茬以马铃薯、油菜、豆类、禾本科作物为好。黄芩主根粗壮，需肥量较大，每 1hm² 施用腐熟厩肥 30000 ~ 37500kg 作基肥，然后深翻 30cm 左右，耙细整平。

（二）繁殖方法

黄芩主要用种子繁殖，茎段扦插和分株亦可。

1.种子繁殖

（1）直播　黄芩种子繁殖以直播为主，多于春季进行，一般在地下 5cm 地温稳定在 12 ~ 15℃时播种，北方地区多在 4 月上中旬前后。可采用普通条播按行距 30 ~ 35cm 开沟或按行距 40 ~ 50cm 大行距宽播幅的播种方式。条播时开深 3cm 左右、宽 8 ~ 10cm，且沟底平的浅沟，将种子均匀撒入沟内，覆湿土 1cm 左右，并适当镇压。对于春季土壤水分不足，播后采用地膜或碎草、树叶覆盖，确保适时出苗。普通条播每 667m² 用种 1kg 左右；宽带撒播每 667m² 需 1.5 ~ 2kg。为加快出苗，播前将种子用 40 ~ 45℃温水浸泡 5 ~ 6 小时或冷水浸泡 10 小时左右，捞出放在 20 ~ 25℃的条件下保湿，待部分种子萌芽后即可播种。

（2）育苗移栽　选择疏松肥沃、背风向阳、靠近水源的地块，每平方米均匀撒施 7.5 ~ 15kg 充分腐熟的优质农家肥和 25 ~ 30g 磷酸二铵，拌肥整地做畦面宽 120 ~ 130cm、畦埂宽 50 ~ 60cm、长 10m 左右的平畦，于 3 月底至 4 月初，在做好的畦内浇足水，水渗后按 6 ~ 7.5g/m² 干种子均匀撒播，播后覆盖 0.5 ~ 1cm 厚的过筛粪土或细表土，并适时覆盖薄膜或碎草保温保湿。出苗后及时通风去膜或盖草，及时疏苗和拔除杂草，并视具体情况适当浇水和追肥。当苗高 7 ~ 10cm 时，按行距 40cm 和每

10cm 交叉栽植 2 株的密度进行开沟栽植，栽后覆土压实并适时浇水，也可先开沟浇水，水渗后再栽苗覆土。旱地无灌水条件者应结合降雨栽植。育苗面积和大田移栽面积之比一般为 1 ：（20 ～ 30）。此外，也可于 7 ～ 8 月份大田加大播种量育苗，翌年春季萌芽前栽植。

2. 扦插繁殖 扦插虽可繁殖，但生产中很少采用。一般于春季 5 ～ 6 月份，剪取茎端 6 ～ 10cm 长嫩茎作为插条，将下部叶去掉，保留 3 ～ 4 片叶，按行株距 10cm×5cm 插于准备好的苗床上。扦插时间以阴天为好，忌晴天中午前后扦插，要随剪随插，保持插条新鲜，插后浇水，并搭荫棚（荫蔽度 50% ～ 80%）遮阴，每天早晚浇水，水量不宜过大，否则易造成插条腐烂。插后 40 ～ 50 天即可移栽大田，行株距 30cm×15cm。

3. 分株繁殖 分株可在收获时进行。采收时选取高产优质植株，切取主根留作药用，根头部分供繁殖用。冬季采收者可将根头埋在窖内，第二年春天再分根栽种。若春季采挖，可随挖随栽。可根据根头的大小和自然形状，用刀劈成若干个单株，每个单株保留 3 ～ 4 个芽，按行株距 30cm×20cm 栽于大田。分株繁殖虽然生长快，但繁殖系数太低，生产中很少采用。

（三）田间管理

1. 间苗和定苗 采取种子直播时，当幼苗长到 4cm 高时要间去过密和瘦弱的小苗，按株距 10cm 定苗。

2. 中耕除草 幼苗出土后，应及时松土除草，并结合松土向幼苗四周适当培土，保持疏松，无杂草，每年需要除草 3 ～ 4 次。

3. 追肥 苗高 10 ～ 15cm 时，施用人畜粪水 1500 ～ 2000kg/667m²，追肥 1 次。6 月底至 7 月初，行间开沟每 667m² 追施过磷酸钙 20kg 和尿素 5kg，覆土后浇水 1 次。次年收获的待植株枯萎后，于行间开沟每 667m² 追施腐熟厩肥 2000kg、过磷酸钙 20kg、尿素 5kg、草木灰 150kg，然后覆土盖平。

4. 灌溉排水 黄芩耐旱怕涝，雨季需注意排水，田间不可积水，否则易烂根。遇严重干旱时或追肥后，可适当浇水。

5. 摘除花蕾 在抽出花序前，将花梗剪掉，可减少养分消耗，促使根系生长，提高产量。

（四）病虫害及其防治

1. 病害及其防治

（1）叶枯病 *Septoria chrysanthemella* Sacc.，在高温多雨季节容易发病，主要为害叶片。防治方法：秋后清理田间，除尽带病的枯枝落叶，消灭越冬菌源；发病初期喷洒 1：1：10 波尔多液，或用 50% 多灵菌 1000 倍液喷雾防治，每隔 7 ～ 10 日喷药 1 次，连用 2 ～ 3 次；实施轮作。

（2）根腐病 *Fusarium* sp.，栽植两年以上者易发此病，根部呈现黑褐色病斑以致腐烂，全株枯死。防治方法：保持土壤排水良好或将畦面整成龟背形；及早拔出病株烧毁，土壤用石灰消毒；清除枯枝落叶及杂草，消灭过冬病原；发病前或发病时用 120 倍波尔多液或 65% ～ 80% 可湿性代森锰锌 500 ～ 600 倍液喷雾或浇灌，每隔 7 ～ 10 天进行 1 次，连续 3 ～ 4 次。

（3）白粉病 *Erysiphe polygoni* D.C.，主要侵染叶片，田间湿度大时易发病。防治方法：喷 50% 托布津可湿性粉剂 800 倍液，或 50% 代森铵 600 倍液。

2. 虫害及其防治

（1）黄芩舞蛾 *Prochoreutis* sp，为黄芩的重要虫害，主要为害叶片。防治方法：秋后清园，处理枯枝落叶及残株；发病期用 90% 敌百虫喷雾治疗。

（2）菟丝子病，幼苗期菟丝子病缠绕黄芪茎杆，吸取养分，造成早期枯萎。防治方法：播种前选种；发现菟丝子随时拔除；喷洒生物农药鲁保 1 号灭杀。

六、采收加工

（一）采收

黄芩通常种植 2 ～ 3 年收获，在秋季茎叶枯黄到土壤土冻前或春季土壤解冻后，选择晴天将根挖出。因黄芩主根深长，刨挖时要深挖，避免伤根和断根。

（二）加工

挖起后，去掉茎叶，抖落泥土，晒至半干，去外皮，然后迅速晒干或烘干。在晾晒过程避免因阳光太强、晒过度而发红，同时还要防止被雨水淋湿，受雨淋后黄芩的根先变绿后发黑，都会影响质量。以条长、质坚实、色黄者为佳。

地 黄

地黄为玄参科植物地黄 *Rehmannia glutinosa* Libosch 的干燥块根，为常用中药之一。目前生地黄药材商品的主要来自人工栽培，野生地黄一般不作药用。我国栽培地黄历史至少已有 900 余年，分布于华北、西北、华东、中南及辽宁、贵州等地。主产于河南、山东，以河南省温县、沁阳、博爱、武陟等县栽培历史最长，产量最高，质量最佳，畅销国内外，故有"怀地黄"之称。

一、形态特征

地黄，多年生草本。全株密被灰白色长柔毛。块根肥大，呈块状，茎直立。基生叶丛生，叶片倒卵形或长椭圆形，先端钝，基部渐狭下延成长叶柄；花成稀疏的总状花序，顶生；紫红色或淡紫红色，二唇状；雄蕊 4，二强，着生于花冠筒的基部；子房上位。蒴果卵圆形，外为宿存花萼所包。花期 5 ～ 6 月。

二、生态习性

地黄是喜光植物，种植地不宜靠近林缘或与高杆作物间作。当土温为 11 ~ 13℃，出苗要 30 ~ 45 天，25 ~ 28℃最适宜发芽，在此温度范围内若土壤水分适合，种植后一周发芽，15 ~ 20 天出土；8℃以下根茎不能萌芽。地黄适应性较强，喜温和气候和阳光充足的环境，但地黄有"三怕"，即怕旱、怕涝和怕病虫害。在土层深厚，疏松肥沃排水良好的砂质土壤，酸碱度以微碱的土壤环境为最佳。黏性大的红壤、黄壤或水稻土不宜种植地黄。

三、生长发育规律

地黄多用块根繁殖，从块根作为种栽播种到形成新的根状茎，其生长发育基本上分为以下四个阶段：幼苗生长期、抽薹开花期、丛叶繁茂期、枯萎采收期。

（一）幼苗生长期

地黄种栽播种后，其芽眼萌动发芽适宜温度为 18 ~ 20℃，约 10 天出苗，如温度在 10℃以下，则块根不能萌芽，且容易造成腐烂，因此栽种地黄需在早春地温稳定超过 10℃时进行。

（二）抽薹开花期

地黄出苗后，大约 20 天左右就能抽薹开花。开花的早晚、数量与地黄的品种、种栽的部位和气候等因素相关。抽薹开花时要消耗营养物质而影响地上部的生长及地下块根的有效物质积累，所以，一旦开花要及早摘除花蕾，减少损失。

（三）丛叶繁茂期

在 7 ~ 8 月，光照充分，地温一般为 25 ~ 29℃，其地上部生长最为旺盛。地下块根也迅速伸长，是增产的关键时期。当地温为 15 ~ 17℃，块根进入迅速膨大期，此时土壤水分过大，不利于块根膨大，且易造成块极腐烂，最适宜的土壤含水量为 25 ~ 30%，应注意做好排水防涝工作。

（四）枯萎收获期

9 月下旬，地黄的生长发育进入后期，其生长速度放慢，地上部出现"炼顶"现象，即地上心部叶片开始枯死，叶片中的营养物质逐渐转移至块根中。10 月下旬生长基本停滞，该时期即为地黄的采收期。

四、种质资源状况

我国地黄属植物有 6 个种，只有一种供药用，并有两个栽培变种，即怀庆地黄和荪桥地黄。目前大面积栽培的地黄主要是怀庆地黄，在此基础上人工选育出多个优良栽培品种，主要有：①温 85-5，株型中等，叶片较大呈半直立状，产量高，加工成货等级高，抗斑枯病一般，耐干旱，该品种是怀药产区生产上种植面积较大的品种。②北京 1 号，株型较小，整齐，地下块根膨大较早，生长集中，便于收获。该品种抗斑枯病差，但对土壤肥力要求不严，适应性广，产量高。目前生产上有一定的种植面积。③金状元，为传统品种。块根粗长，皮细色黄个大，多呈不规则纺锤形，产量高，加工等级高，但抗病性差，折干率低。该品种退化严重，生产上种植面积很小。④白状元，株型大、半直立，产量高但不稳定，抗涝性强，抗病能力差。⑤小黑英，植株较小，块根为球形，单株产量较低，可适当密植，抗病和抗涝性较强。⑥邢疙瘩，体形大，生育期长，抗逆性较差，需肥多，产量和折干率低。宜于在疏松肥沃的砂质壤土，作为旱地黄栽培。

五、栽培技术

（一）选地与整地

地黄宜在土层深厚、土质疏松、腐殖质多、地势干燥、能排能灌的中性和微酸性壤土或砂质壤土中生长，黏土中生长不良。地黄不宜连作，连作植株生长不好，病害多。地黄一般应经 8 ~ 10 年轮作后，才能再行种植，前茬以小麦、玉米为好。油菜、花生、棉花和瓜类等不宜作地黄的前作或邻作，否则，易发生红蜘蛛或感染线虫病。

地选好后，于秋季深耕 30cm，结合深耕施入腐熟的有机肥料 60000kg/hm^2，次年 3 月下旬施饼肥约 2250kg/hm^2。灌水后（视土壤水分含量酌情灌水）浅耕（约 15cm），并耙细整平做成畦，畦宽 120cm，畦高 15cm，畦间距 30cm，习惯垄作，垄宽 60cm，由于地黄生长对水分要求较高，故在整地时要求设畦沟、腰沟、田头沟三沟相连并与总排水沟相连，保证排水、灌水畅通。

（二）繁殖方法

采用块根繁殖和种子繁殖。块根繁殖是地黄生产中的主要繁殖方法。种子繁殖主要用于复壮，防止品种退化。

1. 块根繁殖 选择健壮，外皮新鲜，无黑点、病斑、虫眼的块根用作种栽，将其掰成 2 ~ 3cm 的小段，每段至少有 2 ~ 3 个芽眼。地黄多春栽，旱地黄（或春地黄）在河南产区于 4 月上旬栽植，晚地黄（或麦茬地黄）于 5 月下旬至 6 月上旬栽植。南方地区地黄的栽植期比北方要早。栽植时按行距 30cm 开沟，在沟内每隔 15 ~ 18cm 放种栽 1 段（9 ~ 12 万段 / 公顷，300 ~ 450kg），然后覆土 3 ~ 4.5cm，稍压实后浇透水，15 ~ 20 天后出苗。

2. 种子繁殖 在 3 月中下旬至 4 月上旬于苗床播种，播前先进行浇水，待水渗下后，按行距 15cm 条播，覆土 0.3 ~ 0.6cm，以不见种子为度，出苗前保持土壤有足够水分。苗现 5 ~ 6 片叶时，就可移栽大田。移栽时，行距为 30cm，株距 15 ~ 18cm，栽后浇水，成活后应注意除草松土。种子繁殖后代不整齐，甚至混杂，生产上一般不采用此法，主要用于选种工作。

（三）田间管理

1. 间苗和补苗　当苗高 3～4cm，即 2～3 片叶时，要及时间苗。每穴留 1 株壮苗。补苗最好选阴雨天进行。补苗要尽量多带原土，补苗后要及时浇水，以利幼苗成活。

2. 中耕除草　在植株封垄前应经常松土除草。幼苗期浅松土两次。第一次结合间苗进行，注意不要松动块根处；第二次在苗高 6～9cm 时进行，可稍深些。地黄茎叶快封行，地下块根开始迅速生长后，停止中耕，杂草宜用手拔，以免伤根。

3. 摘蕾、去"串皮根"和打底叶　为减少开花结实消耗养分，促进块根生长，当地黄孕蕾开花时，应结合除草及时将花蕾摘除，且对沿地表生长的"串皮根"应及时除去，集中养分供块根生长。8 月底当叶变黄时也要及时摘除黄叶。

4. 灌溉排水　地黄生长发育前期，生长发育较快，需水较多，应视地情浇水 1～2 次，但注意不要在发芽出土时浇水，否则易回苗，影响地黄生长。进入伏天后正常年景下不应再浇水，若必须浇水，应掌握以下浇水原则："三浇三不浇"，即久旱不雨浇水，施肥后浇水，夏季暴雨后用井水浇 1 次，天不旱不浇水（土壤手握成团，松手不散，落土即散不浇水），正午不浇水，天阴欲雨不浇水。浇水须在早上 9 点以前，下午 5 点以后进行。入伏后 7～8 月地黄地下块根进入迅速膨大期，此时土壤水分不应过大，雨后要及时排除田间积水，防止诱发各种病害。

5. 追肥　地黄追肥应采用"少量多次的追肥方法"，地黄追肥可分叶面追肥和根际追肥。

（1）叶面追肥　在 5 片真叶以后叶面连续喷施 150 倍尿素水溶液 3～4 天，间隔 7～10 天。

（2）根际追肥　在生产中视苗情可追肥 3 次，但以 15 片真叶时最为关键，一般追施尿素 600kg/hm^2、过磷酸钙 300kg/hm^2、硫酸钾 600kg/hm^2。

（四）病虫害及其防治

1. 病害及其防治

（1）斑枯病 *Septoria digitalis* Pass，又称青卷病，是地黄的毁灭性病害，6 月中旬初发，初期病情发展缓慢，7 月下旬进入第一个发病高峰期，8 月由于高温的抑制作用，斑枯病处于缓慢发展期，进入 9 月随气温降低，又有利于病害的发展，形成第二个发病高峰，持续到 10 月上中旬。如遇连阴雨天气骤晴病害蔓延更快。基部叶片先发病，初为淡黄褐色，圆形、方形或不规则形，无轮纹，后期呈暗灰色，上生细小黑点，病斑连片时，导致叶缘上卷，叶片焦枯。防治方法：地黄收获后，收集病叶，集中掩埋或烧毁；加强水肥管理，避免大水漫灌，雨季及时排水，降低田间湿度；增施磷钾肥，提高植株抗病能力；在发病初期，先用 80% 比克 600 倍液喷洒，然后酌情选用 50% 多菌灵 600 倍或 70% 甲基托布津可湿性粉剂 800 倍液，间隔 10 天左右喷 1 次。

（2）枯萎病 *Fusarium solani*（Mart.）App. et Wollenw，包括根腐病和疫病两种类型，

根腐病表现为地上部表现叶片萎蔫，地下部的茎基、须根和根茎变褐腐烂。疫病发生初期，病株基部叶片上先从叶绿形成半圆形、水清状病斑，后病斑愈合，蔓延至叶柄和茎基，导致整株萎蔫。在大田，两种病害混合发生，均导致地上部叶片枯萎。防治方法：起埂种植，埂高 20～30cm；严格控制土壤湿度，特别是在 6～8 月份，严禁大水漫灌和中午浇水，开挖排水沟，防止雨季田间积水；播种时用奇多念生物肥，每株 0.25g 撒施，苗期淋灌，或苗期发病前用 2% 农抗 120 水剂 200 倍淋灌预防；播种时用 10% 多毒水剂 90kg/hm² 或 50% 福美双可湿性粉剂 90kg/hm² 处理土壤；6 月份开始，发现病株时，及时选用 50% 敌克松 500 倍或 5% 菌毒清 400 倍加 50% 多菌灵 500 倍液喷淋 2～3次，保证药液渗到茎基部，间隔 7～10 天喷淋 1 次。

（3）病毒病，一般在 6 月初发病，发病时部分或整株叶片上出现黄白色或黄色斑驳，常呈多角形或不规则形，叶片皱缩。防治方法：采用脱毒种苗，脱毒地黄连续在生产上利用两年后，病毒再感染严重，增产效果下降，最好能够两年更换一次新种栽。除此外常见的病害还有黄斑病、轮斑病、细菌性腐烂病、线虫病（土锈病）、胞囊绒虫病等。

2. 虫害及其防治

（1）小地老虎 *Agrotis ypsilon*（Rottemberg），幼虫多在心叶处取食，在苗期危害严重，常造成缺苗断垄。一年中可发生数代，成虫白天潜伏在土层中，夜晚活动、取食、交配、产卵，卵期一般为 7～13 天，3 龄以上幼虫危害严重。防治方法：早春清除田间及地头杂草，防止地老虎成虫产卵。5～6 月份为害期，每日清晨检查，挖杀幼虫；采用黑光灯或糖醋液诱杀成虫或傍晚田间每隔一定距离放一泡桐叶诱集幼虫，早晨翻开叶进行捕杀；低龄幼虫发生时，可喷洒 90% 敌百虫 1000 倍液或 50% 辛硫磷 800 倍毒杀幼虫。

（2）甜菜夜蛾 *Spodoptera exigua* Hubner，初孵幼虫群居或散生于丝网下为害，3 龄以后进入暴食期可转株为害。常将叶片咬成空洞状，严重时，仅剩下叶脉。6 月下旬出现低龄幼虫为害，7～9 月为害最重。防治方法：采用黑光灯诱杀成虫。各代成虫盛发期用杨树枝扎把诱蛾，消灭成虫；及时清除杂草，消灭杂草上的低龄幼虫；人工捕杀幼虫；在低龄幼虫发生期，可轮换使用 10% 除尽、20% 米螨等农药喷洒。除上述害虫外，还有牡荆肿爪跳甲、红蜘蛛和拟豹纹蛱蝶幼虫、棉铃虫和负蝗等。

六、采收加工

（一）采收

10 月底当地黄叶逐渐枯黄，茎发干萎缩，苗心练顶，停止生长，根开始进入休眠期，地黄块根变为红黄色时即可采收。采收时先铲去植株，在地边开一沟，深 1 尺左右，然后顺沟逐行挖掘。从田中刨出后，去净表面附着的泥土杂物，按大小分别挑选分堆，以便上焙加工。鲜地黄不宜长时间存放，应及时加工。

（二）产地加工

生地黄加工方法有烘干和晒干两种。

1. 烘干　掌握火候是焙地黄的关键技术，50～60℃为宜，火候要稳定，切忌火候忽大忽小，以防地黄焙吹焙流；初焙一天或一天半时翻焙 1 次，以后每天翻焙 1～2 次，随翻焙随拣出成货（以表里柔软者），一般焙需 6～7 天；焙好的生地黄下焙后，进行堆闷出汗 3～4 天，使表里干湿一致，再 50℃传焙 3～4 小时，下焙，方可成货；将焙好的地黄再用 60℃文火焙 2～3 小时，全身发软时，取出，趁热搓成圆形，即为圆货生地。

2. 晒干　将采挖的地黄块根去泥土后，直接在太阳下晾晒，晒一段时间后堆闷几天，然后再晒，一直晒到质地柔软、干燥为止。由于秋冬阳光弱，干燥慢，不仅费工，而且产品油性小。以肥大、体重、断面乌黑油润者为佳。

金银花

金银花为忍冬科植物忍冬 *Lonicera japonica* Thunb. 的干燥花蕾或带初开的花，亦名双花、二花、银花，为我国常用中药材之一。金银花始载于《名医别录》，列为上品。忍冬分布区域很广，北起辽宁、吉林，西至陕西、甘肃，南达湖南、江西，西南至云南、贵州，在北纬 22°～43°、东经 98°～130°均有分布。在上述范围内，又以山东、河南两省的低山丘陵、平原滩地、沿海淤沙轻盐地带分布较广而集中。山东平邑、费县，河南封丘、新密，为金银花的主要道地产区。

一、形态特征

多年生木质藤本。茎细、中空、多分枝，幼枝密生短柔毛，绿色或棕色。叶对生，卵形或长卵形，全缘、密被短柔毛。花成对腋生，初开时银白色，2～3 天后变金黄色；花柄基部有叶状绿色苞片 2 枚；花萼短小，浅绿色，5 裂，裂片三角形，有毛；花冠筒状，先端唇形，上唇 3 裂向上反卷，花冠筒细长，密被柔毛；雄蕊 5 枚，黄色；雌蕊 1 枚，花柱细长与雄蕊均伸出花冠筒外；子房下位，无毛，近圆球形。浆果圆球形，成熟时黑色。

二、生态习性

忍冬自然生长于山坡灌丛或疏林中、乱石堆、山足路旁及村庄篱笆边，分布地海拔最高可达 1500m。忍冬适应性很强，喜阳，耐阴，耐干旱。对土壤要求不严，酸性、盐碱地均能生长，但以湿润、肥沃的深厚砂质壤土生长最佳。每年春夏两次发梢，根系繁密发达，萌蘖性强，茎蔓着地即能生根，是一种很好的固土保水植物。忍冬植株耐寒性强，在 –10℃条件下，叶子不落，在 –20℃条件下能安全越冬，来年正常开花，5℃时植株就开始生长，随温度升高生长加快，20～30℃为最适生长温度，花芽分化最佳温度为 15℃，40℃以上只要有一定的湿度也可生存。

三、生长发育规律

忍冬植株的年生长发育大体上可以分为 6 个阶段，即萌芽期、新梢生长期、显蕾期、开花期、缓慢生长期和越冬期。忍冬植株根系发达，10 年生植株根平面分布直径可达 3～5m，深度 1.5～2m，主要根系分布在地下 0～15cm 处，根系在 4 月上旬至 8 月下旬生长最快。

四、种质资源状况

忍冬属植物共约 200 种，产北美洲、欧洲、亚洲和非洲北部的温带和亚热带地区。我国有 98 种，广布于全国各省区，而以西南部种类最多。该属均为常绿或落叶直立灌木或矮灌木（极少物种是小乔木状和缠绕藤本），其中许多种类可以药用，与金银花药效相近的物种近 20 种，均可清热解毒。

忍冬的农家品种，大体上可以划分为墩花系、中间系及秧花系三大品系。墩花系：枝条较短，较直立，上端不相互缠绕，整个植株呈矮小丛生灌木状，枝条上的花芽分化可达枝条顶部，花蕾比较集中；中间系：枝条较长，上端有相互缠绕现象，整个植株株丛较为疏松，花芽分化一般在枝条的中上部，不到达枝条顶端，花蕾较为肥大；秧花系：枝条粗壮稀疏，不能直立生长，多匍匐地面或依附它物缠绕，整个植株不呈墩状，花蕾稀疏、细长，枝条顶端不着生花蕾。经定向培育，目前已经选育出"亚特""亚特立本""亚特红""九丰一号"等林木良种，以及"华金二号"等中草药良种，使金银花药材的产量与质量均有了大幅度提高。

五、栽培技术

（一）选地与整地

1. 育苗地 宜选择背风向阳、光照良好的缓坡地或平地。以土层深厚、疏松、肥沃、湿润、排水良好的砂质壤土，中性或微酸性和有水源灌溉方便的地块为好。在入冬前进行一次深耕，结合整地每 667m² 可施充分腐熟厩肥 2500～3000kg 作为基肥。在播种或扦插前，再进行 1 次整地，做平畦，畦面宽 1.5m。

2. 种植地 宜选择海拔在 200～500m 处、背风向阳的山坡。在坡度小的地块按常规进行全面耕翻；如荒山、荒地坡度大，在改成梯地后再整地。在深翻土地的基础上，按株、行距 1.2m×1.5m～1.4m×1.7m 挖穴，穴径 50cm 左右，深 30～50cm。挖松底土，每穴施土杂肥 5～7kg，与底土混匀，待种。

（二）繁殖方法

繁殖方式有播种、扦插、分株、压条等，在实际生产中多采用扦插。此处仅介绍扦插法。

1.扦插时间 春、夏、秋三季均可进行，但以春、秋两季为宜。春插宜在新芽萌发前进行，秋插于8月上旬至10月上旬进行。扦插时宜选择雨后阴天进行，扦插后成活率较高，小苗生长发育良好。

2.扦插方法 于整好的育苗地上，按行距20cm开沟，沟深25cm左右，每隔3cm左右斜插入1根插条，插条长30cm左右，露出地面约15cm，然后填土盖平压实，栽后浇1遍透水。畦上可搭荫棚，或盖草遮阴，待插条长出根后撤除遮盖物。以后若天气干旱，每隔2天要浇1次水，保持土壤湿润。半月左右即可生根发芽。

3.定植 忍冬枝条在育苗地扦插成活后，属于春季育苗的可于当年秋季移栽；秋季育苗的可于翌年早春移栽。移栽时，将种苗3~5棵栽于种植地上挖好的穴内，覆土压实，浇水，待水渗下后，培土保墒。

（三）田间管理

1.中耕除草 在定植成活后的前两年，每年中耕除草3~4次，第一次在植株春季萌芽展叶时，第二次在6月，第三次在7~8月，第四次于秋末冬初。中耕时，在植株根际周围宜浅，其他地方宜深，避免伤根。第三年以后，视杂草生长情况，可适当减少中耕除草的次数。每年春夏之交，进入盛花期，需中耕除草1次，每3~4年深翻改土1次。

2.追肥 追肥以有机肥料为主，配合使用无机肥料。土壤追施宜用有机肥料，配合施用无机肥料；叶面追施宜用无机肥料。土壤追施宜在冬季进行，叶面追施宜在每茬花蕾孕育之前进行。土壤追施时，在植株基部周围40cm处，开宽30cm、深40cm的环状沟，将肥料施入沟内与土混匀，然后覆土；叶面追施，将肥料溶解于水，稀释至适宜浓度，喷洒于植株叶面，如施磷酸氢二铵，浓度宜控制为2~3g/L。追肥次数以在春季植株发芽后，以及一、二、三茬花采收后，分别施用1次，每年4次。

3.灌溉、排水 忍冬植株较为耐旱，一般情况下不需浇水，但天气过于干旱时要适当浇水。特别是在早春萌芽期间和初冬季节，适当浇水可有效地促进植株生长发育，提高药材产量。雨季要注意及时排水。

4.整形修剪 整形修剪分为休眠期修剪和生长期修剪。休眠期修剪在12月份至翌年3月上旬进行；生长期修剪在5月份至8月上旬进行。

（1）幼龄植株修剪 一至五年生为幼龄植株，修剪要在休眠期进行，以整形为主，重点培养好一、二、三级骨干枝。一年生植株选择健壮枝条1~3个，保留其下部3~5节，上部和其他枝条全部去除；二年生植株重点培养一级骨干枝，从中选取3~6个枝条，继续保留下部3~5节，剪去上部；三年生植株重点培养二级骨干枝，从一级骨干枝中选留8~15个，保留其基部3~5节，上部及其他枝条全部去除；四年生植株重在培养三级骨干枝，选留二级骨干枝上长出的健壮枝条20~30个，保留其下部3~5节，剪去上部，培养成三级骨干枝，其他枝条全部去除；五年生植株注意选留足够的结花母枝，每个二级骨干枝留结花母枝2~3个，三级骨干枝留4~5个，全株留80~120个，每个结花母枝仍保留3~5节，上部剪去，其他枝条全部疏除。

（2）盛花期植株的修剪　5年以上、20年以下植株处于盛花期。此期修剪的主要任务是选留健壮结花母枝及调整更新二、三级骨干枝。盛花期植株修剪分为休眠期修剪和生长期修剪。休眠期修剪主要是疏除交叉枝、下垂枝、枯弱枝、病虫枝及不能结花的营养枝。对所有的结花母枝进行短截，壮旺者要轻截，保留4～5节，中等者要重截，保留2～3节，做到枝枝均截，使结花母枝分布均匀。生长期修剪在每茬花的盛花期后进行，第一次在5月下旬修剪春梢，第二次在7月中旬修剪夏梢，第三次在8月中旬修剪秋梢。剪除全部无效枝，壮旺枝条留4～5节，中等枝条留2～3节短截。

（3）老龄植株修剪　树龄20年以上的忍冬植株逐渐衰老，修剪时除留下足够结花母枝外，重在骨干枝更新复壮，以多生新枝。原则是疏截并重、抑前促后。

（四）病虫害及其防治

1. 病害及其防治

（1）忍冬褐斑病 *Cercospora rhamni* Fack.，主要为害植株叶片，严重时叶片提早枯黄脱落。防治方法：发病初期及时摘除病叶，将病枝落叶集中烧毁或深埋土中；雨后及时排出田间积水，清除杂草，保证通风透光；增施有机肥料，提高植株抗病能力；从6月下旬开始，每10～15天喷洒1次1:1.5:300的波尔多液或50%多菌灵800～1000倍液，连续进行2～3次。

（2）叶斑病 *Alternaria tenuis* Nees，主要为害植株叶片，严重时叶片脱落。防治方法：清除病枝落叶，减少病源；及时排出积水；增施有机肥料，增强植株抗病能力；选用无病种苗；发病初期喷洒50%多菌灵可湿性粉剂800倍液，或1:1:150倍的波尔多液，10天左右喷1次，连喷2～3次。

2. 虫害及其防治

（1）胡萝卜微管蚜 *Semiaphis heraclei* Takahashi，以成虫和若虫密集于新梢和嫩叶的叶背吸取汁液，造成叶片与花蕾畸形，并导致煤烟病发生。防治方法：及时多次清理田间杂草与枯枝落叶；田间悬挂不干胶的黄板诱蚜粘杀；树干下部刮环涂药；发生期间喷洒50%辛硫磷乳油1000～1500倍液。

（2）金银花尺蠖 *Heterolocha jinyinhuaphaga* Chu，蚕食叶片，严重时将整株叶片和花蕾吃光。防治方法：合理修剪消灭越冬蛹，人工捕杀幼虫；于1～3代产卵期间，田间释放松毛虫赤眼蜂 *Trichogramma dendrolimi* Mat-sumura；5～10月，用青虫菌或苏云金杆菌100倍液喷雾；在幼虫大量发生时，喷洒80%敌敌畏乳剂2000倍液，或90%敌百虫800～1000倍液。

（3）咖啡虎天牛 *Xylotrechus grayi* White 与中华锯花天牛 *Apatophysis sinica* Semenov-Tian-Shanskij，前者为蛀茎性害虫，后者主要蛀食根部，两者均严重影响植株生长发育。防治方法：结合冬剪将枝干老皮剥除；清除虫蛀枯枝；幼虫尚未蛀入木质部之前，喷洒1500倍敌敌畏乳油液；人工饲养赤腹姬蜂与天牛肿腿蜂等天敌释放至大田。

（4）柳干木蠹蛾 *Holcocerus vicarious* Walker、豹纹木蠹蛾 *Zeuzera sp.*，幼虫在植株主干或枝条韧皮部钻蛀为害，致使树势衰弱，枝干易风折。防治方法：清理花墩，及时烧毁残叶虫枝，加强田间管理；及时更新老龄植株；加强修剪；在幼虫孵化盛期用50%杀螟松乳油1000倍液加0.5%煤油，喷洒枝干。

六、采收加工

（一）采收

5～10月份均可进行，传统选择晴天早晨采收。金银花以花蕾入药，花蕾开放后绿原酸含量不断降低，挥发油含量逐渐升高。根据金银花药材的外观性状与各类成分的总收率进行评价，金银花以在花蕾由青转白的二白期采收最为适宜。

（二）加工干燥

采收后的金银花需要及时进行干燥。山东产区多晒干，河南、河北产区多烘干。以花未开放、色黄白、肥大者为佳。

大青叶（板蓝根）

大青叶为十字花科植物菘蓝 *Isatis indigotica* Fort. 的干燥叶，其根部亦可药用，药材名板蓝根，均属于我国常用中药材。菘蓝始载于《神农本草经》，列为上品。菘蓝分布区域很广，河北、江苏、安徽、甘肃、陕西、山西、内蒙古、黑龙江等地均有栽培。其中河北安国为板蓝根的主要道地产区。

一、形态特征

菘蓝是两年生草本。主根长圆柱形，肉质肥厚，灰黄色，茎直立略有棱，上部多分枝，略带粉霜。基生叶有柄，叶片倒卵形至披针形，蓝绿色，肥厚，先端钝圆，基部渐狭，全缘或略有锯齿；茎生叶无柄，叶片卵状披针形或披针形，有白粉，先端尖，基部耳垂形，半抱茎，近全缘。复总状花序，花黄色，花梗细弱，花后下弯成弧形。短角果矩圆形，扁平，边缘有翅，成熟时黑紫色。种子1粒，稀有多粒，呈长圆形。

二、生态习性

菘蓝原产我国北部，对气候适应性很强，从黄土高原、华北大平原到长江以北的暖温带为最适生长区。菘蓝喜温暖环境，耐寒冷，怕涝，宜选排水良好，疏松肥沃的砂质壤土。东北平原和南岭以南地区不宜栽种。菘蓝对土壤的物理性状和酸碱度要求不严。一般以内陆及沿海微带碱性的土壤最为适宜，但耐肥性较强，肥沃和深厚的土层是生长发育的必要条件。地势低洼易积水土地不宜种植。

三、生长发育规律

菘蓝为越年生长日照型植物，秋季种子萌发出苗后，是营养生长阶段。露地越冬经过春化阶段，于次年早春抽茎，开花，结实而枯死，完成整个生长周期。菘蓝3月上旬为抽茎期，3月中旬为开花期，4月下旬至5月下旬为结果和果实成熟期，6月上旬即可收获种子。但生产上为了利用植株的根和叶片，往往要延长营养生长时间，因而多用于春季播种，秋季或冬初收根，期间还可以收割两次叶片，以增加经济效益。

四、种质资源状况

菘蓝属植物约30多种，根据叶型可分为白菜叶型、甘蓝叶型、芥菜叶型。近些年对菘蓝四倍体育种研究比较多。四倍体菘蓝果实较二倍体菘蓝果实宽大，大约8%的单果双籽现象。四倍体净光合速率高于二倍体菘蓝，同时靛蓝、靛玉红、还原性多糖含量较高。由于大青叶、板蓝根是大宗药材之一，社会需求量很大。因此，提高其产量和稳定其品质，选育优质高产品种是今后研究的主要方向。

五、栽培技术

（一）选地与整地

菘蓝宜选择排水良好、疏松肥沃的砂质壤土，以及内陆平原和冲积土种植。播种前一般先深翻20～30cm，砂地可稍浅，施足基肥。基肥种类以厩肥、绿肥和焦泥灰为主，然后打碎土块，耙平。在北方雨水较少的地区做平畦，南方做高畦以利于排水，畦宽1.5～2m，高约20cm。

（二）繁殖方法

采用种子繁殖。春播于4月上旬播种，常用宽行条播或撒播。播种前把种子浸湿，晾干，随即拌泥或细砂进行播种，播种后再施一层薄粪和细土，用种量23kg/hm^{2}左右（按种子千粒重、发芽率、混杂度而定）。播种后10天左右出苗。长江以北产区，如遇茬口安排困难，可在麦收后进行夏播。秋播留种田可以在8月上旬至9月初播种（北方应早播），幼苗在田间越冬，第二年继续培育。

（三）田间管理

1. 间苗和定苗 播种后，苗高3cm时，按株距10cm、行距20cm进行间苗和定苗。

2. 中耕除草 由于杂草与菘蓝同时生长，应抓紧时机，及时进行中耕除草。

3. 追肥 在间苗时施清水粪。结合中耕除草，追施一次氮肥，如腐熟稀人粪1000kg或尿素60kg/hm^2。割第二次叶后，重施腐熟粪肥，对后期的生长极为重要。

4. 灌溉和排水 菘蓝生长前期水分不宜太多，以促进根部向下生长，后期可适当多浇水。多雨地区和季节，畦间沟加深，大田四周加开深沟，以利于排水，避免烂根。如遇伏天干旱天气，可在早晚灌水，切勿在阳光下进行，以免高温灼伤叶片，影响生长。

（四）病虫害及其防治

1. 病害及其防治

（1）霜霉病 *Peronospora isatidis* Gum.，主要为害叶柄及叶片。发病初期，叶片产生黄白色病斑，叶背出现似脓样的霉斑，随后叶片变黄，最后呈褐色干枯死亡。防治方法：清洁田园，处理病株；轮作；每7天喷洒1次1∶1∶100的波尔多液或40%乙磷铝2000～3000倍液，连续进行2～3次。

（2）菌核病 *Sclerotinia sclertiorum* Bary，为害全株，从土壤中传染。基部叶片先发病，然后向上为害茎、茎生叶、果实。发病初期呈水渍状，后为青褐色，最后腐烂。在多雨高温的5～6月间发病最重。防治方法：水旱轮作或与禾本科作物轮作；增施磷肥；开沟排水，降低田间温度；使用石硫合剂于植株根部。发病初期用65%代森锌多菌灵可湿性粉剂600倍液喷雾，隔7天喷1次，连喷2～3次。

（3）白锈病 *Albugo candida*（Pers.）O. Kuntze，受害叶面出现黄绿色小斑点，叶背长出一隆起的外表有光泽的白色脓包状斑点，破裂后散出白色粉末物，叶畸形，后期枯死。于4月中旬发生，直至5月。防治方法：不与十字花科作物轮作；选育抗病新品种；发病初期喷洒1∶1∶120波尔多液。

（4）根腐病 *Fusarium solani*（Mart.）App. et Wr，根腐病的病原为腐皮镰孢菌，发病适温29～32℃。防治方法：采用75%百菌清可湿性粉剂600倍液或70%敌克松1000倍液喷雾。

2. 虫害及其防治

（1）菜粉蝶 *Pieris rapae* L.，5月起幼虫危害叶片，尤以6月上旬至下旬为害最重。防治方法：用生物农药BT乳剂1.5～2.25kg/hm² 或90%敌百虫800倍液喷雾。

（2）桃蚜 *Myzus persicae* Sulzer，一般春天为害刚出土的花蕾，使花蕾萎缩，不能开花，影响种子产量。防治方法：用50%辛硫磷乳油1000～1500倍液喷杀。

六、采收加工

（一）采收

春播菘蓝地上部分生长正常，每年可收割大青叶2～3次。第一次6月中旬，品质最好。第二次在8月下旬前后，伏天高温季节不能收割大青叶，以免引起成片死亡。挖板蓝根应选择在晴天进行，以防把根弄断，降低产品品质。每公顷可收获鲜根7500～12000kg。

（二）加工干燥

挖取的板蓝根，去净泥土、芦头和茎叶，摊在芦席上晒至七八成干，扎成小捆，在晒至全干，打包后装麻袋贮存。通常晒干包装即成。以叶大、少破碎、干净、色墨绿、无霉味者为佳。

连　翘

连翘为木犀科植物连翘 *Forsythia suspensa*（Thunb.）Vahl. 的干燥成熟或未成熟果实，属于常用中药材，前者称老翘，后者称青翘。连翘在我国广泛分布于山西、河北、陕西、河南、湖北和四川等地，其中山西、陕西和河南分布最为集中。在山西，连翘广泛分布于太原以南的低中山区，其中以中条山、太岳山和吕梁山南段、太行山南段分布最为集中；河南连翘广泛分布于伏牛山区、秦岭入河南段（灵宝南部）、崤山、熊耳山和太行山南段；陕西连翘广泛分布于秦岭沿线和蟒岭沿线的中山地带。

一、形态特征

落叶灌木。枝开展或伸长，稍带蔓性，常着地生根，小枝梢呈四棱形，节间中空，仅在节部具有实髓。单叶对生，或成为 3 小叶；叶片卵形、长卵形、广卵形以至圆形，先端渐尖、急尖或钝。基部阔楔形或圆形，边缘有不整齐的锯齿；半革质。花先叶开放，腋生；花萼 4 深裂，椭圆形；花冠基部管状，上部 4 裂，裂片卵圆形，金黄色，通常具橘红色条纹；雄蕊 2，着生于花冠基部；雌蕊 1，子房卵圆形，花柱细长，柱头 2 裂。蒴果狭卵形略扁，先端有短喙，成熟时 2 瓣裂。种子多数，棕色，狭椭圆形，扁平，一侧有薄翅。花期 3～5 月，果期 7～8 月。

二、生态习性

连翘适应性强，一般酸碱性土壤均可生长，盐碱地例外。性喜湿润、凉爽气候，较耐寒，幼龄阶段较耐荫，成年阶段在阳光充足的地方则枝壮叶茂，结果多，产量高。连翘种植的适宜年平均温度为 5.0～15.6℃，尤其以 15℃左右的温度为最好。连翘开花期如遇到倒春寒将严重影响产量。开花前需充足光照，阴坡开花晚。连翘成龄树果实较集中的部位全天直射光照时间应在 7 小时以上，在 3 小时以下的部位，结实很少。野生于海拔 800～1600m 的山坡、林下和路旁。低于 650m 的地段只开花但不结果，高于 2000m 的山坡上既不开花也不结果；800～1800m 的山坡上，枝繁叶茂，花艳果硕。

三、生长发育规律

连翘一生要经过幼树期、初结果期、盛果期、衰老更新期 4 个时期。虽然每个时期的生长和结果情况不同，但生长发育过程都有年循环周期现象。连翘的年生长期为 270～320 天，遇霜即停止生长，从开花到果实成熟需要 140～160 天。3 月初花开始萌动，持续大约 10 天；从花开始开放到盛花期时间为 5 天；盛花期持续 15 天；3 月末 4 月初进入谢花期，4 月 10 日花期基本结束，整个花期持续约 40 天左右。果实自 4 月 20 日后开始逐渐膨大，进入 7 月份果实膨大基本停止。8～10 月果实成熟，11 月落叶，进入越冬时期。连翘属同株自花不孕植物，在栽培上必须使其长花柱花与短花柱花混交，相互授粉，才能结果和提高产量。

四、种质资源状况

目前，连翘药材商品主要来源于野生，人工种植历史短、面积小，生产中尚未选育出优良品种。但相关研究结果显示，连翘不同种群间存在着丰富的遗传多样性，种群内遗传变异占总变异的 72.57%，是变异的主要成分。种群间遗传距离与地理距离没有相关性。

五、栽培技术

（一）选地与整地

育苗地宜选水源好、排灌方便之地。要求土层深厚、土质疏松、肥沃的沙壤土。圃地要深耕细作，施足底肥，做成 1.3m 宽的高畦，开好排水沟，待播。栽植地宜选土层深厚、土质疏松、背风向阳的缓坡地。先翻地，而后按株行距 1.5m×2m 挖穴，穴大 0.8m×0.8m×0.7m，秋后进行整地。

（二）繁殖方法

采用种子、扦插、压条和分株繁殖。生产上以种子繁殖、扦插繁殖为主。

1. 种子繁殖

（1）采种　选择生长健壮、枝条节间短而粗壮、花果着生密而饱满、无病虫害的优良单株作为母树，于 9 月中下旬到 10 月上旬采集成熟果实，阴干备用。

（2）种子处理　连翘种皮较坚硬，播前应将种子用 25～30℃ 温水浸泡 4～6 小时捞出，掺湿砂 3 倍用木箱或小缸装好，封盖塑料薄膜，置背风向阳处，每天翻动 2 次，保持湿润，10 天后，种子萌芽即播种。

（3）播种育苗　3 月上、中旬播种。种子经处理萌芽后即行播种，8～9 天可出苗。播时在畦面上开横沟条播，行距 25～30cm，每 667m² 用种量 3kg 左右。播后覆土一般为 1cm 左右，盖草保持湿润。种苗出土后，随即揭草，当苗高 10cm 左右时按株距 3～4cm 定苗。做好松土除草、追肥、排灌等管理。当年或翌年春即可出圃定植。

2. 扦插繁殖　秋季落叶后至发芽前扦插。在优良母株上，选用一、二年生健壮枝条，截成 15～20cm 长的插穗，留 2～3 个芽，将其下端近节处削成平面。将插穗扎成 30～50 根一捆，用 500ppm 生根粉（ABT）或 500～1000ppm 吲哚丁酸（IBA）溶液，将插穗基部浸泡 10 秒，取出晾干。按 10cm×25cm 株行距插入苗床，深度以露出床面 1～2 个芽为宜。插后立即灌透水保持床面湿润，30 天可生根。成活 15 天后追肥、松土锄草。秋后即可出圃定植。

3. 压条繁殖　连翘下垂枝条多，便于压条。3～4 月，可将其弯曲枝压入土内，露出梢端，在入土处刻伤，用枝杈固定，覆盖细肥土，刻伤处能生根。如用当年生嫩枝，在 5～6 月间压条，不用刻伤，亦能生根。当年或翌年春可截离母体，定植。

4. 分株繁殖　连翘萌蘖力强，秋季落叶后，或春季萌芽前，可挖取植株根际周围的根蘖苗栽植。

（三）移栽与定植

苗高 50cm 时，即可出圃定植。栽植前先在穴内施肥，每穴施有机肥 30～40kg，栽时要使苗木根系舒展，分层踏实，定植点要高于穴面。

（四）田间管理

1. 中耕除草 连翘从定植到郁闭，一般需 5～6 年时间。郁闭前，应及时中耕除草，可间种农作物或蔬菜。

2. 追肥 郁闭前，每年于 4 月下旬、6 月上旬结合中耕除草各施肥 1 次，每次每 $667m^2$ 施腐熟人粪尿 2000～2500kg 或尿素 15kg。郁闭后，每隔 4 年深翻林地 1 次，每年 5 月和 10 月各施肥 1 次，5 月以化肥为主，10 月施厩肥。化肥每株施复合肥 300g，厩肥每株施 30kg 于根际周围，沟施。

3. 灌溉 连翘耐旱，但幼苗期和栽移后缓苗前，天旱时需适当浇水，雨季及时排除积水。

4. 整形与修剪 根据连翘自然树形生长的特点，其整形修剪所用树形以自然开心形和灌丛形为好。前者常在定植后幼树高 1m 左右时。每年冬季将枯枝、重叠枝、交叉枝、纤弱枝、徒长枝及病虫枝剪除。生长期还要适当进行疏删短截。对已经开花结果多年、衰老结果枝群，也要进行短截或重剪，可促使剪口以下抽生壮枝，恢复树势，提高结果率。

（五）病虫害及其防治

1. 病害及其防治 由于栽培历史较短，连翘病害发生不严重。

2. 虫害及其防治

（1）钻心虫 *Epinotia leucantha* Meyrick，钻心虫的幼虫钻入茎杆木质部髓心为害，严重时，不能开花结果，甚至整株枯死。防治方法：用 80% 敌敌畏原液沾药棉堵塞蛀孔毒杀。

（2）蜗牛 *Fruticicolidae sp.*，危害花及幼果。防治方法：在清晨撒石灰粉或人工捕杀。

六、采收加工

连翘果实初熟期在 9 月上中旬，果皮呈青色时采下，置沸水中煮片刻或放蒸笼内蒸 0.5 小时，取出晒干，外表呈青绿色，商品称为"青翘"。完熟期在 9 月下旬至 10 月上中旬，果实熟透变黄，果实裂开时采收，晒干，筛出种子及杂质，称为"老翘"。青翘以干燥、色黑绿、不裂口者为佳；老翘以色棕黄、壳厚、显光泽者为佳。

【复习思考题】

1. 常见清热药的种类有哪些?
2. 黄芩、地黄、金银花的采收加工应注意什么?
3. 黄连的栽培技术要点有哪些?

第十章 泻下药 ▷▷▷

凡能引起腹泻，或润滑大肠，以泻下通便为主要功效的药物，称为泻下药。作用是泻下通便，以排除胃肠积滞或燥屎及有害物质（毒、瘀、虫等）；或清热泻火，使实热壅滞之邪通过泻下而清解；或逐水退肿，使水湿停饮从大小便排出，达到祛除停饮、消退水肿的目的。根据泻下作用强弱的不同，可分为攻下药、润下药和峻下逐水药三类。攻下药多为苦寒，其性沉降，主入胃、大肠经，既能通便，又能泻火，适用于大便秘结、燥屎坚结、实热积滞等。攻下药有大黄、芒硝、番泻叶、芦荟等，润下药主要有火麻仁、郁李仁、蜂蜜。润下药多为植物的种仁或果仁，富含油脂，具有润滑作用，使大便易于排出，适用于一切血虚津枯所致的便秘。润下药主要有火麻仁、郁李仁、蜂蜜等。峻下逐水药多苦寒有毒，药力峻猛，服药后能引起剧烈腹泻，有的兼能利尿，能使体内潴留的水饮通过二便排出体外，消除肿胀，适用于全身水肿、大腹胀满及停饮等正气未衰之证。峻下逐水药有甘遂、京大戟、芫花、牵牛子、商陆、巴豆、千金子、乌桕根皮等。此处仅介绍大黄的栽培技术。

大 黄

大黄为蓼科植物掌叶大黄 *Rheum palmatum* L.、唐古特大黄 *R. tanguticum* Maxim.ex Balf. 或药用大黄 *R. officinale* Baill. 的干燥根和根茎，别名将军、生军、川军、黄良、蜀大黄等。大黄药用历史悠久，始载于《神农本草经》，列为下品。

掌叶大黄主要分布在甘肃东部及东南部、青海与四川西北部交界区域；唐古特大黄主要分布在青海东部和东南部、四川西北部；药用大黄主要分布在四川东北部、陕西南部与湖北西北部。大黄道地产区在四川、青海、甘肃三省交界地带。掌叶大黄占市场上大黄总产量的大部分，历史上著名的"铨水大黄"产于甘肃于礼县西部地区，品质优，商品性状好，产销量大。商品药材有两类：一是西宁大黄，多加工成圆锥形或腰鼓形，俗称蛋吉，主产于青海同仁、同德等地；二是铨水大黄一般为长形，切成段块，个大形圆者常纵剖成片，主产于甘肃铨水、西礼等地。在原有道地产区的基础上，我国有多地开展了大黄引种栽培的研究。

一、形态特征

（一）掌叶大黄

高大粗壮草本，根及根状茎粗壮木质。茎直立中空，叶片长宽近相等，顶端窄渐尖或窄急尖，基部近心形，通常成掌状半 5 裂，每一大裂片又分为近羽状的窄三角形小裂片。叶上面粗糙到具乳突状毛，下面及边缘密被短毛；叶柄粗壮，圆柱状，与叶片近等长，密被锈乳突状毛。托叶鞘大，绿色，有纵皱纹，密生白色短柔毛。大型圆锥花序，花小，通常为紫红色，有时黄白色。花被片 6，外轮 3 片较窄小，内轮 3 片较大。果实矩圆状椭圆形到矩圆形，两端均下凹，翅宽约 2.5mm，种子宽卵形，棕黑色。花期 6 ～ 7 月，果期 7 ～ 8 月。

（二）唐古特大黄

唐古特大黄又名鸡爪大黄，与掌叶大黄相似，但本种的叶裂极深，裂片常再二回深裂，裂片窄长，花序分枝紧密，向上直立，紧贴于茎。

（三）药用大黄

与前两种主要区别，叶片掌状浅裂，边缘有粗锯齿，花绿色到黄白色，托叶鞘膜质，比较透明，花绿色到黄白色，翅果边缘不透明。

二、生态习性

大黄喜冷凉气候，耐寒，忌高温。在年平均降水量 500mm 左右、相对湿度在 55% ～ 80% 的地区生长发育良好。大黄主要种植在海拔 1400m 以上。野生大黄分布于我国西部年平均温度在 10℃的高寒山区，海拔为 1400 ～ 4000m，耐冷凉，不耐涝，不耐旱。

对土壤要求较高，需肥量大，以土层深厚、富含有机质、排水良好的沙土或沙壤土最佳，要求土壤含水量 20% ～ 25%，水分过多，大黄易感病或根部腐烂甚至全株死亡。土壤 pH 为中性或微碱性、过于肥沃的土壤，会引起植株茎叶徒长，侧根发达，主根变小，药材产量下降。忌连作，需经过 4 ～ 5 年轮作后方可再种。

人工栽培的掌叶大黄幼苗怕阳光直射，需要荫蔽，荫蔽度控制为 75% ～ 85%；成苗要求阳光较好，荫蔽度控制在 35% 左右，以后随着植株年龄的增长要求较充足的阳光。

三、生长发育规律

大黄以种子繁殖为主，大黄种子寿命可维持 3 ～ 4 年，在适宜温度下种子必须吸收相当其重量的 100%～200% 的水分才能发芽，适温 18～20℃,2～3 日即可萌发出苗，如温度低于 0℃ 或超过 35℃，则萌发受抑。播种第二年形成叶簇，每年 3 月返青，第 3 年 5～6 月开花结果，7 月上旬种子成熟。野生大黄植株可生长 7～8 年以上。全年生长期约 240 天。在野生或人工栽培条件下，个体发育需要 3 个生长季节方能完成。在栽培上可分为以下四个生长期：幼苗期，从采种播种育苗到移栽，生长期为 395～398 天；成药期，从当年春季移栽至第二年秋末、冬初采挖，生育期 580 天；抽薹开花期，移栽后第二年、第三年春季抽薹开花，持续时间 730 天，花薹从上年秋季开始形成；种子期，移栽后第二年、第三年春末夏初抽薹开花到种子成熟，持续时间 30～37 天。

四、种质资源状况

大黄属约 60 种，分布在亚洲温带及亚热带的高寒山区。《中国植物志》记载我国大黄属植物 39 种 2 变种，主要分布于西北、西南及华北地区，东北较少。吴家坤等（1992）在全国普查基础上，在陕西、四川、青海等地发现了秦岭大黄、藏东大黄 2 个新种和绿花唐古特大黄 1 变种。至此分布在我国的大黄属植物有记录 41 种 4 变种共 45 种，大部分具有药用价值。其中中药大黄是我国特产的重要药材之一，早在两千多年前就有记载，使用历史非常悠久。此外，在商品中有时混有大黄属其他植物的根及根状茎，为非正品，俗称土大黄或山大黄，在不同地区及民间使用。陕西榆林、宝鸡、甘肃永登、青海乐都地以及华北、东北地区的部分县所栽培的大黄，原植物均为河套大黄，陕西还种有华北大黄。新疆产大黄原植物主要为天山大黄及少量的阿尔泰大黄。西藏产大黄原植物为藏边大黄。藏边大黄、河套大黄、华北大黄、天山大黄泻下作用很差，不具通里攻下作用，不宜作大黄药用，一般作兽药、皮肤病用药或作工业染料的原料。

目前，除药典记载的三种大黄在大量栽培外，其他品种均属野生。因栽培历史较短，掌叶大黄种质资源研究报道较少，生产中尚未选育出优良品种。

五、栽培技术

此处仅介绍掌叶大黄的栽培技术。

（一）选地与整地

1. 育苗地 选择地势较高、背阴向阳、水源条件好、排灌方便的地方，土壤要求土层深厚，土质疏松肥沃的壤土或沙壤土，土壤要深翻、精耕细耙、施足基肥，然后做床，床宽 1.2m。

2. 种植地 宜选海拔在 1000～2000m 间的凉爽山地，以土层深厚、富含腐殖质、排水良好的砂质壤土为宜。土壤黏重、地势低洼的地方不宜种植。如在酸性土壤上种植，可于耕作时施入适量石灰，为 100～200kg/667m^2。前茬作物以玉米、马铃薯等作物为好。在选好的种植地上，以 3000～4000kg/667m^2 施厩肥或堆肥作为基肥，深耕 30～40cm，做宽 1.5～2m、高 30～40cm 的畦，四周开好排水沟，以备移栽种植。

（二）繁殖方法

繁殖方式有种子繁殖、子芽繁殖两种。

1. 种子繁殖　分为育苗移栽和直播。

（1）育苗移栽　分为春播和秋播。春播于土壤耕层解冻后播种。一般以秋播为好，当年采收的种子发芽率高。春播种子宜进行催芽处理，即将种子放入 18～20℃的温水中浸 6～8 小时，浸后捞出，湿布覆盖，凉水冲 1～2 次/日，当有 1%～2% 的种子萌发即可播种。播种分条播和撒播。条播者横畦开沟，沟距 25～30cm，播幅 10cm，深 3～5cm。将种子均匀撒入沟内或畦面，条播和撒播每 667m² 用种量分别为 3～4kg 和 5～7kg。播后盖细土，以盖没种子为宜，畦面再盖草，如土壤干燥，在播前 3～4 日畦面浇水后再行播种，以利种子发芽。出苗后，揭去盖草，加强水肥管理，至苗高 9～10cm 即可移栽。移栽宜在阴雨天进行，按行株距 55cm×55cm 挖穴，穴深 5～6cm，将苗立放穴内，用细土培实，穴面应低于地面以利于培土。

（2）直播　初秋或早春进行。行距 60～80cm，株距 50～70cm，穴播。穴深 3～4cm，每穴播种 5～6 粒种子，覆土 2～3cm。用种量约 3kg/667m²。

2. 子芽繁殖　在 9～10 月份收获大黄时，选择根茎侧面健壮且较大的子芽摘下种植，过小的子芽可移栽于苗床，第二年秋再行定植。为防止子芽伤口处腐烂，栽种时可在伤口处涂上草木灰。然后按上述育苗移栽法种植。

（三）田间管理

1. 间苗和定苗　种子直播的结合第一次中耕除草进行间苗，每穴选留健壮植株 2～3 株，条播的每 10cm 留 1 株。苗高 10～25cm 时可定苗，每穴留 1 株。

2. 中耕除草　当苗高 5cm 时进行第一次中耕除草。秋季移栽的可于次年中耕除草 3 次；第一次在 4 月刚萌发时，第二次在 6 月，第 3 次在 9～10 月倒苗后。第三年只在春、秋各中耕除草一次。第四年只在春季萌发后进行一次中耕除草。春季移栽的于当年 6 月中旬中耕除草一次，8 月中旬进行第二次，9～10 月回苗后进行第三次，此后与秋季移栽者相同。

3. 追肥　大黄喜肥，需磷、钾肥较多。每次中耕除草后均应追肥。春、夏两季施饼肥或腐熟的人畜粪尿，秋季用土杂肥或炕土灰覆盖防冻，在堆肥中加入磷肥效果更好。

4. 培土　中耕除草或追肥后均应培土，以利根茎生长，提高产量。在秋季第三次中耕后，将杂草、泥土等培于根旁，厚约 10cm 左右，以利根茎安全越冬。

5. 摘除花薹　栽后第三年、第四年的 5～6 月间常抽薹开花，除留种外，应及早摘除花薹。

6. 灌溉排水　大黄耐旱、怕涝。除苗期干旱应浇水外，一般不必浇水。7～8 月雨季，应及时排除田间积水，否则易烂根。

（四）病虫害及其防治

1. 病害及其防治

（1）根腐病 *Fusarium* sp. 主要危害根茎，该病发生普遍，潮湿和连作的土地发病尤其严重。发病后根茎呈湿润性不规则褐斑，后迅速扩大，深入根茎内部，并向四周蔓延腐烂，直至茎变黑，最后全株枯死。防治方法：雨后及时排水；销毁病株枯叶；发病前用40%多菌灵500～800倍液喷雾或及时拔除病株销毁，用草木灰或生石灰进行局部土壤消毒；实行轮作，宜与豆类、马铃薯、蔬菜、玉米等作物轮作。

（2）轮纹病 *Ascochyta rhei* Ell. et Ev. 主要危害叶片，从幼苗出土到收获均可发病。一般发生于5～6月，降水量多，易发病。受害叶片可见病斑近圆形，红褐色，具同心轮纹，内密生黑褐色小点，严重时叶片枯死。防治方法：收获后清除病残组织，集中沤肥或烧毁，沤肥时应充分腐熟；田间管理；发病初喷施50%多菌灵可湿性粉剂1000倍液或80%代森锰锌可湿性粉剂600倍液、50%苯菌灵可湿性粉剂1200倍液。

（3）黑粉病 *Ustilagomaydis*（DC.）Corda，主要危害叶片，7～8月发病最重，阳坡地重于阴坡地。发病初期在叶部产生红色"红疱"，病斑周围呈紫红色，病斑叶子正面隆起，隆起部分呈鲜红色"脓包"状，正面色比背面鲜红，以后隆起部分凹陷，病斑穿孔，叶子枯萎。防治方法：加强栽培管理，苗田、大田和留种田要严格分开，避免连作和交互利用，轮作至3年以上，以减少土壤菌量。幼苗移栽前进行土壤处理，或用50%多菌灵600倍液或25%粉锈宁800倍液蘸根处理后栽植，每隔7d喷雾1次，2～3次可减轻危害。

此外尚有霜霉病 *Peronoupara rumicis* Cda. 和斑枯病。

2. 虫害及其防治

（1）蚜虫，在大黄幼苗期和成株期危害，以夏季危害最为严重，主要吸食植株体汁液，导致全株瘦小，严重时叶片卷缩或枯死，造成严重减产。防治方法：6～8月叶面喷洒50%辛硫磷乳油1000～1500倍液防治。

（2）金龟子，主要是铜色金龟子 *Anomala cuprea* Hope. 和铜绿丽金龟子 *A. corpolenta* Motsch.，夏季咬食叶片，严重时仅留叶脉。防治方法：用90%美曲磷酯1000倍液浇灌杀毒，亦可在早晨成虫活动迟缓时捕杀或夜晚悬挂黑光灯诱杀。

（3）甘蓝夜蛾 *Barathra brassiae* L.，主要危害大黄的叶片，防治方法：可选用4000倍液的杀灭菊酯或2000倍液的二氯苯酸菊酯或1000倍液的辛硫磷及时进行防治。

六、采收加工

（一）采收

大黄一般于栽后2～3年，10月下旬至11月上旬，地上部枯萎时收获。收获时，先割去地上部分，刨开根茎四周泥土，将完整的根茎及根全部掘出，用刀削去运回加工。

(二) 加工

采收后的大黄，趁根茎新鲜时刮去外表粗皮和顶芽，趁新鲜切成约 1cm 厚的薄片；亦可将大片切成段或两片，小个的修成蛋形。晒干、阴干或烘干。一般以外表黄棕色、体重、质坚实、锦纹及星点明显、有油性、气清香、味苦而不涩、嚼之发黏者为佳。

【复习思考题】

1. 三种大黄的生态习性有何异同？
2. 大黄的栽培技术要点有哪些？
3. 大黄的采收加工应注意什么？

第十一章　化湿药 ▷▷▷

【学习目的】

1. 掌握苍术的种质资源概况、栽培和采收加工技术要点。
2. 熟悉苍术的生态习性、生长发育规律。
3. 了解苍术的分布情况和形态特征。

化湿药醒脾、温燥化湿、辛散利气，有宣化中焦湿浊、健运脾胃、疏通气机、消胀除痞、化湿醒脾、开胃进食的功效。部分化湿药还有散寒解表、祛暑除湿、和胃止呕、降气平喘、理气安胎、除痰截疟等作用，主要适用于湿困脾胃、身体倦怠、脘腹胀闷、胃纳不馨、口甘多涎、大便溏薄、舌苔白腻等。此外，对湿温、暑温诸证亦有治疗作用。化湿药性味大都辛温，归入脾胃，而且气味芳香，性属温燥或偏于温燥。常用中药有苍术、厚朴、广藿香、佩兰、砂仁、佩兰、白豆蔻、草豆蔻、草果等。此处仅介绍苍术的栽培技术。

苍　术

苍术为菊科植物茅苍术 *Atractylodes lancea*（Thunb.）DC. 或北苍术 *A. chinensis*（DC.）Koidz. 的干燥根茎，别名有赤术、山姜、枪头菜、马蓟、仙术等，为我国常用中药材之一。始载于《神农本草经》，与白术被统称为"术"，列为上品。茅苍术，又名南苍术，主产于湖北、江苏、河南、安徽等地，其中江苏茅山一带所产苍术质量最好，湖北地区所产苍术产量最大。北苍术主要分布于黑龙江、辽宁、吉林、内蒙古、河北、山西、陕西、山东等地。近年来，随着茅苍术资源的日趋枯竭，内蒙古、河北、东北三省等地所产的北苍术占全国苍术产量比重越来越大。此处仅介绍茅苍术的栽培技术。

一、形态特征

茅苍术为多年生草本。根状茎平卧或斜升，粗长或通常呈疙瘩状，生多数等粗等长或近等长的不定根。外表棕褐色，有香气，断面有红棕色油点。茎直立，圆柱形而有纵棱，上部不分枝或稍有分枝，全部茎枝被稀疏的毛或无毛。叶互生，革质，卵形状披针形或倒卵状披针形，基部渐狭，先端渐短披针，边缘有刺状细缺刻，上面深绿色，下面浅绿色，下部叶不裂或3～5裂，顶部裂片大，无柄，经常是在开花前凋落，中部叶全缘或 3～7 羽状浅裂，无柄，上部叶较小，全缘，无柄。头状花序单生茎枝顶端，但不形成明显的花序式排列，植物有多数或少数（2～5 个）头状花序，基部具两层与花序等长的羽裂刺缘的苞状叶；总苞片 6～8 层；花全为管状，白色，两性花冠毛羽状分枝，较花冠稍短，雌花具 5 枚浅状退化雄蕊。瘦果倒卵圆状，被稠密的顺向贴伏的白毛。花果期 8～11 月。

二、生态习性

茅苍术喜凉爽气候，耐寒，怕强光和高温高湿。对土壤要求不严，荒山、坡地、瘠薄土壤均可生长，以排水良好、地下水位低、结构疏松、富含腐殖质的沙壤土较好，忌水浸。茅苍术主要分布于长江流域，年均气温为 14～17℃，年平均无霜期为 220～260 天，年日照在 1900 小时以上，年降雨量为 1000～1400mm，海拔高度为 150～750m 的丘陵和低中山地区。

三、生长发育规律

茅苍术年生长发育可分为萌发期、营养生长期、开花期、结果期、休眠期五个阶段。1 龄苗极少抽茎开花，2～3 龄发育正常的成株均能开花结实。茅苍术主要依靠昆虫传授花粉。果实从授精到发育成熟 40 天左右，11 月中旬果实上的毛由黄色变为变黄白色时采收种子，种子千粒重约 10.5g，成熟种子发芽率可达 90%。

四、种质资源状况

苍术属是一个分布于东亚地区的属，为多年生草本，适应能力比较强，能在多种生态环境中生长良好。该属有 7 种，分布亚洲东部地区，我国有 5 种。研究发现，南苍术和北苍术在叶形、叶分裂与否、叶裂程度及叶质等方面变异很大，在化学成分种类上并没有本质区别，只有量的差异。结合地理分布，南苍术挥发油含量明显高于北苍术。在南苍术一类中以江苏句容县产的茅苍术品质为佳。北苍术是一个混杂的概念，它不仅包括北苍术本种，而且也包括北方产的苍术属其他种类，如关苍术。关苍术与上述两种主要区别为：叶有长叶柄，上部叶 3 出，下部叶羽状 3～5 全裂，裂片长圆形，倒卵形或椭圆形，基部渐狭而下延，边缘有平伏或内弯的刚毛锯齿。花期 8～9 月，果期 9～10 月。

五、栽培技术

（一）选地与整地

1. 育苗地　选择海拔偏高的通风、凉爽、土质深厚肥沃疏松的排水良好的土壤。播种前深翻，按照土地贫瘠情况，施用基肥，整细耙平后。垄宽 1m，长度不限，沟深 15～20cm，沟宽 30cm。

2. 种植地　选择半阴半阳的荒山或荒坡地，通风要好，以利防病。土壤以疏松、肥沃、排水良好的腐渣土或沙壤土为宜，黏性、低洼、排水不良的地块不宜选为种植地。前茬作物以禾本科植物为好。一般而言，在干旱地区做成平畦，在雨水充足的地区做成高畦，畦宽1～1.5m，长度不限，沟深20～30cm，宽30cm。垄向南北最好，通风透光，依据地势而定。带状地、梯地均应在靠上一块崖面处开沟，过长的带状地应在适当的地方横向开沟，以利排水。秋冬种植的田块，应及早翻；春季种植的田块，宜早冬耕地，以利疏松土壤和减少病虫害。种植前再翻耕1次。

（二）繁殖方法

繁殖方法有种子繁殖和分株繁殖。

1. 种子繁殖

（1）选颗粒饱满、色泽新鲜、成熟度一致的无病虫害的种子。播种前用25℃温水浸种。待种子萌动、胚根露白，立即播种。

（2）播种、条播或撒播。条播在床面横向开沟，沟距20～30cm，播幅5～10cm，开2～3cm深的浅沟，沟底宜平整，施入充分腐熟的土杂肥或复合肥料，然后覆土压紧，上盖茅草或稻草，保温保湿；撒播即将种子均匀撒入畦面，每667m² 用种量4～6kg，播后应在上面盖一层杂草，经常浇水保持土壤湿度。一般而言，秋播优于春播，秋播时间为10月底至11月初，种子萌发生根，翌年春季气温回升即可出苗，出苗整齐一致，且出苗率高。春播时间为2月底至3月。

（3）苗期管理，出苗后及时揭去盖草，拔除杂草，间去过密苗、弱苗、病苗。

（4）移栽，苍术适宜移栽时间为早春萌发前和深秋休眠期。先开4～6cm深的沟，沟距30cm，然后将种苗按15～20cm株距放于沟内，尽量保证根芽朝上，覆土后镇压。移栽后应及时灌透水，保证成活率。

2. 分株繁殖

（1）于4月初期，将芽刚萌发的根茎连根掘出，抖去泥土，用刀将每块根状茎切成若干小块，使每块上至少有1～3个根芽。待根茎伤口愈合，准备定植。

（2）定植，按照移栽育苗的移栽方法进行种植，采用阴天定植成活率更高。

（三）田间管理

1. 中耕除草　5～7月杂草丛生，应及早除草松土，先深后浅，不要伤及根部，靠苗周围边杂草用手拔除。植株封行后，浅锄除草，适当培土。

2. 追肥　应遵循"早施苗肥，重施蕾肥，增施磷钾肥"的原则，即指4月上旬施速效氮肥1次，以促进幼苗迅速健壮生长；5～7月孕蕾期，可以适当增施1次氮肥。7～8月生殖生长阶段，地下根茎迅速膨大增加，主要施钾肥，要注意控制氮肥用量。开花结果期，可用1%～2%磷酸二氢钾或过磷酸钙，进行根外施肥。

3. 灌溉、排水　在天气过于干旱时也要适当浇水。雨季要注意及时排水，保持畦表面无积水。

4. 摘蕾　孕蕾开花，消耗养分，非留种田在植株现蕾尚未开花之前及时摘蕾。摘蕾时防止摘去叶片和摇动根系。除留下顶端 2 ～ 3 朵花蕾外，其余均应摘掉。

（四）病虫害及其防治

1. 病害及其防治 茅苍术生产过程中病害主要有黑斑病、轮纹病、枯萎病、软腐病、白绢病和线虫等，一般采用预防为主，主要预防措施有：忌轮作；深沟排水防涝；栽种前用多菌灵浸种。如果出现病虫害，可利用甲基托布津、多菌灵、代森锰锌等化学药剂，采取土壤消毒、种子处理、叶面喷洒，并结合对根和根颈部病害、发病中心灌根等措施进行防治。

2. 虫害及其防治 虫害主要是蚜虫，应注意选用高效、低残留的农药进行防治，优先选用生物农药，在虫害发生的初期进行防治，将为害控制在点片发生阶段。

六、采收加工

（一）采收

野生苍术以春、秋两季采挖为最佳。栽培品栽种年限应在两年及两年以上，于早春或晚秋采挖，以秋后至翌年初春苗木出土前为最好。茅苍术挖出根茎，去掉地上部分并抖落根茎上的泥土。

（二）加工干燥

自然晒干，揉掉须根，或晒至九成干时用微火燎掉须毛，用木棒稍微敲打，除去须毛。或烘干，烘制温度为 30 ～ 40℃，不允许火烧。干燥过程中要注意反复"发汗"以利于干透。以个大、质坚实、断面朱砂点多、香气浓郁者为佳。

【复习思考题】

茅苍术的繁殖方法主要有哪几种？

第十二章　利水渗湿药 ▷▷▷

【学习目的】

1. 掌握茯苓和薏苡仁的种质资源概况、栽培和采收加工技术要点。
2. 熟悉茯苓和薏苡仁的生态习性和生长发育规律特点。
3. 了解茯苓和薏苡仁的分布情况和形态特征。

利水渗湿药具有渗利水湿、通利小便的功效，其性平，甘淡渗泄，主入膀胱、脾、肾经。药性下行，能通畅小便、增加尿量、促进体内水湿之邪的排泄。有的中药性寒凉，又有清热利湿、止泻止痢止带、利胆退黄、通淋止痛、利尿排石等作用。部分中药兼有健脾止泻、行滞通乳、清热逐痹等作用。根据药性和作用的不同，该类中药又可分为利水消肿药、利尿通淋药和利湿退黄药三类。利水消肿药多甘淡平或微寒，利水消肿，主治水湿内停之水肿、小便不利等；常用中药有茯苓、猪苓、薏苡仁、泽泻、冬瓜皮、玉米须、葫芦、荠菜、枳椇子、香加皮、泽漆、蝼蛄等。利尿通淋药寒凉，以清利湿热、利尿通淋为主要功效，用于热淋，小便频数灼热、短涩刺痛、尿血或有沙石，或小便混浊等；常用中药有车前子、滑石、关木通、通草、瞿麦、萹蓄、地肤子、海金沙、石韦、冬葵子、萆薢等。利湿退黄药以清利湿热、利胆退黄为主要功效，主要用于湿热黄疸证；常用中药有茵陈蒿、金钱草、珍珠草、虎杖、地耳草、垂盆草等。此处仅介绍茯苓和薏苡仁的栽培技术。

茯　苓

茯苓为菌物界多孔菌科茯苓 *Poria cocos*（Schw.）Wolf. 的干燥菌核。茯苓最早载于《神农本草经》，被列为上品。野生茯苓分布很广，除东北、西北西部、西藏外，其余省份均有分布。茯苓主产于云南、安徽、湖北三省，此外福建、湖南、四川、广东、广西、贵州等地也有栽培。以云南产"云苓"质量最佳，安徽的产"安苓"产量最大，行销全国各地及东南亚、日本、印度、欧美等国。

一、形态特征

茯苓为寄生或腐寄生真菌，菌丝体幼时为白色棉绒状，老熟时呈浅褐色；菌核形态不一，有椭圆形、扇圆形及块状等；大小不一，小似拳头，直径 5 ～ 8cm，大者直径 20～30cm；重量不等，一般 0.5～5kg，重者数十公斤；鲜时质地较软，表面略皱，黄褐色；干后质地坚硬，表面粗糙，呈瘤状皱缩，深褐色；内部由菌丝组成，白色或淡粉红色；子实体小而平铺于菌核表面成一薄层，幼时白色，老熟后褐色，菌管单层。

二、生态习性

茯苓喜温暖、干燥、向阳、雨量充沛的环境。适宜在坡度 10～35°、寄主含水量 50%～60%、土壤含水量 25%～30%、疏松通气、土层深厚并上松下实、pH 值 5～6 的微酸性砂质壤土中生长，忌碱性土。野生茯苓于海拔 50～2800m 均可生长，但以 600～900m 的松林中分布最广，喜生于地下 20～30cm 深的腐朽松根或埋在地下的松枝及段木上。茯苓菌丝生长温度 18～35℃，以 25～30℃生长最快且健壮；小于 5℃ 或大于 30℃，生长受到抑制；0℃以下处于休眠状态，能短期忍受 −1～−5℃的低温。子实体在 24～26℃、空气相对湿度 70%～85% 时发育最快，并能产生大量孢子散发；20℃以下孢子不能散发。

三、生长发育规律

茯苓的生活史在自然条件下可经过担孢子、菌丝体、菌核、子实体四个阶段。在栽培条件下主要经过菌丝体和菌核两个阶段。菌丝生长阶段，主要是菌丝从松木中吸收水分和营养，繁殖出大量的菌丝体。到了生长中后期，菌丝体聚结成团，形成深褐色菌核，进入菌核生长阶段，即结苓阶段。

四、种质资源状况

目前茯苓有栽培和野生两种来源，现有的优质栽培菌种有中国科学院微生物研究所培育的 5.78 号，安徽农业大学、华中农业大学等筛选的 A、H_3 号及湖北中医药研究院等选育的 Z_1、T_1 号等。

五、栽培技术

栽培技术主要采用段木栽培和树蔸栽培，其中以段木窖培为主，现介绍如下。

（一）选地与挖窖

选择选排水良好、向阳、土层厚度 50～80cm、含砂量 60%～70% 的缓坡地（坡度 15～20°），最好是林地、生荒地或 3 年以上的放荒地。一般于 12 月下旬至翌年 1 月底，顺山坡挖深 20～30cm、宽 25～45cm、长视段木长短而定（一般 65～80cm）的长方形土窖，窖距 15～30cm。将挖出的窖土清洁并保留在一侧，窖底按原坡度倾斜整平，窖场沿坡开好排水沟并挖几个白蚁诱集坑。

（二）备料

以松木为主，一般以 7～10 年生、胸径 10～45cm 的中龄树为好，而老龄树木心大、树脂多，幼龄树木质疏松，均不是理想的营养源。通常将合适的松树伐倒后取其松木、松根枝条作为培养茯苓的原材料。一般在 10～12 月进行，最迟不得超过农历正月。否则松料脱皮不易干燥，接种时成活率低。砍伐后立即修去树丫并削皮留筋（相间削掉树皮，不削皮的部分称为筋），削皮要达木质部。削面宽 3～6cm，筋面不得小于3cm，使树木内的水分和油脂充分挥发。此工作必须在立春前完成，然后干燥半个月，将木料锯成长约80cm 的小段，在向阳处堆叠成"井"字形，约40 天左右，敲之发出清脆响声，两端无松脂分泌时可供接种。在堆放过程中要上下翻晒 1～2 次，使木料干燥一致。

（三）培养菌种

商品茯苓菌种的培养一般采取无性繁殖，有四种方法。

1. 肉引 即用菌核组织直接作菌种。

2. 木引 将菌核组织接于段木，待菌丝充分生长后起锯成小段作菌种。

3. 浆引 将菌核组织压碎成糊状作菌种。

4. 菌引法

（1）母种（一级菌种）培养 多采用马铃薯－葡萄糖（或蔗糖）－琼脂（PDA）培养基，选择品质优良的成熟菌核，表面消毒，挑取菌核内部白色苓肉黄豆大小，接入培养基中央，置25～30℃恒温箱或培养室内培养5～7 天，待菌丝布满培养基时，即得纯菌种。

（2）原种（二级菌种）培养 挑取黄豆大小的母种，放入培养基中央的小孔中，置25～30℃中培养 20～30 天，待菌丝长满全瓶即得原种。

（3）栽培种（三级菌种）的培养 在无菌条件下，夹取 1～2 片原种瓶中长满菌丝的松木块和少量混合物接入袋内，恒温培养30 天（前15 天25～28℃，后15 天22～24℃）。待菌丝长满全袋、有特殊香气时，即可接入段木。

（4）菌种测定其标准和方法 在常温下 25 天后菌丝长满瓶时取出木片，用力一掰能断或木片边缘剥得动，木片呈淡黄色，有一股浓厚的茯苓聚糖香味，说明木片里有菌丝在分解木片的纤维素。另外还可在无菌条件下，从瓶内取出 1～2 片，刮去表面菌丝、米糠、木屑，放在已灭菌的培养皿或瓶内，在 25℃以上温度下培养 20～24 小时，见木片上重新萌发菌丝，说明木片内有菌丝在分解纤维素。用以上方法测定的菌种，种下去后成活率高，如遇暂时干旱和多湿等不良条件也可抗御；若菌片上菌丝少，木片内无菌丝，掰不断，剥不动，则不能作种，因为这样的菌种尚未分解木片，勉强下种不易成活。

以上前三种方法需要消耗大量成品优质茯苓，其中"肉引"和"浆引"栽种一窖要耗费茯苓 0.2～0.5kg，用种量大，不经济；"木引"操作繁琐，菌种质量难以稳定，且产量不稳定；而菌引法可节约商品茯苓，降低成本，且高产稳产，是当前大面积栽培所广泛采用的方法。

（四）下窖与接种

1. 下窖　宜在春季 3 月下旬至 4 月上旬，与接种同时进行。选连续晴天土壤微润时，从山下向山上进行，将干透的松树段木逐窖摆入。一般直径在 4～5cm 的小段木每窖可放入 5 根，上 2 根下 3 根，呈"品"字形排列；中等粗细的段木 2 根 1 窖；单根15kg 以上的粗段木单放 1 窖，一般每窖下 15～20kg。将两根段木的留筋面靠在一起，使中间呈"V"字形，以便传引。

2. 接种　首先在两段木的一端用利刀刮削出新伤口，将三级菌种袋划开，使其内长满菌丝的部分紧贴伤口，一起放入窖内，并可在另一端贴附一些菌核，诱导传引。也可用镊子将三级菌种袋内长满菌丝的松木块取出，顺段木的"V"形缝中平铺其上，撒上木屑，然后将一根段木削皮处紧压其上，使呈"品"字形；或用鲜松毛、松树皮把松木块菌种盖好。接种后立即覆土，厚 7～10cm，使窖顶呈龟背形，以利排水。

（五）苓场管理

1. 检查　接种后严禁人畜践踏苓场，以免菌丝脱落。7～10 日后检查，以后每隔10 天检查 1 次，若菌丝延伸到段木上生长，显示已"上引"。若发现没有上引或污染杂菌，应选晴天将原菌种取出，换上新菌种（补引）。1 个月后再检查 1 次，2 个月左右检查时，菌丝应长到段木料底或开始结苓；若此时只有菌丝零星缠绕即为"插花"现象，将来产量不高；若窖内菌丝发黄，或有红褐色水珠渗出，称为"瘟窖"，将来无收。

2. 除草、排水　苓场保持干燥，无杂草丛生，雨后及时排水。苓窖怕淹不怕干，水分过多，窖地于板结，通透性差，会影响菌丝生长发育。

3. 覆盖　窖顶前期盖土宜浅，厚 7cm 左右；开始结苓后，盖土可稍加厚，约 10cm左右。雨后或随菌核的增大，常使窖面泥土龟裂，应及时培土填塞。在北方寒冷地区栽苓，冬季可覆土 10cm 以防寒。

4. 辅助管理　早熟品种菌丝生长期短，喜高温，结苓早，苓贴木生长，因而栽培时窖宜浅，段木不宜深埋，以段木在畦沟面之上为宜，前期盖土厚度为 3～6cm，结苓后盖土以 6cm 左右为宜。迟熟品种菌丝生长时间长，结苓迟，结苓率低，且不贴木结苓，为了缩短迟熟种的菌丝生长时间，提前结苓，每窖木料应增加接种量，同时应在段木头尾两端都接种，如春季栽培也应浅埋木，浅盖土，直至开始结苓，保持较高的土温及良好的透气性，促使菌丝生长加快。在栽培中期开始结苓，土壤出现"裂缝"之后，仔细拔开土壤检查每窖结苓情况，一旦发现窖内结有两个以上的小苓时，可将连结小苓的菌索在其贴木处摘断，小心移植到尚未结苓的段木上，将菌索断口处插入段木表面的菌丝茂盛之处或菌膜之下，贴紧后再稍压紧土壤。如此"嫁接"，可适当提高迟熟种的结苓率及其产量。

（六）病虫害及其防治

1. 病害及其防治　茯苓在生长期间常被霉菌侵染，侵染的霉菌主要有绿色木霉

Frichoderma viride（pers.）Fr.、根霉 *Rhizopus* spp.、曲霉 *Aspergillus* spp.、毛霉 *Mucor* spp.、青霉 *Penicillum* spp. 等。为害茯苓菌核，使菌核皮色变黑，菌肉疏松软腐，严重时渗出黄棕色黏液。防治方法：段木要清洁干净；苓场要保持通风透气和排水良好；发现此病应提前采收；苓窖用石灰消毒。

2. 虫害及其防治

（1）黑翅大白蚁 *Odontotermes formosanus* Shiraki，蛀食段木，不能结苓。防治方法：苓场要选南或西南向，段木要干燥；接苓前在苓场附近挖几个诱集坑，每隔 1 个月检查 1 次，发现白蚁时，可用煤油或开水灌蚁穴，并加盖沙土，灭除蚁源，或在 5 ～ 6 月白蚁分群时，悬黑光灯诱杀。

（2）茯苓虱 *Mezira poriaicola* Liu，其形似臭虫，吸取茯苓浆汁。防治方法：实行轮作；窖内先撒些乐果乳剂，然后放树筒接引；在场地周围插上枫杨（麻柳树）、山麻柳（化香树）等枝条，防其进入场内。

六、采收加工

（一）采收

视培养材料、地区及培养基的不同，采收时有所差别。用段木栽培时，在温暖地区若栽培"肉引"窖苓，春季下窖，第二年 4 ～ 5 月第一次收获，第二次收获在 11 ～ 12 月，以立秋后 8 ～ 9 月采挖质量好；在东北地区，为每年夏 6 ～ 7 月下窖，第二年 6 ～ 7 月起窖。若栽培"菌引"窖苓，在温暖地区，一般 4 ～ 5 月下窖，8 个月左右，即当年 10 ～ 12 月就可第一次收获，至次年 3 ～ 4 月陆续采收；冷凉地区，可适当采取人工加温措施提早接种，当年也可第一次收获。

当苓场窖土凸起状并龟裂、裂隙不再增大时，表示窖内茯苓生长已停止，可以起挖。此时一般段木变成棕褐色，一捏即碎，菌核长口已弥合，嫩口呈褐色，皮呈褐色、薄而粗糙并且菌核靠段木处呈现轻泡现象。一般以茯苓外皮呈黄褐色为佳，若黄白色有待继续成熟，而黑色则为过熟，易烂。熟一批就要收一批，一般第一批占产量80% 左右。采收时注意选择晴天，雨天起挖的干后易变黑。起挖方法是取出茯苓而不移动料筒，然后再覆上土，以利继续结苓。尽可能不挖破茯苓，以免断面沾污泥沙，并按大小及完好破损程度不同分别存放。

（二）干燥加工

将采收的茯苓刷去泥土，置于不通风的房内或特制的炕沿，在缸、木桶等容器内，分层排好，底层先铺松毛或稻草一层，然后将茯苓与稻草逐层铺迭，高度可达 1m，最上盖以厚麻袋使其发汗。5 ～ 8 天后，视其表面生出白色绒毛（菌丝），取出摊放于阴凉处，待其表面干燥后，刷去白毛，把原来向下的位置转动一下，换一下部位向下堆好，再如上法进行二次发汗。反复 3 ～ 4 次，至表面皱缩、皮色变为褐色，再置阴凉干燥处晾至全干，刷去霉灰，即成商品个苓。一般每 100kg 鲜苓可加工成 60kg 个苓。

在茯苓起皱纹时，用刀剥下外表黑皮，即为"茯苓皮"；切取皮下赤色部分称为"赤茯苓"；菌核内部白色、细致、坚实的部分称为"白茯苓"；若中心有一木心的称为"茯神"；其中的木心称为茯神木。然后分别摊于席上，晒干。质量以身干、体重结实、皮细皱密、不破不裂、断面包白、质细、嚼之黏牙、香气浓者为佳。

薏苡仁

薏苡仁为禾本科植物薏苡 *Coix lacrymajobi* L. 的干燥种仁，属于传统中药之一，《神农本草经》将薏苡列为上品。薏苡起源于亚洲，主要分布于印度、缅甸和中国等地，世界的热带、亚热带、非洲、美洲的热湿地带，均有种植或逸生。我国辽宁、河北、山西、山东、河南、陕西、江苏、安徽、浙江、江西、湖北、湖南、福建、台湾、广东、广西、海南、四川、贵州、云南等地均有分布。商品薏苡多为栽培品，主产湖南、河北、江苏等地。

一、形态特征

一年生草本，须根黄白色，海绵质。秆直立丛生，具10多节，节多分枝。叶鞘短于其节间，无毛；叶舌干膜质；叶片扁平宽大，开展，基部圆形或近心形，中脉粗厚，在下面隆起，边缘粗糙，通常无毛。总状花序腋生成束，直立或下垂，具长梗。雌小穗位于花序之下部，外面包以骨质念珠状之总苞，总苞卵圆形，珐琅质，坚硬，有光泽；第一颖卵圆形，顶端渐尖呈喙状，具10余脉，包围着第二颖及第一外稃；第二外稃短于颖，具3脉，第二内稃较小；雄蕊常退化；雌蕊具细长之柱头，从总苞之顶端伸出。颖果小，含淀粉少，常不饱满。雄小穗2～3对，着生于总状花序上部；雄小穗无柄，第一颖草质，边缘内折成脊，具有不等宽之翼，顶端钝，具多数脉，第二颖舟形；外稃与内稃膜质；第一及第二小花常具雄蕊3枚，花药橘黄色。花果期6～12月。

二、生态习性

薏苡多生于屋旁、池塘、河沟、山谷、溪涧或易受涝的农田等地方，在海拔200～2000m常见，野生或栽培。适应能力很强，喜温暖湿润气候，忌高温闷热，怕干旱，耐肥。苗期、抽穗期和灌浆期要求土壤湿润，如遇干旱，则植株矮小、开花结实少、籽粒不饱满、严重减产。薏苡对土壤要求不严，但以向阳、肥沃的土壤或黏壤上栽培为宜，忌连作，也不宜与禾本科作物轮作。

三、生长发育规律

植株全生育期150～180天，分为苗期、拔节期、孕穗期、抽穗扬花期和果期。

薏苡种子在6～7℃发芽，但发芽速度极为缓慢，种子萌发适宜温度25～30℃。薏苡出苗时间与土壤温度密切相关。土壤温度10～12℃播种后20～25天出苗；15～18℃，10～15天出苗；20℃，7～8天出苗。苗期气温低于4℃，幼苗受冻害。

日平均气温高于18℃植株开始拔节，24～27℃为抽穗开花期，籽粒形成期适宜温度22～25℃，昼夜温差8～10℃有利于籽粒结实与灌浆。

四、种质资源状况

据《中国植物志》记载，我国薏苡有5种、2变种：薏苡、薏苡变种 *C. lacrymajobi* L. var. *lacryma-jobi*、念珠薏苡 *C. lacrymajobi* L. var. *maxima* Makino、窄果薏苡 *C. stenocarpa*（Oliv.）Balansa、水生薏苡 *C. aquatica* Roxb.、小珠薏苡 *C. puellarum* Balansa、薏米 *C. chinensis* Tod.、薏米变种 *C. chinensis* Tod. var. *chinensis*、台湾薏苡 *C. chinensis* Tod. var. *formosana*（Ohwi）L. Liu.。我国栽培薏苡的历史悠久，其植株在形态、生育特性等方面的多样性明显，各地在长期栽培中已形成许多地方栽培品种。如根据果壳可分为厚壳型和薄壳型两类：①厚壳型，厚壳坚硬，似珐琅质，外表光滑无脉纹，内含米仁（颖果）不饱满，出米率仅30%左右，百粒重为10～30g，野生类型多属此种。②薄壳型，壳薄易破碎，多数壳表有脉纹，内含米仁饱满，出米率60%～70%，百粒重为6～15g，栽培类型多属此种。

根据成熟期可分为早熟型和晚熟型两类：①早熟型，又称矮秆型。生育期100～120天，株高80～100cm，茎粗5～7cm，分蘖强，分枝多。果壳黑褐色，质坚硬。植株耐寒、耐旱，抗倒伏能力强。每667m² 产量100～150kg，高者可达200kg，出米率55%～60%。②晚熟型，生育期150～170天，株高140～170cm，茎粗14～17cm，分蘖强，分枝多，抗风、抗旱能力弱。果壳黑褐色，质坚硬。每667m² 产量150～200kg，高者可达350kg，出米率64%～73%等。

五、栽培技术

（一）选地整地

薏苡适应性强，对土壤要求不严格，各类土壤均可种植。选地势向阳、肥沃、有水源的地块或低洼地。前作以豆类、棉花、薯类为宜，忌连作。前作收获后，深耕、整细、耙平，做1m宽的平畦。

（二）繁殖方法

采用种子直播。

1. 种子处理 播种前把种子日晒两天，然后浸泡24小时，捞出沥干水分，用20%的粉锈宁，按种子量的0.4%浸种12小时，预防薏苡黑穗病。

2. 播种方法 当日平均气温稳定在15℃时即可播种，春播、夏播均可。春播4月中下旬，夏播5月下旬至6月上旬。按行距50～65cm开浅沟深3cm，沟底要求平，将种子按株距10～15cm均匀撒入沟内，上覆细土，以盖没种子为度，然后覆土整平踩实。播种量2.5～3.5kg/667m²。

（三）田间管理

1. 间苗定植　幼苗长出 2 ～ 3 片真叶时，进行第 1 次间苗，拔除密生苗、病弱苗，保持株距 4 ～ 7cm。幼苗 5 ～ 6 片真叶时，按株距 20 ～ 25cm 定苗。

2. 中耕除草　一般结合施肥、培土，中耕除草 2 次。第一次在苗高 6 ～ 7cm 时进行，要求中耕浅、除草净，促使多分蘖；第二次苗高 16 ～ 20cm 时进行。

3. 追肥　根据薏苡养分吸收规律追肥分 3 次进行。

（1）苗肥　苗高 4 ～ 7cm、6 ～ 8 叶时进行，每 667m² 施稀人粪尿 1000kg、尿素 10kg，结合除草培土进行，促使幼苗生长，多分蘖，早分蘖。

（2）拔节肥　拔节期施肥为促根、壮杆、增穗打好基础，施肥以速效肥为主，按照氮∶磷∶钾＝ 1∶1∶1 的复合肥，每 667m² 施 30 ～ 45kg。

（3）穗肥　苗高 35 ～ 55cm、10 ～ 13 叶时进行，每 667m² 施人粪尿 1500kg、磷酸二氢钾 10kg、尿素 6kg。

（4）粒肥　开花期每 667m² 施磷酸二氢钾 5kg。

4. 水分管理　以湿、干、水、湿、干相间管理为原则，即采用湿润育苗、干旱拔节、有水孕穗、足水抽穗、湿润灌浆、干田收获。旱地种植，采用"两头湿，中间干"的原则，即生长前期要求土壤湿润，促使苗齐、苗壮。分蘖后期排水搁田，控制无效分蘖；孕穗期及时灌水，增大灌水量；抽穗期应勤灌、灌足水，此时缺水造成不孕花数量明显增多，果实空壳。收获前 10 天可不灌水，便于收割。

5. 培土　在苗高 35cm 左右结合施肥进行，可防止倒伏，有利根系生长。

6. 辅助授粉　薏苡同一花序中雄花先成熟，与雌花不同步，往往需异株花粉受精。一般靠风媒即可授粉，如能在开花盛期以绳索等工具振动植株（上午 10 ～ 12 时）使花粉飞扬，对提高结实率有明显效果。

（四）病虫害及其防治

1. 病害及其防治

（1）黑粉病 *Ustilagomaydis*（DC.）Corda，亦称黑穗病，主要危害种子，穗部被害后肿大成球形或扁球形的褐包，内部充满黑褐色粉末。防治方法：实行轮作；60℃温水浸种 10 ～ 20 分钟，布袋包好置于 3% ～ 5% 生石灰水中浸 2 ～ 3 天，或用 1∶1∶100 波尔多液浸种 24 ～ 72 小时；烧毁病株，病穴用 5% 石灰乳消毒；建立无病留种田，种子单收、单藏。

（2）薏苡叶枯病，主要危害叶和叶鞘，初现黄色小斑，不断扩大使致叶片枯黄。防治方法：合理密植，注意通风透光；加强田间管理，增施有机肥料，增强抗病能力；发病初期喷施 1∶1∶120 倍波尔多液，每 7 ～ 10 天喷施 1 次，连续喷施 2 ～ 3 次。

2. 虫害及其防治　主要为玉米螟 *Pyrausta nubilalis*（Hubern），苗期以 1 ～ 2 龄幼虫钻入心叶中咬食叶肉或叶脉，被害心叶展开后可见一排整齐的小孔洞。抽穗期以 2 ～ 3 龄幼虫钻入茎内为害，形成枯心或白穗，易折断。防治方法：在早春玉米螟羽化前把去年薏苡秸秆集中烧毁或沤肥处理，消灭越冬虫源；在 5 月和 8 月成虫产卵以前用黑光灯诱杀成虫；加强植株心叶部位虫情检查，及时拔除枯心苗；心叶展开时，用杀螟粉 200 倍液或用 90% 敌百虫 1000 倍液灌心叶防治；抽穗前后，喷 25% 亚胺硫磷 300 ～ 400 倍液防治。

六、采收加工

薏苡籽粒成熟不一致，可在田间籽粒约 80% 成熟变色时收割。割下的植株可集中立放 3 ～ 4 天后再脱粒。脱粒后种子经 2 ～ 3 个晴天晒干即可。用脱壳机械脱去总苞和种皮，即得薏苡仁，出米率约为 50% 左右，以粒大、饱满、色白、完整者为佳。

【复习思考题】

1. 茯苓的栽培技术要点有哪些？
2. 薏苡仁采收加工时应注意哪些问题？

第十三章　温里药 ▷▷▷

....

【学习目的】

1. 掌握附子的种质资源概况、栽培和采收加工技术要点。

2. 熟悉附子的生态习性、生长发育规律。

3. 了解附子的分布情况和形态特征。

温里药多味辛而性温热，以其辛散温通、偏走脏腑而具有温里散寒、回阳救逆、温经止痛等作用，适用于里寒之证，症见呕逆泻痢、胸腹冷痛、食欲不佳、汗出恶寒、口鼻气冷、厥逆脉微等。现代药理研究证明，温里药一般具有不同程度的镇静、镇痛、解热、扩张血管，以及健胃、祛风等作用，部分中药还有强心、抗休克、抗惊厥等作用。常用中药有附子、肉桂、干姜、吴茱萸、丁香、小茴香、胡椒、高良姜、花椒、荜茇、荜澄茄等，此处仅介绍附子的栽培技术。

附　子

附子为毛茛科植物乌头 *Aconitum carmichaeli* Debx. 的子根的加工品，始载于《神农本草经》，列为下品。乌头主要分布于海拔 800 ～ 2000m 的坝区或山地。四川的江油、平武、绵阳等地以及陕西省为主要栽培产区。

一、形态特征

乌头为多年生草本。主根倒卵形，常生有数个侧根。茎直立，上部疏被柔毛。叶互生，具柄；薄革质，五角形，深三裂几达基部，两侧裂片再 2 裂，中央裂片再 3 浅裂，裂片有粗齿或缺刻。总状花序顶生；花序轴密生反曲而紧贴的短柔毛；萼片 5，蓝紫色，上萼片高盔形，侧萼片近圆形；花瓣 2，变态为蜜腺叶，头部反曲，基部有长爪，距长 1 ～ 3mm；雄蕊多数；心皮 3 ～ 5，离生。蓇葖果长圆形。

二、生态习性

乌头在气候温和、润湿的地区生长较好。在年降雨量 1050 ～ 1200mm、年平均温度 15.9℃、无霜期大于 270 天、年日照量大于 1320 小时的区域均可栽培。繁殖材料"乌药"宜在气候冷凉的山区繁育。乌头种子需低温湿润条件解除休眠。乌头喜土层深厚、疏松、肥沃、排水良好又有灌溉条件的绵砂、细沙土壤，黏土或低洼积水地区不宜栽种。忌连作，一般需隔 3 ~ 4 年再栽种，可以安排水稻、玉米、小麦、蔬菜为前茬作物。

三、生长发育规律

栽种乌头后附子生长经历须根生长期（从栽种至出苗）、叶丛期（从出苗至抽茎）、茎叶旺盛生长期（抽茎至摘尖扳芽）和块根膨大期（修二次根至收获）等生育期。

四、种质资源状况

乌头属约 350 种，分布于北半球温带，主要分布于亚洲，其次在欧洲和北美洲。中国约有 167 种，除海南岛外，在各省区都有分布，大多数分布于云南北部、四川西部和西藏东部的高山地带，其次在东北诸省也有不少种类。乌头属植物的药用价值在我国有着悠久的历史。在我国丰富的药用植物资源中，乌头属植物是被子植物中较大的药用属，有着丰富的药用品种。乌头为该属著名药用植物。

由于自然杂交后代的混杂繁殖，以及环境条件引起的自然变异，乌头种质资源表现出丰富的形态多态性。胡平等收集乌药种质资源并对各种变异类型进行了形态学观察和研究，他根据叶形将乌头划分为南瓜叶、鹅掌叶、艾叶三种类型。研究发现，南瓜叶乌头长势壮、叶片各分裂宽、叶面积大、叶片肥厚、茎粗、须根发达、子根数目多、形状规则、子根大，表现出良好的丰产性，可作为附子栽培的重点推广品种。

五、栽培技术

（一）选地与整地

选择地势向阳，排水良好、土壤肥沃疏松的田地栽培，一般选 2 ~ 3 年内未种过附子的水稻田，忌选前作物为豆科、茄科作物，以中性油沙土、白沙土及灰包土栽培最为宜，但切忌连作。栽种前进行反复翻耕，重施基肥，每 667m² 施用腐熟的油可枯 150kg，腐熟厩肥 3000kg，混合均匀后撒于土内，反复靶细，充分与土壤混匀，使土壤疏松、平坦，同时田间要做 1m 宽的高畦田，开好背沟、排水沟，以利排水灌水。

（二）繁殖方法

乌头栽培采用块根繁殖。因此乌头栽培时先培育乌药（乌头种当地药农习称"乌药"）作繁殖材料。一般采用高山育种，低海拔平坝栽培方式进行繁殖，以保持其品种优良性。

1. 乌药（种根）的选择预处理　收获乌药时，选择生长粗壮、根毛粗壮而长、色泽新鲜、芽口紧包、无病虫害、未受伤、个体完整的附子作种。栽种前将种根用 50% 退菌特 800 倍液中浸 3 小时，捞出，用清水冲洗去药液，摊在室内干燥阴凉处晾 3 ~ 5 天即可种植。

2. 栽种 栽种时间以 12 月上中旬为宜，最迟不得迟于 12 月下旬。栽种时，在整平的畦面上按宽 1m，沟宽 20cm、沟深 10cm，成丁字形错窝栽植，株行距 12cm×18cm，窝深 10cm，每 667m² 栽 12000～14000 窝左右。窝打好后，将选好的乌药种按大、中、小分级，背靠背地栽在窝中，中、大种块根每窝栽 1 个，小种块根每窝可栽 2 个，每行可适当多栽几窝，作为缺窝补苗用。栽种时芽苗向上，芽嘴低于窝口，随即刨土稳根，按 20cm 开沟，把畦沟里的泥土放到畦面盖种，厚 7～9cm，以盖没种芽即可。

（三）田间管理

1. 清沟补苗 乌头幼苗出土前，清理和疏通排水沟，使沟底平坦，不积水，出口水应低于进口水。清沟时，可将畦面上的土块打碎搂平，大的土块应在畦沟打碎，再覆回床面上（产区称为耙厢）。齐苗后，如发现病株，应拔出烧毁，利用预备苗带土移栽，并浇清水以利成活，补苗宜早不宜迟。

2. 中耕除草 幼苗出土前，浅耕锄草 1 次，幼苗全部出土后至开花前，中耕 1 次，做到田间无杂草。

3. 追肥 一般追肥 3 次。补苗后 10 天进行第一次追肥，在行间挖穴施入，每667m² 施用腐熟溉肥或堆肥 1500kg，饼肥 50kg，再浇施人畜粪水 2000kg。第二次肥料种类与方法与第一次相同，追肥时间为第一次修根后，但要注意施肥穴要与第一次错开。第三次追肥时间为第二次修根后，除施肥量需增加外，其余与第一次相同。每次施肥后都要用土盖肥，整理畦面呈龟背形以防积水。

4. 修根 修根为提高附子产量的主要措施，一般修根两次，第一次在 4 月上旬苗高15cm 左右进行，第二次在 5 月上旬立夏前后进行。修根时先去掉脚叶，仅留植株地上部叶片，去叶时注意尽量不要对植株造成伤害。去叶后将植株附近的泥土扒开，现出块根，均匀地保留 2～3 个健壮的新生附子，其余小附子全部切掉取出。修好第一株后，修第二株时，将刨除的泥土覆盖于第一株穴内，顺穴修完。第二次修根方法同第一次修根，第二次修根时茎基叶腋处、母块根上仍然会有萌生的新的小附子，第二次修根主要是去掉这些新生的附子，以保证留的 2～3 个附子发育肥大。注意每次修根不要损伤叶片和茎杆，割断须根，否则会影响块根生长膨大。另外修根刨土时，切忌刨地过深使乌头植株倒伏，每次修根后，畦面应保持弓背形，以利于排水。

5. 打尖和摘芽 打尖摘芽的主要目的是抑制植株地上部分的徒长，防止养分消耗，让养分集中于根部，促进地下块根生长，防止倒伏。打尖时，一般每株保留 6～8 片叶，叶小而生长密的保留 8～9 片，于第一次修根后的 7～8 天摘芽打尖。一般打尖3～5 次，打尖时用铁签或竹签轻轻切去嫩尖，打尖后下部的叶腋最易生长腋芽，为避免消耗养分，腋芽应尽早摘除。除芽一般在去顶 7 天左右开始，除芽时要早摘、摘小，随时发现随时摘，直到摘尽。同时要注意不要损伤或折断叶片的茎秆。

6. 灌溉排水 附子生育期内，需要根据气候情况和土壤湿度，适时、适量地灌溉和排水，保持适当的土壤湿度。在幼苗出土后，土壤干燥时应及时灌水，以防春旱，以灌跑马水（即水从沟内跑过不停水）为宜。以后随气温逐步升高，应掌握畦土翻白就灌。6月上旬以后，大雨后要及时排出田中积水，以免附子在高温、多湿的环境下发生腐烂。

7. 套作 附子栽后冬季及初春植株较小，可套种菠菜、莴苣、玉米等以提高土地的利用率。

（四）病虫害防治

1. 病害及其防治

（1）白绢病 Sclerotium rolfsii Sacc.，主要为害茎与母根交界的部位、块根。夏季高温高湿易发此病，发病时，根基处逐渐腐烂，叶片由下而上逐渐变黄，当块根大部分腐烂时，最后全株枯死。防治方法：选无病种根，栽种前用40%多菌灵浸种3h；与水稻等禾本科作物轮作；雨季及时排水；修根时，每667m^{2}用五氯硝基苯粉剂1kg，或50%多菌灵1kg与50kg干细土拌匀，施在根茎周围再覆土；发病初期，及时清除病株，并用70%托布津可湿性粉剂800～1000倍液，或25%菌通散（三唑酮）1500倍液、10%世泽（苯醚甲环唑）5000倍液、50%多菌灵可湿性粉剂1000倍液淋灌病株附近的健壮植株。

（2）霜霉病 Peronospora aconiti Yu，俗称灰苗或白尖，该病是附子苗期较为普遍而严重的病害，主要为害苗期叶片，发病时叶片边缘卷曲，叶色灰白，叶背产生紫褐色的霜状霉层为主要特征。全株逐渐焦枯死亡。防治方法：苗期彻底拔除病苗，并用5%的石灰乳消毒病穴；在发病初期，可采用69%安克锰锌可湿性粉剂600～800倍液，或72%克露可湿性粉剂500～700倍液、72.2%普力克水剂800倍液、68.75%银法利600倍液等喷雾。重病田隔7天施1次药，连施2～3次。

（3）根腐病 Fusarium solani（Mart.）App. et Wr，主要为害根部，造成乌头根茎相邻处渐渐腐烂。根腐病在四川江油的发生为害期是3～6月。防治方法：修根时勿伤根茎；不过多施用碱性肥料；多雨季节，低洼注意排水；修根时，每667m^{2}用70%托布津1kg与50kg干细土拌匀，施在根茎周围再覆土；在发病初期，用50%多菌灵可湿性粉剂1000倍液，或95%恶霉灵4000倍液、55%敌克松800倍液淋灌病株附近的健壮植株。

（4）白粉病 Erysiphe ranunculi Grev，发病时植株自茎下部叶片开始感病，逐渐向上蔓延，叶片有白粉状霉层，叶片反卷，焦枯死亡。发病时间常发生在6～9月。防治方法：发病初期用25%的粉锈宁2000倍液或托布津1000倍液喷射；收获后集中病株叶烧毁。另外病害尚有根腐病、萎蔫病、干腐病等。

2. 虫害及其防治

（1）金龟子 Holotrichia titanis Reitter，以幼虫为害根部，将植株块根咬食成凹凸不平的空洞，使植物萎蔫。防治方法：用90%敌百虫1000～1500倍液浇注毒杀；点灯诱杀成虫。

（2）蛀心虫，4～10月发生，为害茎杆。防治方法：发现心叶变黑时，用90%敌百虫晶体1000倍液喷杀；用硫黄粉：生石灰：水（1：10：40）拌成石灰浆，涂刷苗干，防治成虫产卵；黑光灯诱杀。

（3）红蚜虫，3～4月始发，5～6月旺盛，主要在植株顶部的嫩茎、叶、花、果上为害，造成叶片卷缩、变黄或发红，枯焦脱落，病传播花叶病，减少产量。防治方法：用70%灭蚜松喷杀；利用天敌如七星瓢虫、食蚜蝇等以虫治虫。另外，为害附子虫害的还有叶蝉、银纹夜蛾等。

六、采收加工

（一）采收

6月下旬至8月上旬采挖。采挖时用二齿耙挖出全株，除去茎秆、母根、须根及泥沙，习称"泥附子"。再按大小分开后进行产地加工。附子未受伤破者，可放置一夜；未除去须根者，可放3～4夜。各地采收附子的季节随地理、气候的不同亦有明显差异，如陕西汉中地区在大暑至立秋间采挖。

（二）加工

附子中含有乌头碱，有剧毒，采收后24小时内应及时降低其毒性的同时防止腐烂，一般放入胆水（氯化镁）内浸渍5天以上，根据需经加工后成盐附子、黑顺片、白附片后方能药用。

【复习思考题】

1.附子栽培时应注意哪些问题？
2.附子采收加工时应注意哪些问题？

第十四章　止血药 ▷▷▷▷

【学习目的】

1. 掌握艾叶的种质资源状况、栽培和药材采收加工技术要点。

2. 熟悉艾叶的生态习性和生长发育规律。

3. 了解艾叶分布情况和形态特征。

止血药以制止体内外出血为主要功效，因其性有寒、温、散、敛之别，故又分凉血止血药、化瘀止血药、收敛止血药及温经止血药之分。凉血止血药，药性甘苦寒凉，能清泄血分之热而有止血作用，适用于血热妄行之各种出血症；常用中药有大蓟、小蓟、地榆、槐花、侧柏叶、白茅根、苎麻根、羊蹄等。化瘀止血药，药性辛散苦泄，能止血、化瘀，部分中药尚有消肿定痛之效；常用中药有三七、茜草、蒲黄、花蕊石、降香、血余炭等。收敛止血药味多苦涩，性属寒凉，因其性主收涩，为出血之对证之品；常用中药有白及、仙鹤草、藕节、百草霜、棕榈炭、檵木等。温经止血药，味多苦辛，性多温涩，以温脾固冲、温经止血为主要功效，兼有温中散寒、止泻止痛之作用，适用于脾不统血、冲脉失固之虚寒性出血病证；常用中药有艾叶、炮姜、灶心土等。此处仅介绍艾叶的栽培技术。

艾 叶

艾叶为菊科植物艾 *Artemisia argyi* Levl. et Vant. 的干燥叶，最早载于《神农本草经》。艾分布广，除极干旱与高寒地区外，几遍及全中国。以湖北蕲州（今蕲春县）产者为佳，称为"蕲艾"，为艾叶的道地药材。

一、形态特征

艾为多年生草本。茎具明显棱条，上部分枝，被白色短绒毛。单叶互生；卵状三角形或椭圆形，有柄，羽状深裂，两侧 2 对裂片，椭圆形至椭圆状披针形，中裂片常 3 裂，裂片边缘均具锯齿，上面暗绿色，密布小腺点，稀被白色柔毛，下面灰绿色，密被白色绒毛，茎顶部叶全缘或 3 裂。头状花序排列成复总状；总苞卵形，总苞片 4 ～ 5 层，密被灰白色丝状茸毛；筒状小花带红色，外层雌性花，内层两性花。瘦果长圆形，无冠毛。花期 7 ～ 10 月，果熟期 11 ～ 12 月。

二、生态习性

艾喜温暖、湿润的气候，以潮湿肥沃的土壤生长较好。生于低海拔至中海拔地区的荒地、路旁河边及山坡等地，也见于森林草原及草原地区，局部地区为植物群落的优势种。

三、生长发育规律

人工栽培在丘陵、低中山地区，生长繁盛期气温 24～30℃，高于 30℃时植株茎杆易老化，抽生分枝，病虫害加重，冬季低温小于 –3℃当年生宿根生长不好。

四、种质资源状况

尚未大面积种植，生产中尚未有优良品种选育研究报道。

五、栽培技术

（一）选地与整地

1. 育苗地　选一块土层深厚、疏松、肥沃、排水、排气、保肥能力较强、富含腐殖质的砂质壤土作为苗床地，三犁三耙，将土层整松，厢面充分整平压实，并结合整地每 667m² 可施充分腐熟厩肥 1500～2000kg。

2. 种植地　以土层深厚、土壤通透性好、有机质丰富的中性土壤为好。根据种植地土层结构特点，适度掌握犁耙次数，结合整地每 667m² 可施充分腐熟厩肥 1500～2000kg，均匀混合翻入土层，然后修沟做厢待种。

（二）繁殖方法

繁殖方式有种子、根状茎、分株等，此处仅介绍蕲艾种子繁殖法。

1. 播种　2月4日立春后进行。由于蕲艾种子细小且轻，播前与装种布袋在 25～28℃温水浸种 30 分钟，然后摊开与细小粉土充分混合，选无风日，播种时要轻撒均匀，每 667m² 播种量 0.5kg。播种后不能填土覆盖，只能选择保温、保湿、通风透气能力较好的光亮稻草（不能选择烂、霉稻草）薄层覆盖。

2. 苗期管理　注意观察苗床墒情，以土壤含水量 60% 为度；幼苗出芽率达 80%，长出 7～8 片真叶，苗高达 3～4cm 时揭草，动作要轻柔，防止伤及幼苗，揭开的稻草要带离田园，焚烧处理；追施尿素 1 次，每 667m² 用量 2～4kg；除草 3 次，第一次于幼苗具 2～3 片真叶而未揭草时，用手轻扯，第二次于揭草时亦用手轻扯，第三次于出苗后间苗时视草情轻锄；合理间苗，间下来的弱、瘦、残苗带离田园深埋。

3. 出圃定植　出圃的时间为 4 月份上旬。起苗时，从厢面一头起顺势深掘，做到不伤皮、不伤叶、不伤根，主根完整，须根不折。出圃苗须迅速移植，按株行距 40cm×50cm 定植。

（三）田间管理

1. 中耕除草　在栽种当年中耕除草 3 次，即 5 月、7 月、11 月收获后除草，以后每年也要在春季萌发后，于 6 月第一次收获和 11 月第二次收获后各锄 1 次。

2. 追肥　栽植成活后，苗高 30cm 时每 667m² 施用尿素 6kg 作为提苗肥，阴雨天撒施，晴天叶面喷施。11 月上旬，施入农家肥、厩肥、饼肥等作为基肥。

3. 灌溉、排水　厢面整成龟背形，使排水沟通畅。干旱季节，苗高 80cm 以下叶面喷灌，苗高 80cm 以上时全园漫灌。

（四）病虫害及其防治

艾由于含挥发油较多、气味浓郁、穿透性强，生产中几乎没有发现病虫害。但采收期之后，由于叶片挥发油含量降低、气温升高（日均温 30℃以上），未采收的艾叶有瓢虫咬食现象。防治方法：每次收获后及时清场，去除残枝败叶，集中深埋或焚烧；在采收后的空地上，植株未出芽前，地表喷洒多菌灵或甲基托布津；每年冬季深翻土壤，杀灭虫卵，阻止虫卵在土中越冬。

六、采收加工

（一）采收

端午节前后一周，选晴天 12:00 ～ 14:00 采收，此时艾叶生长旺盛，茎杆直立未萌发侧枝，未开花，挥发油含量最高，药用价值最高。

（二）加工干燥

采收时，先割取全株，人工清除杂质，将艾叶脱下，摊在竹席上置于室内阴干。1 ～ 2 天翻动 1 次，以免沤黄。先期要勤翻，待至七成干时，可 3 天翻 1 次，九成干时可每周翻动 1 次。叶片含水量小于 15% 时即为全干。以叶厚、色青、背面灰白色，绒毛多、香气浓郁者为佳。

【复习思考题】

1 艾叶采收加工应注意哪些问题？

2. 艾叶田间管理应注意什么？

第十五章　活血化瘀药 ▷▷▷

【学习目的】

1. 掌握红花的种质资源状况、栽培和采收加工技术要点。

2. 熟悉红花的生态习性和生长发育规律。

3. 了解红花的分布情况和植物形态特征。

活血化瘀药以疏通血脉、祛除血瘀为主要功效，味多辛、苦，性多温、平，归肝、心经，入血分，善于走散通行。临床主要用于治疗瘀血阻滞所引起的各种病证，证见疼痛、瘀阻等。现代研究证明，该类中药对心血管和血液系统作用较强，主要具有改善心功能、调节心肌代谢、扩张冠状动脉、降低冠脉阻力等作用；还能抑制血小板聚集，提高纤溶酶活性，改善血凝状态，预防血栓形成，促进血栓溶解的作用。此外，活血化瘀药尚能抑制病原微生物，减轻渗出及炎症反应；增强巨噬细胞及单核细胞的吞噬功能，调节体液免疫及细胞免疫等作用。根据功效差异，又分为活血止痛药、活血调经药、活血疗伤药、破血消癥药四类。活血止痛药，大多具有辛行辛散之性，活血每兼行气，有良好的止痛作用，主治气血瘀滞所导致的痛证，如头痛、胸胁痛、心腹痛、痛经、产后腹痛、痹痛及跌打损伤疼痛等；常用中药有红花、川芎、延胡索、郁金、姜黄、乳香、没药、五灵脂等。此处仅介绍红花的栽培技术。

红　花

红花为菊科植物红花 *Carthamus tinctorius* L. 的干燥花冠，又名红蓝、黄蓝、红花草等。目前我国红花生产主要集中在新疆，其次为四川、云南、河南、河北、山东、浙江、江苏等地。

一、形态特征

红花为一年生或二年生草本植物，株高 1 ～ 1.5m。茎直立，基部木质化，上部多分枝，白色或淡白色，光滑无毛。单叶互生，卵形或卵状披针形，基部渐狭，先端尖锐，边缘具刺齿。头状花序大，顶生。管状花，橘红色，先端 5 裂，裂片线形，花冠连成管状；雄蕊 5，雌蕊 1，花柱细长，柱头 2 裂，裂片短，舌状，子房下位，1 室。瘦果白色，倒卵形。花期 5 ～ 7 月，果期 6 ～ 8 月。

二、生态习性

红花为长日照植物，对温度适应范围很宽，但极端炎热和寒冷则生长不利。种子在地温 4～6℃时即可发芽，10～20℃时 6～7 天出苗。最适发芽温度在 20℃左右，最适生长温度 20～25℃。抗旱怕涝，对土壤养分的要求不甚严格，在不同肥力的土壤上均可生长，但以地势较高、肥力中等、排渗水良好的壤土、沙壤土为宜，在降水量大、地下水位高、土质过分黏重的地区不太适宜，以中性或偏碱性土壤为佳。忌连作重茬，应与禾本科、豆科、薯类、蔬菜等作物实行 2～3 年的轮作倒茬。

三、生长发育规律

1.莲座期 绝大多数红花品种在出苗以后其茎并不伸长，叶片紧贴于地面，状如荷花，该阶段称为莲座期。莲座期的长短是红花适应低温、短日照的一个特性，温度高低和日照长短是影响莲座期的最根本因素。温度高、日照长，莲座期则短，甚至消失；反之，莲座期则延长。

2.伸长期 莲座期后，植株进入快速生长的伸长阶段。伸长期的植株迅速长高，节间显著加长，对肥料和水分的需要开始增加。伸长期采用培土等措施，可以防止倒伏和避免病害发生，特别是根腐病的发生。

3.分枝期 在伸长阶段后期，植株顶端的几个叶腋分别长出侧芽，侧芽逐渐形成 I 级分枝，第 I 级分枝又可形成 II 级分枝，依此类推。分枝的多少除受品种、密度等因素影响外，主要受水分和肥料的影响。分枝期植株生长迅速，叶面积迅速增加，对肥料和水分的需要量增大，应及时追肥并进行培土以促植株正常生长发育。

4.开花期 在分枝阶段后期，每一个枝条顶端均形成一个花蕾，花蕾逐渐成长为花球，在花球中的小花发育成熟后伸出内部总苞苞片，然后花瓣展开。当有 10% 的植株主茎上的花球开放时，植株即进入始花阶段。盛花期（全田 70%～80% 植株开花）要求有充足的土壤水分，但空气湿度和降雨量均不能大，否则会导致多种病虫害。开花期遇雨对授粉不利，影响开花结果。

5.种子成熟期 在完成受精作用后，花冠凋谢，进入种子成熟期。该时期对水分的需求量迅速减少，干燥的气候有利于种子发育。绝大多数红花品种的种子没有休眠期，成熟期如遇连阴雨则会引起花球中的种子发芽、发霉，影响种子的产量和品质。

四、种质资源状况

红花栽培历史悠久，种质资源非常丰富，目前栽培品种类型很多。按照形态特征将红花分为无刺红花和有刺红花两大类，无刺红花花色好、产量高，但含油量相对比有刺红花低；按主要使用目的分为药用红花和油用红花两种，药用红花以花为主要生产目标，油用红花以种子为主要生产目标，其油兼有食用、药用价值。红花主产区新疆现已培育了具有地方特色的红花新品种新红 1 号、新红 2 号、新红 3 号、新红 4 号、新红 6 号、新红 7 号、吉红 1 号、裕民无刺等油用红花品种、花油兼用品种。因此，各地区应根据本地的生态环境特点和各自的生产目的选育适于本地栽培的品种类型。

五、栽培技术

(一) 选地与整地

依据红花抗旱怕涝的特性，宜选地势高燥、排水良好、土层深厚、中等肥沃的沙土壤或轻黏质土壤种植。忌连作，前茬以豆科、禾本科作物为好。翻耕前采用秋灌或春灌，整地时，施用农家肥 2000kg/667m² 左右，配加过磷酸钙 20kg 和硫酸钾 8kg 作为基肥，秋、春耕翻入土，耙细整平可以喷洒除草剂，做成宽 1.3～1.5m 的高畦，做畦时要视地势、土质及当地降雨情况确定是做高畦还是平畦。在北方种植，可不做畦，选择平整和排水良好的地块即可。播前整地要求达到地表平整、表土疏松细碎、土块直径不超过 2cm 的标准。

(二) 繁殖方法

红花用种子繁殖。一般坚持"北方春播宜早，南方秋播宜晚"的原则，具体时间因时因地而异。春播时间在 3 月中下旬至 4 月上旬进行播种，月平均气温达到 3℃和 5cm 地温达 5℃以上时即可播种，播种深度为 5～8cm。秋播时间在 10 月中旬至 11 月上旬为好，过早幼苗长势旺，易导致越冬苗过大而冻死，且翌年抽薹早，植株高，影响产量；过晚则出苗不齐，难越冬，同时会因营养生长时间不足而导致减产。

播种方法分为条播、穴播、点播和撒播。根据土壤墒情可以直接播种或播前用 50℃温水浸种 10 分钟，转入冷水中冷却后，取出晾干待播。条播行距为 20～30cm，沟深 5cm，播后覆土 2～3cm。穴播行距同条播，穴距 15～20cm，穴深 5cm，穴径 10cm，穴底平坦，每穴播种 5～6 粒，播后覆土，耧平畦面。点播行距 20～30cm，株距 8～10cm，采用精量点播机进行播种。撒播要均匀撒播，撒播后运用机械镇压耧平或耙子耧平。干旱地区播种后可覆盖塑料膜。

(三) 田间管理

1. 间苗和定苗 春播红花，苗高 10cm 左右间苗，苗高 20cm 左右定苗。秋播红花，入冬前间苗，次年春天定苗。淘汰有病虫害和生长发育不良的幼苗，选择高矮相当、叶数一致、粗细一致的壮苗进行定苗。具体定苗数量根据土壤肥力、品种等因素而定，一般控制为 1～1.5 万株 /667m²。红花分枝特性随环境而变化，密植时，分枝少，头状花序少；稀植时，分枝增多，头状花序增加。

2. 中耕除草 春播红花一般要进行 3 次中耕除草，分别在莲座期、伸长期的初期和植株封垄前进行。秋播红花的苗期较长，应适当增加中耕除草的次数。

3. 追肥培土 苗期追肥应前轻后重，通常结合中耕除草进行，植株封垄后一般不再追肥。成株花序位于枝顶，重量较大，易倒伏，结合中耕除草进行培土。

4. 摘尖打顶 土壤肥沃、植株密度较小的地块，苗高 1m 左右时，可摘除顶尖，促进分枝增多，增加花蕾数量，提高红花生产能力。土壤瘠薄、植株过密的地块，不宜打顶。

（四）病虫害及其防治

1. 病害及其防治

（1）锈病 *Uromyces oribi* 是红花最常见病害和普遍发生的较为严重的一种病害，主要危害叶片，也可为害苞叶等其他部位。防治方法：收获后及时清除田间病株残体，并集中烧毁；选择地势高燥、排水良好的地块种植；进行秋耕冬灌降低菌源，轮作倒茬或选用抗病早熟品种；播种前用 25% 粉锈宁按种子重量 0.3%～0.5% 拌种或选用隔年陈种子，还可采用 50～60℃温水进行浸种；初期用 25% 粉锈宁 800～1000 倍液喷雾防治或 25% 百理通 1000 倍液连喷 2～3 次，间隔 7～10 天喷 1 次。

（2）根腐病 *Sclerotium rolfsii Sacc.* 多在 5～6 月发生，在红花伸长期和分枝期发病较重，尤其以积水地块较重，主要危害根和茎基部。防治方法：播种前用 50% 多菌灵 300 倍液浸种 20～30 分钟；选择地势高燥、排水良好的田块种植，花期追施 1 次复合肥，促使花蕾生长，灌溉不积水或雨季及时排水；发病初期清洁田园，拔除病株集中烧毁，并用石灰撒施处理或 1:1:120 倍波尔多液或用 50% 多菌灵或 70% 甲基托布津灌根。

2. 虫害及其防治

（1）花指管蚜 *Macroisphum gobonis Matsumura* 苗期至孕蕾期，为害最严重，主要危害幼叶、嫩茎、花轴。防治方法：选用抗蚜品种，充分利用天敌；孕蕾前是药剂防治的关键时期，可选用 10% 吡虫啉 1000～1500 倍液或 50% 抗蚜威 1000 倍液，喷施效果明显。

（2）红花潜叶蝇 *Phytomyza atricornis Meigen* 在红花开花前为害最重，主要是幼虫潜入红花叶片，吃食叶肉，形成弯曲不规则、由小到大的虫道。防治方法：5 月初喷 1.8% 阿维菌素乳油 3000 倍液、2.5% 溴氰菊酯乳油 3000 倍液、90% 敌百虫 1000～1500 倍液防治。前两次连续喷，以后可隔 7～10 天再喷 1 次，共防治 3～4 次。

六、采收加工

（一）采收

1. 药材红花采收　以人工采收为主，目前尚未机械化采收。花冠开放、雄蕊开始枯萎、花色鲜红、油润时即可采摘，以盛花期清晨采摘为好。采收时间过早不易采摘，且严重影响产量和品质，花丝色泽暗淡、重量轻、油分含量少；采收过晚，花丝黏在一起，色黑无光泽，跑油严重，品质差。红花花期 15～20 天，药材采收时间紧迫。

2. 红花种子收获　采收花丝 2～3 周后，植株秆变黄、表皮稍微萎缩，叶片大部分干枯，呈褐色，籽粒变硬，即可收获种子。可采用普通谷物联合收割机收获种子，防止遇雨霉变。

（二）加工干燥

红花采收后，不能曝晒，也不能堆放，应在阴凉通风处摊开晒干，并防潮防虫蛀。红花种子晴天割取、脱粒后晒干，如遇阴雨天，应及时在 40～60℃ 烘房或烘箱内烘干。干燥贮藏，并防潮防虫蛀。

【复习思考题】

1. 红花的生长发育规律有哪些特点？
2. 红花常见的病虫害都有哪些？如何进行防治？

第十六章　化痰止咳平喘药 ▷▷▷

【学习目的】

1. 掌握半夏、桔梗的种质资源状况、栽培与采收加工技术要点。

2. 熟悉半夏、桔梗的生态习性和生长发育规律。

3. 了解半夏、桔梗的分布情况和植物形态特征。

　　化痰药以祛痰或消痰为主要功效，止咳平喘药以制止或减轻咳嗽和喘息为主要功效。化痰药多兼能止咳，止咳平喘药也多兼有化痰作用。该类中药又可分为温化寒痰药、清化热痰药及止咳平喘药三类。温化寒痰药，药性偏于温燥，具有温肺祛寒、燥湿化痰的作用，主要适用于寒痰停饮犯肺，咳嗽气喘，口鼻气冷，吐痰清稀，或湿痰犯肺，咳嗽痰多，色白成块，舌苔白腻，以及痰浊上壅，蒙蔽清窍所致的癫痫惊厥、中风痰迷等症；常用中药有半夏、天南星、白附子、白芥子、皂荚、桔梗、旋覆花、白前等。消热化痰药，药性寒凉清润，以清热化痰、润燥化痰为主要功效，常用中药有瓜蒌、贝母、前胡、竹茹、天竺黄、竹沥、海浮石、海蛤壳、瓦楞子、海藻、昆布、黄药子、胖大海、礞石、猴枣等。止咳平喘药，多为辛宣苦降之品，分别具有宣肺祛痰、润肺止咳、降气平喘等功效，适用于外感、内伤等多种原因所致的咳嗽喘息病症；常用中药有杏仁、百部、紫苑、款冬花、紫苏子、满山红、桑白皮、葶苈子、枇杷叶、马兜铃、白果、矮地茶、华山参、洋金花、罗汉果等。此处介绍半夏、桔梗的栽培技术。

半　夏

　　半夏为天南星科植物半夏 *Pinellia ternata*（Thunb.）Breit. 的干燥块茎，又名麻芋头、三步跳、野芋头，入药首见于《五十二病方》。半夏为广布种，国内除内蒙古、新疆、青海、西藏未见野生外，其余各地均有分布，主产于四川、湖北、河南、贵州、安徽等地，其次是江苏、山东、江西、浙江、湖南、云南等地。

一、形态特征

　　半夏为多年生草本植物。地下块茎球形或扁球形。实生苗和珠芽繁殖的幼苗叶片为全缘单叶；成年植株叶3全裂，叶柄下部内测及叶片基部常有一珠芽。肉穗花序顶生，花序梗常较叶柄长；佛焰苞绿色。花单性，雌雄同株，无花被。浆果卵状椭圆形，顶端尖，成熟时红色，内有种子 1 枚。种子椭圆形，两端尖，灰绿色。花期 5 ～ 7 月，果期 8 ～ 9 月。

二、生态习性

半夏为浅根性植物，一般对土壤要求不严，除盐碱土、砾土、重黏土及易积水之地不宜种植之外，其他土壤基本均可种植。以疏松、肥沃、深厚、含水量 20% ～ 30%、pH6 ～ 7 的砂质壤土较为适宜。喜温和、湿润气候，怕干旱，忌高温。夏季适于在半阴半阳条件下生长，怕强光。在阳光直射或水分不足的情况下，易发生倒苗现象。耐阴，耐寒，块茎能自然越冬。

三、生长发育规律

半夏的块茎、珠芽、种子均无生理休眠特性。冬播或早春种植的块茎，当 1 ～ 5cm 的表土地温达 10 ～ 13℃时，叶开始生长，此时如果遇到地表气温持续数天低于 2℃以下，叶柄即在土中开始横生，横生一段并可长出一代珠芽。土壤和空气温度日较差越大，叶柄在土中横生越长，地下珠芽长得越大。当气温升至 10 ～ 13℃时，叶直立长出土外。

一年生半夏为心形的单叶，第二年至第三年开花结果，有 2 或 3 裂叶生出。半夏一年内可多次出苗，在长江中下游地区，每年平均可出苗 3 次。第一次为 3 月下旬至 4 月上旬，第二次在 6 月上中旬，第三次在 9 月上中旬。每年平均有 3 次倒苗，分别为 3 月下旬至 6 月上旬、8 月下旬、11 月下旬。出苗至倒苗的天数，春季为 50 ～ 60 天，夏季为 50 ～ 60 天，秋季为 45 ～ 60 天。第一代珠芽在 4 月初萌生，4 月中旬为高峰期，4 月下旬至 5 月上旬为成熟期。6 月中下旬半夏总苞片发黄，果皮呈白绿色，种子浅茶色、茶绿色，此时可采种。

四、种质资源状况

半夏栽培历史较短，但是由于其为广布种植物，为适应不同的产地生态环境，加之栽培过程中人为的选择，半夏植株形态发生了较大变异，如叶型、珠芽数量和着生位置、块茎大小和形状等方面。不同叶型半夏在生长习性、活性成分含量及光合效率上存在差异。半夏种质在指纹图谱上遗传距离越近，在质量性状上越相似。研究表明，线性叶型的半夏形成珠芽数量最多，芍药叶型的半夏形成珠芽数量最少。种茎越大，形成珠芽就越多，产量越高。土中形成的珠芽重量明显高于地上形成的珠芽质量。故在生产上应注意种质类型的优选。

五、栽培技术

（一）选地与整地

宜选湿润肥沃、保水保肥力强、质地疏松、排灌良好的砂质壤土或壤土地种植，也可选择半阴半阳的缓坡山地。黏重地、涝洼地、盐碱地不宜种植。前茬选豆科作物为宜，可与玉米、油菜、小麦、果木林进行间套种。

于前一年 10～11 月深翻土地 20cm 左右，除去石砾及杂草，使其熟化。结合整地，每 667m² 施农家肥 5000kg，饼肥 100kg 和过磷酸钙 60kg 作为基肥。于播前，再耕翻 1 次，然后整细耙平。南方雨水较多的地方宜做成宽 1.2～1.5m、高 30cm 的高畦，畦沟宽 40cm，长度不宜超过 20cm，以利于灌溉。北方浅耕后可做成宽 0.8～1.2m 的平畦，畦埂宽、高分别为 30cm 和 15cm。畦埂要踏实整平，以便进行春播催芽和苗期覆盖地膜。

（二）繁殖方法

生产上以块茎繁殖和珠芽繁殖为主，也可用种子繁殖，但种子繁殖周期长，一般不采用。近年来为解决半夏繁殖力低及品种退化等问题，生产上也采用组织培养技术进行繁殖。

1. 块茎繁殖 于当年冬季或次年春季取出贮藏的种茎栽种，冬季或春季均可种植，以春栽为好。春栽宜早不宜迟。低温稳定在 6～8℃时，即可进行种茎催芽，种茎的芽鞘发白时即可栽种。选择直径 0.5～1cm、生长健壮、无病害的中小块茎作为种茎。在整细耙平的畦面上开横沟条播。行距 12～15cm，株距 5～10cm，沟宽 10cm，深 5cm，沟底要平，在每条沟内交错排列两行，芽向上摆入沟内。栽后，上面施一层混合肥土，每 667m² 用量 2000kg 左右。然后用沟土覆盖，厚 5～7cm，搂平，稍加镇压。也可结合收获情况在秋季播种，一般在 9 月下旬至 10 月上旬进行，方法同春播。每 667m² 需种茎 50～60kg，适当密植，生长均匀且产量高。过密则幼苗生长纤弱，除草困难；过稀，苗少草多，产量低。栽后若遇干旱天气，要及时浇水，始终保持土壤湿润。若进行地膜覆盖栽培，栽后要立即盖地膜。所用地膜可以是普通农用地膜（厚 0.014mm）也可以用高密度地膜（厚 0.008mm）。地膜宽度视畦的宽窄而定。4 月上旬至下旬，当气温稳定在 15～18℃、出苗率达 50% 时，揭去地膜，以防膜内高温灼伤小苗。去膜前，应先进行炼苗。方法是中午从畦两头揭开膜通风散热，傍晚封上，连续几天后再全部揭去。采用早春催苗和地膜覆盖的半夏，可早出苗 20 天，同时可增产 83% 左右。

2. 珠芽繁殖 半夏每个叶柄上至少长有 1 枚珠芽，数量充足。夏、秋季节间，当老叶将要枯萎时，珠芽已成熟，即可采取叶柄上成熟的珠芽进行条播。按行距 10cm、株距 6～9cm、条沟深 3cm 播种，然后覆盖 2～3cm 的细土及草木灰，稍加压实；也可按行株距 8cm×10cm 挖穴点播，每穴播种 2～3 粒；亦可在原地盖土繁殖，即每倒苗一批，盖土一次，以不露珠芽为度，同时施入适量的混合肥。

3. 种子繁殖 此种方法出芽率较低，种植周期长，生产上一般不采用。夏季采收的种子可随采随播，秋末季节采收的种子可以沙藏至次年 3 月播种。按行距 10cm 开 2cm 深的浅沟，将种子撒入，搂平，覆土 1cm 左右，浇水湿润，并盖草保温保湿，半个月左右即可出苗。苗高 6～10cm 时，即可移植。

（三）田间管理

1. 中耕除草　半夏生长期间要经常松土除草，避免草荒。中耕深度不超过 5cm。撒播半夏要拔除杂草。应当根据杂草的生长情况具体确定除草次数和时间。

2. 追肥　半夏是喜肥植物，生长过程中应注意适当多施肥料。施肥应以农家肥为主，不可施用氯化钾、氯化铵、碳酸氢铵及硝态氮类化肥。特别是出苗的早期，应当多施氮肥，中后期则多施钾肥和磷肥。半夏出苗后，可按每 667m² 撒施尿素 3 ～ 4kg催苗。此后，应在每次倒苗后，在植株周围施用腐熟粪水肥，每 667m² 为 2000kg，随后培土。半夏生长的中后期，可视生长情况每 667m² 叶面喷施 0.2% 的磷酸二氢钾溶液50kg。

3. 灌溉和排水　根据半夏怕旱的生物学特性，在播前应浇透水。田间管理要注意干旱时多浇水，多雨时排水。干旱时浇水最好浇湿土地而不能漫灌，以免导致腐烂病的发生。多雨时应及时清理畦沟，排水防渍，避免半夏块茎因多水而腐烂。

4. 培土　培土目的在于盖住珠芽和杂草的幼苗。珠芽在土中才能生根发芽，因此有成熟的珠芽和种子落于地上时，需进行培土，厚 1 ～ 2cm。培土后若无雨，应及时浇水。半夏的珠芽不断形成，故培土也应视情况及时进行。

（四）病虫害及其防治

1. 病害及其防治

（1）根腐病 *Sclerotium rolfsii* Sacc，多发生在高温高湿季节和越夏种茎贮藏期间。发病后，地下块茎腐烂，地上部分随机倒苗枯死。防治方法：选用无病种栽，雨季及大雨后及时排水；播种前用木霉的分生孢子悬浮液处理半夏块茎，或以 5% 的草木灰溶液浸种 2 小时，或用 1 份 50% 多菌灵加 1 份 40% 乙膦铝 300 倍液浸种 30 分钟；发病初期，拔出病株并用 5% 石灰乳淋浇病穴或浇灌根部，防止蔓延；及时防治地下害虫。

（2）病毒性缩叶病（Dasheen mosaic virus，DMV），半夏栽培生产上普遍发生的一种病害，多在夏季发生。为全株性病害，发病时叶片产生黄色不规则斑，表现为花叶症状，叶片变形、皱缩、卷曲，直至枯死；植株生长不良，地下块茎畸形瘦小，质地变劣。蚜虫大量发生时，容易发生此病。防治方法：选无病植株留种，并进行轮作；应用组织培养法，培养无毒种苗；播前进行土壤消毒，及时防治害虫；施足有机肥，适当追施磷肥、钾肥，增强抗病力；出苗后喷洒 1 次 40% 乐果 2000 倍液或 80% 敌敌畏 1500倍液，每隔 5 ～ 7 天喷 1 次，连续 2 ～ 3 次；发现病株立即拔除，集中烧毁深埋，病穴用 5% 石灰乳浇灌。

2. 虫害及其防治

（1）芋双线天蛾 *Theretra oldenlandiae*（Fabricius）Rothschild et Jordan，食叶性害虫，大田危害率可达 80% 以上。每年可发生 3 ～ 5 代，以蛹在土中越冬，8 ～ 9 月幼虫发生数量最多。幼虫孵化后取食卵壳，并在叶背取食叶肉，残留表皮。防治方法：结合中耕除草捕杀幼虫；利用黑光灯诱杀成虫；5 月中旬至 11 月中旬幼虫发生时，用 50% 的辛硫酸乳油 1000 ～ 1500 倍液喷雾或 90% 晶体敌百虫 800 ～ 1000 倍液喷洒，每 5 ～ 7 天喷 1 次，连续 2 ～ 3 次。

（2）红天蛾 Deilephila elpenor lewisi Butler，主要在 5 ～ 10 月造成危害，尤以 5 月中旬至 7 月中旬发生量大。幼虫咬食叶片，发生严重时，将叶片咬成缺刻或吃光。防治方法：参考芋双线天蛾。

六、采收加工

（一）采收

于种子繁殖的于第三至第四年、块茎繁殖的当年或第二年采收。夏秋季茎叶枯萎倒苗后采挖。过早采收影响产量，过晚采收难以去皮和晒干。采收时，选择晴天进行，从地块的一端开始，用爪钩顺垄挖沟，小心将半夏挖出，避免损伤。

（二）加工干燥

收获后的新鲜半夏要及时去皮，堆放时间长则不易去皮。将鲜半夏洗净，再按大、中、小分级，分别装入麻袋内，在地上轻轻摔打几下，然后倒入清水缸中，反复揉搓，或将块茎放入筐内或麻袋内，在流水中用木棒撞击或穿胶鞋用脚踩去外皮，也可用去皮机除净外皮。取出晾晒，并不断翻动，期间不能遇露水。晒至全干或晒至半干，以硫黄熏之。也可拌入石灰，促使水分外渗，再晒干或者烘干。若采用炭火或炉火烘干时，温度一般应控制为 35 ～ 60℃，并要微火勤翻，以免出现僵子，造成损失。半夏采收后经洗净、晒干或烘干，即为生半夏。以个大、皮净、色白、质坚、粉足为佳。

桔 梗

桔梗为桔梗科植物桔梗 Platycodon grandiflorum （Jacq.）A. DC. 的干燥根，又名铃铛花、道拉基、四叶菜，为我国常用中药材之一，载于《神农本草经》，列为下品。桔梗为广布种，在北纬 23° ～ 55°、东经 100° ～ 145° 均有分布。在上述范围内，以华北、东北产量最大，称为"北桔梗"，华东地区品质最佳，称为"南桔梗"。以山东、安徽、内蒙古为主产区。

一、形态特征

桔梗为多年生草本，全株光滑无毛，体内有白色乳汁。主根纺锤形或长圆锥形，表皮淡黄白色，易剥离，内面白色。茎直立，通常单一生长，上部有分枝。叶近无柄，叶片卵状披针形，3 ～ 4 片轮生、对生或互生，茎上部叶互生。花单生茎顶，或数朵集成假总状花序；花萼无毛有白粉，裂片 5；花冠阔钟状，蓝色或蓝紫色，裂片 5；雄蕊 5，离生，花丝基部变宽成片状，密生白色细毛；雌蕊 1，子房半下位，5 室，柱头 5 裂。蒴果倒卵圆形或近球形，成熟时顶端 5 瓣裂，外皮黄色。种子多数，狭卵形，有 3 棱，黑褐色有光泽，一侧有褐色狭窄的薄翼。花期 7 ～ 9 月，果期 8 ～ 10 月。

二、生态习性

桔梗原产我国，全国均有分布，适应性强。野生桔梗多自然生长于砂石质的向阳山坡、草地、稀疏灌丛及林缘。桔梗喜光，喜温润凉爽气候，耐寒，耐干旱，20℃左右最适宜生长，根能在严寒下越冬。对土壤要求不严，但在疏松肥沃、排水良好的壤土或沙壤土上生长良好，不宜在低洼地、盐碱地、重黏土、白浆土种植。忌积水，土壤过潮易烂根。在荫蔽条件下生长发育不良。怕风害，遇大风易倒伏。在我国海拔 1100m 以下的丘陵地带均可以栽培。

三、生长发育规律

桔梗为多年生宿根植物，人工栽培的桔梗，在播后 1 ～ 3 年采收，一般 2 年采收。桔梗种子一般 4 月上旬播种，10 ～ 15℃即可萌发，在 20 ～ 25℃时，7 ～ 8 天萌发，15 天左右出苗。种子萌发后，胚根当年主要为伸长生长，第一年生主根长可达 15cm，第二年生长可达 40 ～ 50cm，并明显增粗。从种子萌发到倒苗，一般把桔梗生长发育分为四个时期。种子萌发至 5 月底为苗期，这个时期植株生长缓慢，高度至 6 ～ 7cm。此后，进入生长旺盛期。6 月中旬现蕾，至 7 月初开花，其中一年生的开花较少，两年生的开花较多。果期为 8 月下旬至 10 月，9 月上旬果实成熟。10 ～ 11 月中下旬地上部开始枯萎倒苗，根在地下越冬，进入休眠期，至次年春出苗。在整个生育期内，6 ～ 9 月为根的快速生长期。

四、种质资源状况

桔梗在种内存在许多变异类型，如按花色不同可分为紫花、粉花、白花和黄花等，按花瓣可分为半重瓣和重瓣；按茎秆特性可分为直立型和倒伏型；栽培者的农家品种主要为紫花和白花两种。其中白花类型常作蔬菜用，入药者则以紫花类型为主，其他多为观赏品种。经定向培育，目前已经选育出"九桔兰花""鲁梗 1 号""鲁梗 2 号""太桔 1 号"等良种，使桔梗药材的产量与质量均有了大幅度提高。

五、栽培技术

（一）选地与整地

桔梗怕风害，在隐蔽条件下易徒长，应选避风向阳的地段。桔梗为深根作物，应选土壤深厚、疏松肥沃、有机质含量丰富、湿润而排水良好的壤土或砂质壤土。适宜 pH 6 ～ 7.5。前茬作物以豆科、禾本科作物为宜。黏性土壤、低洼盐碱地会影响根的发育，而且采挖困难，根易折断，因此不宜种植。整地时每 667m^2 施腐熟农家肥 3500kg、草木灰 150kg、过磷酸钙 30kg，翻入土中作为基肥。深耕 30 ～ 40cm，使肥料与土壤充分混合，整平耙细做畦，畦高 15 ～ 20cm，宽 1 ～ 1.2m。

（二）繁殖方法

桔梗的繁殖方法有种子繁殖、扦插、根茎或芦头繁殖等，生产中以种子繁殖为主，其他方法很少应用。种子繁殖在生产上有直播和育苗移栽两种方式，因直播产量高于移栽，且根直，分叉少，便于刮皮加工，质量好，生产上多用。

春播、夏播、秋播或冬播均可。以秋播最佳。秋播于 10 月中旬以前进行。春播一般在 3 月下旬至 4 月中旬，华北及东北地区在 4 月上旬至 5 月下旬进行。夏播于 6 月上旬小麦收割完之后，夏播种子易出苗。冬播于 11 月初土壤封冻前进行。播前，种子用 0.3%～0.5% 高锰酸钾溶液浸泡 24 小时消毒，也可用 40～50℃ 温水浸泡 24 小时，覆以湿纱布，可提高发芽率。每天早晚各用温水淋 1 次，3～5 天种子萌动，即可播种。

1. 直播　直播有条播和撒播两种方式。生产上多采用条播。条播时在整好的畦面上按行距 15～25cm 开横沟，播幅 10～15cm、沟深 2.5～4.5cm，铲平沟底，将种子拌草木灰均匀撒于沟内，播后覆盖细土压实，0.5～1cm 厚。撒播是将种子拌草木灰均匀撒于畦面，撒细土覆盖压实，以不见种子为度。在播后的畦面上盖草或地膜保温保湿。条播每 667m² 用种 0.5～1.5kg，撒播用种 1.5～2.5kg。

2. 育苗移栽　育苗方法同直播。一般培育一年后，在当年秋季茎叶枯萎后至次春萌芽前移栽，以 3 月中旬为移栽适宜期。栽前将种根小心挖出，勿伤根系，以免发杈，除去病、残根。按大、中、小分级栽植。按行距 20～25cm 开横沟，沟深 20cm 左右，株距 5～7cm，将根垂直舒展地栽入沟内，覆土应高于根头 2～3cm，稍压，浇足水。每 667m² 苗应保持在 5 万株左右，适量密植，有利增产。

（三）田间管理

1. 间苗、定苗和补苗　出苗后，应及时移除盖草或地膜，苗高 4cm 间苗。在苗高 8cm 左右时，按株距 5～7cm 定苗，拔去弱苗、病苗和过密的幼苗；遇有缺株，宜在阴雨天补苗，补苗时根要直立放入穴中，以免增加侧根数。

2. 中耕除草和追肥　桔梗幼苗期生长缓慢，而杂草生长较快。因此从出苗开始，应勤除草松土，松土宜浅，以免伤根。苗期须人工拔草而不宜中耕除草，以免伤害小苗。定植以后适时中耕除草。植株长大封垄后不宜再进行中耕除草。夏秋季应拔去田间大草，防止杂草种子成熟落地。

桔梗生长期内一般追肥 4～5 次。第一次追肥多在齐苗后，每 667m² 施腐熟的人畜粪水 2000kg 或尿素 30～35kg，以促进壮苗；第二次在 6 月中旬，此时桔梗根快速生长，每 667m² 施腐熟的人畜粪水 2000kg 及过磷酸钙 30kg，以促进地上部分生长和根部积累营养物质。第三次在开花初期，每 667m² 施腐熟的人畜粪水 2000kg 及过磷酸钙 50kg，追肥后要向茎基部培土。入冬后可施越冬肥，每施草木灰或杂土肥 2000kg 及过磷酸钙 30kg。收获前要少施氮肥，多施磷钾肥以促进茎秆生长，防止倒伏，促进地下根部发育充实，有利增产。

3. 灌溉和排水　桔梗播种后至苗期，要保持土壤湿润，以利于出苗和幼苗生长。植株长成后，一般不需浇水，但遇干旱时（特别是秋旱）要及时浇水保苗。由于种植密度较大，在高温多雨季节要及时清沟排水，防止积水引起根部腐烂。

4. 疏花疏果　桔梗花期长达 3 个多月，开花会大量消耗养分而影响根部生长。除留种田外，其余植株需要及时摘除花蕾，以提高根的产量和质量。人工除花蕾费时费力，但摘除花蕾后，侧枝又能迅速萌发，形成新的花蕾，效果并不显著。近年来，可采用乙烯利除花蕾。

（四）病虫害及其防治

1. 病害及其防治

（1）枯萎病 *Fusarium oxysporum* Schltdl.，为真菌性病害，对二年生桔梗危害尤为严重，高温高湿易发病。发病初期，芦头及茎基部产生粉白色霉，后变褐呈干腐状，最后全株枯萎。防治方法：与禾本科植物轮作 3～5 年；发病季节，加强田间排水；除草时避免伤及根及茎基部，防止感染；及时拔除病株并集中烧毁，病穴及周围植株撒以石灰粉，防止蔓延；发病初期可用 50% 多菌灵 800～1000 倍液或 50% 甲基托布津 1000 倍液向茎基部喷洒。

（2）轮纹病 *Leptosphaerulina platycodonis* J. F. Lue et P. K. Chi，真菌性病害，高温多湿易发此病。6 月开始发病，7～8 月发病严重，受害叶片病斑褐色近圆形，具 2～3 圈同心轮纹，上密生小黑点。多数病斑使病部扩大成不规则形，或扭曲成三角形突出，严重时叶片枯焦或提早落叶，导致植株长势较弱，影响质量和产量。防治方法：增施磷钾肥，提高植株抗病力；收获后注意清园，枯枝病叶及杂草集中烧毁；雨后及时排水，降低土壤湿度；发病初期用 1∶1∶100 波尔多液，或 65% 代森锌 600 倍液，或 50% 多菌灵可湿性粉剂 1000 倍液，或 50% 甲基托布津 1000 倍液等喷洒，每 7～10 天喷 1 次，连喷 2～3 次。

（3）斑枯病 *Septoria platycodonois* Syd.，为真菌性病害，危害叶部，受害叶两面出现圆形或近圆形病斑，灰白色，后期变褐并密生小黑点。严重时病斑汇合成大斑，叶片枯死。防治方法：同轮纹病。

（4）紫纹羽病 *Helicobasidium mompa* Tanak.，为真菌性病害，危害根部。一般 7 月开始发病，从须根开始蔓延至主根；病部初呈黄白色，后呈紫褐色。根皮表面密布红褐色网状菌丝，后期形成绿豆大小的菌核，病根由外向内腐烂，破裂时流出糜渣。根部腐烂后仅剩空壳，地上植株枯萎死亡。湿度大时易发生。防治方法：多施基肥，增强抗病力；注意排水；实行轮作和消毒可控制蔓延；每 667m² 施用石灰粉 100kg，可减轻发病；发现病株及时清除，并用 50% 多菌灵可湿性粉剂 1000 倍液或 50% 甲基托布津的 1000 倍液等喷洒 2～3 次进行防治。

（5）根结线虫病 *Meloidogyne incognita* Chitwood.，为线形动物危害桔梗根部的虫害。以侧根和须根受害较重。在病株根部可见受害部位形成大小不等的瘤状物，即虫瘿。将虫瘿剖开，肉眼可见大量白色或黄色小点，镜检后发现其为线虫卵及幼虫。根部受害后，地上部分变黄，发育不良，矮化，萎蔫枯死。防治方法：宜与禾本科作物水旱轮作或冬灌，忌连作；施用充分腐熟的肥料；冬季深耕，将虫体翻出冻死；移栽无病种苗；病地施用 5% 克线磷颗粒剂 60 ～ 75kg/km^2 或 3% 米乐尔 60 ～ 90kg/km^2 翻入土中灭虫后再栽苗。

2. 虫害及其防治

（1）蚜虫 *Aphis* sp.，在桔梗嫩叶、新梢上吸取汁液，导致植株萎缩，生长不良，4 ～ 8 月为害。防治方法：发病时用吡虫啉 10% 可湿性粉剂 1500 倍液，或飞虱宝 25% 可湿性粉剂 1000 ～ 1500 倍液，或蚜虱绝 25% 乳油 2000 ～ 2500 倍液，或赛蚜朗 10% 乳油 1000 ～ 2000 倍液等喷洒全株，并在 5 ～ 7 天后再喷洒 1 次。

（2）小地老虎 *Agrotis ypsilon* Rottemberg，从地面咬断幼苗，或咬食未出土的幼芽。防治方法：人工捕捉；将玉米面、糖、酒、敌百虫等农药按适当比例混合制成毒饵诱杀。

（3）红蜘蛛 *Tetranychus cinnabarinus* Boisduval.，以虫群集于叶背吸食汁液，危害叶片和嫩梢，使叶片变黄脱落；花果受害造成萎缩干瘪。红蜘蛛蔓延迅速，危害严重，以秋季天旱时为甚。防治方法：收获前将地上部分收割销毁，减少越冬基数；发病时用 20% 双甲脒乳油 1000 倍液喷雾。

六、采收加工

（一）采收

采收年限在不同的地区和播种期有所不同，一般为 2 年。在秋季地上部分枯萎后至次年春萌芽前进行，以秋季 9 ～ 10 月采收为好，体重质实，品质好。过早采挖，根不充实，产量低，品质差；过迟采挖，根已老熟，剥皮困难，且不易晒干。采收时，先割去茎叶，从畦的一端起挖，顺行依次深挖取出，切勿伤根，以免汁液外溢，根条变黑；更不要挖断主根，降低等级和品质。

（二）加工干燥

采收的鲜根应摘除须根及较小侧根，清洗后去芦头，趁鲜用竹刀或瓷片等把栓皮刮净。来不及加工的桔梗，可砂埋，防止外皮干燥收缩不易刮除。刮皮后应及时晒干或烘干，晒干时要经常翻动，直至全干。每 667m^2 可产干货 300 ～ 400kg，高产者达 600kg。

【复习思考题】

1. 半夏栽培中培土的作用是什么？
2. 半夏常见的病害有哪些？如何防治？
3. 简述桔梗种质资源研究进展。
4. 桔梗栽培中疏花疏果的作用是什么？

第十七章 安神药 ▷▷▷▷

【学习目的】

1. 掌握远志和灵芝的种质资源概况、栽培和采收加工技术要点。
2. 熟悉远志和灵芝的生态习性和生长发育规律。
3. 了解远志和灵芝的分布情况和植物形态特征。

安神药主入心、肝经，具有镇惊安神或养心安神的功效；主要用于治心悸、怔忡、失眠、多梦、健忘之心神不宁证。现代药理研究证明，该类中药对中枢神经系统有抑制作用，具有镇静、催眠、抗惊厥等活性。某些安神药还具有祛痰止咳、抑菌防腐、强心、改善冠状动脉血循环及提高人体免疫力等作用。依据药性和功效的不同，一般将安神药分为重镇安神药与养心安神药两类。重镇安神药多为矿石、化石、介壳等，具有质重沉降之性，以镇安心神、平惊定志、平潜肝阳为主要功效，主要用于心火炽盛、痰火扰心、肝郁化火及惊吓引起的实证心神不宁、心悸、烦躁、失眠多梦及惊痫、癫狂、肝阳眩晕等；常用中药有朱砂、磁石、龙骨、琥珀等。养血安神药以种子、种仁等入药为多，具有味甘质润之性，有补益、滋养之长，能滋养心肝、益阴补血、交通心肾，而具有养心安神之功效，主要用于阴血不足、心失所养及心脾两虚、心肾不交等引发的虚证心神不宁、心悸怔忡、虚烦不眠、多梦健忘、遗精、盗汗等证；常用中药有酸枣仁、柏子仁、合欢皮、夜交藤、远志、灵芝、缬草等。此处仅介绍远志、灵芝的栽培技术。

远 志

远志为远志科植物远志 *Polygala tenuifolia* Willd. 或卵叶远志 *P. sibirica* L. 的干燥根，属于传统中药，始载于《神农本草经》，被列为上品。远志主要分布于西北、东北、华北和西南地区，主产于山西、陕西、河北、河南、山东、辽宁、吉林等地。山西、陕西两省为远志的主要道地产区。

一、形态特征

远志为多年生草本植物。根圆柱形，木质，较粗壮，长而微弯，具少数侧根。茎直立或斜上，多数，较细，由基部丛生，细柱形，质坚硬，绿色，上部多分枝。单叶互生；叶片线形或线状披针形，先端渐尖，基部渐窄，全缘；叶柄短或近于无柄。总状花序，花小，稀疏；萼片 5，其中 2 枚呈花瓣状，绿白色；花瓣 3，淡紫色，其中 1 枚较大，呈龙骨瓣状，先端着生流苏状附属物；雄蕊 8，花丝基部合生；雌蕊 1 枚，子房倒卵形，扁平，2 室，花柱线形，弯垂，柱头 2 裂。蒴果扁平，倒圆心形，绿色，光滑无睫毛，边缘狭翅状，基部有宿存的萼片，成熟时边缘开裂。种子 2 枚，卵形，微扁，棕黑色，密被白色细茸毛，上端有发达的种阜。花期 5～7 月，果期 6～8 月。

二、生态习性

远志生于山坡、沙质草地、灌丛中及杂木林下。中旱生植物，喜凉爽气候，忌高温，耐干旱，适宜在肥沃、湿润、排水良好、富含腐殖质的壤土或含大量腐殖质的沙壤土上生长，潮湿或积水地不宜种植，会引起叶片变黄脱落。

三、生长发育规律

远志的年生长发育过程大体上可以分为 6 个阶段，即萌芽期、展叶期、显蕾期、开花期、生长期和休眠期。远志 3 月底开始萌芽，4 月中下旬展叶，5 月初现蕾，5 月中旬开花，花期较长，持续 3～4 个月，8 月中旬仍有开花，但后期花的果实不能成熟。6 月中旬主枝上的果实成熟开裂。10 月初地上部分停止生长，进入休眠期。当年播种的远志根长度可达 25cm 以上。

四、种质资源状况

远志自然生长缓慢，野生资源急剧减少，已被列入《野生药材资源保护管理条例》的三级保护物种名单。现在市场上远志的主流品种是远志，此外有少量的卵叶远志和瓜子金 *P. japonica* Houtt.。远志野生变家种的时间不长，生产上缺乏育成品种。不同居群远志的遗传性分析结果显示，种质分化趋势明显，但主要与区域有关。山西各气候区野生远志生境不同，导致远志的鲜根性状与药材性状在根的粗度、颜色、分枝、表皮纹理、韧皮部断面厚薄与色泽上均有差别，栽培种质与野生种质资源相比，鲜根与干根性状特征差异尤为明显。有人采用混合选择法进行了远志良种筛选研究，并筛选出"汾远 1 号"新品系，比对照增产 17.5%，多糖与皂苷元含量均较高。

五、栽培技术

（一）选地与整地

根据远志的生长习性，应选择向阳、地势较高、排水良好的壤土或沙壤土栽种。春播时，当年上冻之前将地深耕，一是能蓄当年冬天雪雨水，二是能冻死部分越冬虫卵。第二年清明前后将地整细整平，并根据当地情况做畦，以便管理和浇水，待播种。翻地时必须施足底肥，每 667m² 施充分腐熟厩肥 2500～3000kg、过磷酸钙 50kg，深翻 25～30cm，然后耙平整细，做平畦。

（二）繁殖方法

远志以种子繁殖为主，也可用根段进行营养繁殖。

1. 种子繁殖 采用直播或育苗移栽均可。

（1）直播 春播在 4 月中下旬进行；秋播在 8 月中下旬进行。一般先在整好的地上浇足水，水下渗后再进行播种。每 667m² 用种 1 ~ 1.5kg，播前用水或 0.3% 磷酸二氢钾水溶液浸种一昼夜，捞出后与 3 ~ 5 倍细沙混合，在畦内按行距 20 ~ 30cm 开约 1cm 的浅沟，将混匀的种子均匀撒入沟中，上面覆盖未完全燃尽的草木灰 1.5 ~ 2cm，以不露种子为宜，稍加镇压，视墒情浇水。秋播用当年种子，在第二年春出苗。

（2）育苗移栽 3 月上中旬进行，在苗床上条播，覆土约 1cm，保持苗床湿润，温度控制在 15 ~ 20℃为佳，播后约 10 天出苗，待苗高 5cm 时进行定植。定植按株行距 3 ~ 6cm×15 ~ 20cm，在阴雨天或午后进行。

2. 根段繁殖 选择健壮、无病害、色泽新鲜、粗 0.3 ~ 0.5cm 的根，切段，在 4 月上旬开始下种。在整好的地内，按行距 15 ~ 20cm 开沟，每隔 10 ~ 12cm 放根段 2 节或 3 节，然后覆土。

（三）田间管理

1. 中耕除草 远志植株矮小，属深根系植物，苗期生长缓慢，在生长期要经常除草松土，以免草比苗高而欺苗。可深中耕，有利于消灭杂草，促进根系呼吸作用，播后当年由于幼苗细弱，生长缓慢，需进行多次除草，以远志田间无杂草为准。

2. 追肥 远志是多年生深根系植物，必须施足基肥。在远志播种或移栽前耕地时，施腐熟农家肥 30000 ~ 45000kg/hm² 和过磷酸钙 450kg/hm²。基肥施足后，远志从出苗到当年大冻之前不再施肥。当年冬天地上茎枯萎后，再进行施肥并浇灌冬水。每 667m² 施复合磷肥 40 ~ 50kg，为第二年远志生长打好基础。每年的 6 月中旬至 7 月中旬，每 667m² 喷 1% 硫酸钾 50 ~ 60kg 或 0.3% 的磷酸二氢钾 80 ~ 100kg，每隔 10 天喷 1 次，连喷 2 ~ 3 次，喷施时间在下午 5 点以后为佳。喷施钾肥可增强远志的抗病能力，促进根部生长和膨大，进一步提高根部产量。

3. 灌溉、排水 远志耐旱能力较强，种子萌发期和幼苗期，须适量浇水保证出苗率和保苗率外，生长后期通常不需浇水。雨季要注意及时清沟排水，防止田间积水，以免因涝而烂根死亡。

（四）病虫害及其防治

1. 病害及其防治

（1）根腐病，在多雨季节发生，为害根部。发病初期，根和根茎局部变成褐色、腐烂；叶柄基部发生褐色，圆形或椭圆形烂斑，最后叶柄基部腐烂，叶子枯死、根茎腐烂。防治方法：发现病株及时拔除、烧毁，病穴用 10% 石灰水消毒。发病初期也可用 50% 的多菌灵 1000 倍液进行喷灌，每隔 7 ~ 10 天喷 1 次，连喷 2 ~ 3 次。

（2）叶枯病，高温季节易发生，为害叶片。首先从植株下部叶片开始发病，逐渐向上蔓延。发病初期叶面产生褐色圆形小斑，随后病斑不断扩大，中心部呈灰褐色，最后叶片焦枯，植株死亡。防治方法：用代森锰锌800～1000倍液或瑞毒霉800倍液叶面喷施，一般7天喷1次，两次可控制危害。

2. 虫害及其防治

（1）蚜虫，5月下旬至6月上旬为害植株嫩叶，吸食汁液，使叶片皱缩卷曲，影响光合作用。可用无公害农药1.45%阿维吡可湿性粉剂0.1%溶液喷杀，每7天喷1次，喷2次即可控制其为害。

（2）豆芫菁，成虫体长11～19mm，头部红色，胸腹和鞘翅为黑色，头部略呈三角形，触角近基部几节暗红色，基部有1对黑色瘤状突起。防治方法：冬季深翻土地，消灭越冬幼虫；成虫有群集为害习性，也可清晨网捕；药剂防治用2.5%敌百虫粉剂喷洒，每667m² 用1.5～2.5kg，或喷施90%晶体敌百虫1000倍液，每667m² 用60～70kg。也可用5～10mg/L的敌杀死喷杀，连喷2次，相隔5～7天，可全部杀死。

六、采收加工

（一）采收

远志栽种二年以上即可收获，以三年生的产量最高、质量好。每667m² 产鲜货可达250～300 kg，折为干货90～110 kg。采挖时间以秋末春初为好，挖出鲜根，抖去泥土，趁水分未干时用木棒敲打鲜根，使其松软，抽掉木心，晒干即可。

（二）加工干燥

选择较粗的根茎，用木棒敲打或用手搓擦，使其松软，抽去木芯，晒干即为远志筒。选择较细的根茎，用木棒锤裂，除去木芯，称为远志肉。最细小的根茎不去除木芯，直接晒干后称为远志棍。三者均可供药用。

灵 芝

灵芝为担子菌类多孔菌科灵芝属赤芝 *Ganoderma lucidum*（Leyss. ex Fr.）Karst. 或紫芝 *G. sinense* Zhao，Xu et Zhang 的干燥子实体，药材名灵芝、瑞草，始载于《神农本草经》，被列为上品。灵芝分布较广，在亚热带、温带都有分布，主要在中国、朝鲜半岛和日本。我国庐山、大别山是赤芝的发源地，以安徽霍山、长白山灵芝和台湾的樟芝最为出名。灵芝主要分布于吉林、河北、山西、安徽、湖北、浙江、广西、贵州、台湾等地。野生的灵芝资源数量有限，而且越来越少，我国对灵芝的大规模人工培养始于20世纪60年代，是世界上最早开展灵芝研究的国家，除每年可以满足大陆市场需要之外，还销售到日本、新加坡、韩国等国家与地区，随后韩国、日本人工培植灵芝相继成功。

一、形态特征

灵芝由菌丝体和子实体组成。菌丝无色透明，具有分隔及分枝，表面常分泌有白色草酸钙结晶。子实体由菌丝形成，由菌柄、菌盖及子实层三部分构成，成熟后的子实体变为木质化，皮壳组织革质化，有漆似的赤褐色光泽。灵芝生长时先长菌柄，后长菌盖。菌柄圆柱形，多侧生，少中生或偏生，色赤褐有光泽；菌盖肾形、半圆形或近圆形，黄褐色到红褐色，有光泽，具有环状棱纹和辐射状皱纹，边缘薄而平截，常稍内卷；菌肉白色至淡棕色；内壁为子实层，孢子从子实层内产生，细小褐色卵形。

二、生态习性

灵芝在其生活史中，需要适宜的营养、温度、湿度、光照和酸碱度等条件才能生长发育良好。

（一）营养

灵芝营腐生生活，也属于兼性寄生菌，野生于腐朽的木桩旁。其营养以碳水化合物和含氮化合物为基础，碳氮比为 22∶1。

（二）温度

灵芝适应温度范围 12 ～ 32℃。为高温型真菌，在生长发育过程中，要求较高的温度，以 25 ～ 28℃为最佳。高于 35℃，菌丝体生长易衰老自溶，子实体死亡；低于 12℃，菌丝生长受到抑制，子实体也不能正常生长发育。温度不适，会产生畸形菌盖。

（三）湿度

湿度包括基质含水量和空气相对湿度。菌丝生长阶段，以培养基含水量 55% ～ 65%、空气相对湿度 65% ～ 70% 为宜。子实体生长阶段，以培养料含水量 60% ～ 65%、空气相对湿度 85% ～ 95% 为宜，低于 80% 会生长不良。

（四）空气

灵芝为好气性真菌，培养过程中，要加强通风换气，增加新鲜空气，减少有害气体，使灵芝正常生长发育，并减少霉菌和病虫害的发生与蔓延。若通风不良、二氧化碳积累过多（>0.1%）的情况下，会造成菌柄长而成鹿角状、不能形成菌盖、导致畸形或生长停顿。空气中二氧化碳浓度超过 1% 的情况下子实体发育极不正常。

（五）光照

菌丝生长阶段不需要光照，强光对生长有明显抑制作用，因此在黑暗或微弱光照下培养菌丝为宜，黑暗下菌丝生长迅速而洁白健壮。子实体生长阶段，需要适量的散射或反射光，忌直射光，特别是幼芝对光照较敏感，光照过强或过弱均不利于子实体生长。

（六）酸碱度

灵芝喜偏酸性环境，能在土壤 pH 3 ～ 7.5 生长，其中以 pH5 ～ 6 最适宜。

三、生长发育规律

灵芝的担孢子在适宜条件下萌发成芽管，经过质配、核配、减数分裂过程，形成单核菌丝（初生菌丝），两个不同极的单核菌丝经过锁状联合，形成双核菌丝（次生菌丝）；双核菌丝生长到一定阶段，形成子实体原基，生长发育形成子实体；当生理成熟后，从菌盖下的子实层菌管中散发出担孢子，又开始新的发育周期。

四、种质资源状况

世界上灵芝科的种类主要分布在亚洲、澳洲、非洲及美洲的热带及亚热带，少数分布于温带，地处北半球温带的欧洲仅有灵芝属的 4 种，北美洲大约 5 种。我国地跨热带至寒温带，灵芝科种类多而分布广，但并不是每种都能药用，其中包括不能食用的毒芝，医学证明主要是赤芝、紫芝具药用价值较高，因此写入药典。目前人工栽培的种类中，赤芝产量质量最佳，紫芝产量低而不广泛，所以主要介绍赤芝的栽培技术。

五、栽培技术

（一）菌种制备与培养

1. 母种（一级菌种） 培养多采用马铃薯 – 葡萄糖（或蔗糖 – 琼脂（PDA）培养基。配方是马铃薯：葡萄糖（或蔗糖）：琼脂：水 = （20 ～ 25）：（2 ～ 5）：2 : 100，外加磷酸二氢钾 3g、硫酸镁 1.5g、维生素 B_{12} 片，pH 值 6 ～ 7，按常规方法制成斜面培养基，制成母种。

2. 原种（二级菌种） 培养多采用木屑或棉籽壳米糠培养基，配方多种，如下所示。

（1）木屑 78%，玉米粉 20%，石膏粉 1%，尿素 1%。

（2）棉籽壳 80%，麸皮 16%，蔗糖 1%，生石灰 3%。

按配方称取原料，装入菌种瓶内。在无菌条件下接种，一支试管母种接 3 ～ 5 瓶原种，在无菌条件下，挑取黄豆大小的母种，放入培养基中央的小孔中，置 25 ～ 30℃中培养 20 ～ 30 天，待菌丝长满全瓶即得原种。

3. 栽培种（三级菌种） 仍多采用木屑或棉籽壳米糠培养基，配方多种，如下所示。

（1）木屑 73%，玉米粉 5%，麸皮 20%，蔗糖、石膏粉各 1%。

（2）木屑 39%，棉籽壳 39%，玉米粉 20%，蔗糖和石膏粉各 1%。

（3）棉籽壳 83%，玉米粉（或谷皮）15%，石膏粉和蔗糖各 1%。

含水量 58% ～ 62%。在无菌条件下，夹取 1 ～ 2 片原种瓶中长满菌丝的混合物接入袋内，恒温培养 25 ～ 30 天后，菌丝长满全袋即可得栽培种。

（二）栽培方式

栽培方式主要有袋栽法和段木栽培法。

1. 袋栽法

（1）培养料制备　可选用原种或栽培种的培养基配方，常选用规格为长36cm、宽18cm、厚约0.04mm的聚氯乙烯或聚丙烯塑料袋，将配好的培养料装至离袋口约8cm处，料要装实，袋口扎紧，常规灭菌，冷却后备用。

（2）接种与培养　在无菌条件下进行接种，菌种与培养料要接触紧密，迅速扎好袋口。将菌袋置于24～28℃、相对湿度90%～95%的条件下避光培养，注意保持空气新鲜。

（3）出芝管理　菌丝生长到30天左右，其表面会形成白色突起物，即子实体原基，又称芝蕾或菌蕾。这时要解开袋口，使芝蕾向外延长形成菌柄，约15天菌柄上长出菌盖，30～50天后成熟，菌盖开始散出孢子即可采收。生长期要注意管理，每天要定时换气，避免因气温的骤然变化造成灵芝畸形生长。子实体培养也可以埋于土中进行，称为室外栽培、露地栽培、埋土栽培或脱袋栽培。挖宽80～100cm、深40cm的菌床，长度视地块条件和培养量而定。将培养好菌丝的菌袋脱去塑料袋，竖放在菌床上，间距6cm左右，覆盖富含腐殖质细土1cm厚，浇足水分。床上搭建塑料棚并遮阴，避免直射光，保持温度22～28℃，空气新鲜，相对湿度85%～95%。10天后床面出现子实体原基，再经25天后陆续成熟，可以采收。

2. 段木栽培　有生段木和熟段木栽培两种栽培方法，前者生产周期较长，从接种到产芝结束要2年，段木粗的要3年，产量稍低。自20世纪80年代末起，国内多采用熟段木栽培法，现介绍如下。

（1）选料与处理　常选用直径8～20cm的栎、栗、柞、柳、杨、刺槐、枫等阔叶树，砍伐后不必剥皮，锯成长15～25cm的段木，如果树种含水较高，需堆积干燥，直至用木楔打进段木内，不见流出树液时备用。

（2）灭菌与接种　将段木装入塑料袋内，袋口扎紧，灭菌10小时。无菌条件下进行打孔接种或段面接种。在段木上打孔，直径1～1.2cm，深度1cm，行距约5cm，每行2～3孔，呈品字形错开排列。打孔后，立即接种，盖上木塞或树皮。段面接种需要将菌种均匀地涂在段木间及上方段木表面，袋口塞一团无菌棉花，扎紧。

（3）菌材培养　将接好种的段木菌袋置于22～25℃下培养，光照、空气、湿度条件与袋料栽培相同。

（4）子实体培养　选择土质疏松偏酸性、排灌方便处作为培养场。翻土深25cm，曝晒后做畦。畦宽1.5～1.8m，畦长以实际而定。畦上搭建塑料棚，覆盖草帘子，要求能保温、保湿、通气、遮阴。接种后40～50天，菌材上全部长满菌丝，菌材表面有瘤状菌蕾出现时，就可埋于土中栽培。将段木接种端朝下立于沟中，间距6cm左右，填土覆盖1～2cm，埋好后喷水1次。若天气干旱可喷水湿润土壤，遇雨天要注意排水，避免积水。埋土段木要有一定间隔以防止联体子实体的发生，埋土后10～15天可出现芝蕾。

（5）**出芝管理** 控制棚内温度 24～28℃、相对湿度 85%～90%，可通过喷水、通气、遮阴、保温等措施。要控制段木上灵芝的朵数，一般直径 15cm 以上的灵芝以 3 朵为宜，15cm 以下的以 1～2 朵为宜。芝体不再增大即可采收，从芝体出现到采收约需 40 天，可连续采收 2～3 年。

（三）田间管理

1. 光照和通气 光线控制应为前阴后阳，前期光照度低有利于菌丝的恢复和子实体的形成，后期应提高光照度，有利于灵芝菌盖的增厚和干物质的积累。子实体的生长需要充足的氧气，在良好的通气条件下，可形成正常肾形菌盖。

2. 温度和湿度 灵芝子实体形成为恒温结实型，最适温度 26～28℃。当菌柄生长到一定程度后，温度、湿度、光照度适宜时，即可分化菌盖。从菌蕾发生到菌盖分化未成熟前的过程中，要经常保持空气相对湿度 85%～95%，以促进菌蕾表面细胞分化。

（四）病虫害及其防治

1. 病害及其防治 灵芝栽培过程中主要易受青霉菌 *Penicillum* spp.、曲霉 *Aspergillus* spp.、毛霉菌 *Mucor* spp.、根霉菌 *Rhizopus* spp. 等杂菌感染。防治方法：轻度感染，可用烧过的刀片将局部杂菌及周围刮除，再涂抹浓石灰乳防治或用蘸 75% 酒精的脱脂棉填入孔穴中，严重污染的应及时淘汰。在段木埋入土后如有发现裂褶菌、桦褶菌、树舌等菌类，可用利器将污染处刮去，涂上波尔多液，如杂菌严重，应将感染杂菌的段木烧毁。

2. 虫害及其防治 虫害主要有黑翅大白蚁 *Odontotermes formosanus* Shiraki。防治方法：在芝场四围每隔数米挖坑，坑深 0.8m、宽 0.5m，将芒萁枯枝叶埋于坑中，覆盖拌入灭蚁灵的毒土进行诱杀。

六、采收加工

（一）采收

灵芝子实体成熟的标准是菌盖边缘的色泽转红，直至与中央的颜色相同，但子实体成熟后还应继续培养 7～10 天，使菌盖增厚，质坚实。然后将灵芝用剪刀齐灵芝柄基部剪下，修整，菌柄保留 2cm 长，即可入药。采收后，应立即捡去培养基表面散落的菌膜，继续在上述条件下培养，还可产二茬灵芝，但产量低。若收集孢子粉供药用，可用纸袋将菌盖罩住收集，子实体发散孢子可延续 1 个月左右。

（二）加工干燥

灵芝采收后应立即晒干或烘干。将采收后整形的灵芝一个个平放在有架的苇帘上，腹面向下，一个个摊开，自然晒干。若遇阴雨天不能晒干，则应入烘房或烘箱（量少）

烘烤，温度不超过 60℃。如灵芝含水量高，开始 2～4 小时内烘箱温度不可超过 45℃，并要把箱门稍稍打开，使水分尽快散发。要求在 2～3 天内全干，否则腹面菌孔变成黑褐色，或霉变，都会降低品质。

【复习思考题】

1. 简述远志的生态习性和采收加工方法。
2. 灵芝的栽培方式主要有哪几种？

第十八章　平肝息风药 ▷▷▷▷

【学习目的】

1. 掌握天麻的种质资源概况、栽培和采收加工技术要点。
2. 熟悉天麻的生态习性和生长发育规律。
3. 了解天麻的分布情况和植物形态特征。

　　平肝息风药以平肝潜阳、息风止痉为主要功效，用于治疗肝阳上亢或肝风内动病证。现代药理研究证明，该类中药具有镇静、抗惊厥、降压、解热、镇痛等药理活性。平肝息风药分为平肝潜阳药、息风止痉药两类。平肝潜阳药以平肝潜阳为主要功效，用于治疗肝阳上亢病证，常用中药有石决明、珍珠母、牡蛎、紫贝齿、代赭石、罗布麻、刺蒺藜等。息风止痉药以平肝息风为主要功效，主治肝风内动惊厥抽搐病证，常用中药有羚羊角、牛黄、熊胆、珍珠、玳瑁、天麻、钩藤、地龙、白僵蚕、全蝎、蜈蚣等。此处仅介绍天麻的栽培技术。

天　麻

　　天麻为兰科植物天麻 *Gastrodia elata* Blume. 的干燥块茎，属于常用中药之一，始载于《神农本草经》，被列为上品。天麻在我国主要分布于吉林、辽宁、内蒙古、河北、山西、陕西、甘肃、江苏、安徽、浙江、江西、河南、湖北、湖南、四川、贵州、重庆、云南和西藏，生于海拔 400～3200m 疏林下、林缘、林中空地、灌木丛边缘。贵州毕节和遵义、云南昭通、四川古蔺和叙永、陕西汉中、湖北恩施为天麻的主要道地产区。

一、形态特征

　　天麻为多年生草本。块茎肥大肉质，长圆形，具较密的环状节，节上被许多三角状宽卵形的鞘。茎单生直立，圆柱形，橙黄色（红天麻）、黄色（黄天麻）、灰棕色（乌天麻）或蓝绿色（绿天麻）。叶退化为鳞片状，叶鞘抱茎。总状花序顶生，通常具30～50朵花。花黄绿色，花冠不整齐呈歪壶状，顶端5裂，合蕊柱1。蒴果长圆形。种子细小，粉末状。花期6～7月，果期7～8月。

二、生态习性

天麻为兰科植物与真菌共生的植物，其植物体无根无绿叶，不能自养，必须依靠蜜环菌 Armillariella mellea（Vahl. ex Fr.）Karst. 与其共生才能得到营养而生长。因此，天麻常生于山区海拔 1300～1500m 的林下阴湿、腐殖质土较厚的地方。同生植物主要有青杠、野樱桃、桦槁、牛奶子、盐肤木、蕨类、苔藓等，这些植物为天麻密环菌共生创设了阴凉、湿润的良好环境。

天麻喜凉爽湿润气候。气温达 15℃左右时，天麻则开始萌动，20～25℃时生长最快，常以夏季温度不超过 25℃的凉爽条件和年降雨量 1000～1600mm、空气相对湿度 80%、土壤含水量 50%～55%，PH5～6 条件最优；天麻在两年的生活周期中，除有性繁殖时间约 70 天在地面外，其余全部时间都潜居土中。

蜜环菌具有好气特性，在通气良好的条件下，才能培养好。蜜环菌在 6～8℃时开始生长，而天麻在 15℃左右才开始发芽，两者都在 20～25℃时生长最快，超过 30℃就停止生长。蜜环菌和天麻生长都要求一定的湿度，土壤含水量过少，蜜环菌生长不良，天麻也长不好；水分过多、土壤中空气不足，不仅影响蜜环菌和天麻生长，甚至会造成天麻腐烂。因此，解决好温、湿、气三要素是栽培天麻高产稳产的关键。

三、生长发育规律

在自然条件下，天麻果实成熟后开裂，种子飞离果壳借风力散播于林间地面落叶层，由于林间地面半腐的落叶上感染有紫萁小菇 Myeena osmundicola 和石斛小菇 Mycena dendrobii 等小菇属 Myeena 的真菌（萌发菌），天麻种子的原胚被其侵入后细胞开始分裂，种胚体积增大，播种后 26 天左右即发芽形成原球茎。6 月份播种，7 月份发芽形成的原球茎最多。

天麻原球茎形成后，当年可分化形成营养繁殖茎，进行第一次无性繁殖。蜜环菌的菌索侵入原球茎或营养繁殖茎，与小菇属的真菌共同存在于原球茎或营养繁殖茎的细胞内，若蜜环菌未侵入，原球茎或营养繁殖茎会自行消亡。原球茎或营养繁殖茎通过消化侵入的蜜环菌获得营养发育为健壮的天麻块茎（米麻），入冬后进入休眠。春季气温回升并稳定到 12℃以上时，冬眠的天麻块茎的顶芽和腋芽迅速发育为新块茎，同时新块茎快速生长，在气温 18～23℃、相对湿度 40%～70% 时，蜜环菌生长旺盛，天麻新块茎迅速伸长加粗，顶芽形成的新块茎发育为箭麻，腋芽多发育为米麻和白麻。同时，原块茎逐渐腐烂变空，生产上习称为天麻的换头。若冬季 11 月采收，箭麻的量约占总产量的 30%。不采收则进入冬眠。

冬眠后的箭麻，春季气温回升。当地温到 10℃时，顶芽开始萌动；地温达 12℃以上时花茎开始出土；地温在 15～17℃时达到出苗盛期；地温在 19℃时开始开花；地温在 20～22℃时，果实成熟。天麻的开花结实特点表现：花茎生长初期地温低，出土缓慢，随着地温升高生长加快，开花后期生长减慢，开花完成后生长停止。天麻为总状花序，下部的花先开放，此后由下向上逐次开放，花开后必须由昆虫传粉，自花和异花均可授粉。在自然环境下，天麻的自然授粉率为 37%～85%，可以进行人工授粉以提高结实率。在人工授粉条件下，每一花序从第一朵花开放到最后一朵花凋谢为 10～15 天。花未授粉可延长 3～7 天。通常花序顶端 10%～15% 的花不能结实。

四、种质资源状况

天麻存在以下变型：红天麻 *G. elata* Bl. f. *elata*，为天麻原变型，花及花茎呈橙红色，成体块茎呈长椭圆形或圆柱状长椭圆形，节较密。红天麻广布于我国东北到西南、黄河和长江流域各省区，也是栽培最多的、商品中最常见的变型；绿天麻 *G. elata* Bl. f. *viridis*（Makino）Makino，花及花茎呈淡蓝绿色，成体块茎呈长椭圆形或倒圆锥形，节较密，鳞片较多，含水量约 70%。绿天麻产东北至西南诸省区，分布较多的是贵州大方和辽宁凤城；乌天麻 *G. elata* Bl. f. *glauca* S. Chow，花呈蓝绿色，花茎灰棕色，带白色纵条纹，成体块茎呈椭圆形至卵状长椭圆形，节间较短，含水量常低于 70%，有时仅为 60%。乌天麻主产贵州西部至云南北部，四川、吉林等地也有。由于折干率高，按传统性状鉴别来说商品外形好，贵州西部到云南北部作为主要栽培变型之一；黄天麻 *G. elata* Bl. f. *flavida* S. Chow 花淡黄绿色，花茎黄白色，成体块茎卵状长椭圆形，含水量约 80%。黄天麻从我国东北到西南均有分布。黄天麻在药材商品中不时看到，一般没有用于栽培；松天麻 *G. elata* Bl. f. *alba* S. Chow，主产云南西部，药材商品中未见到。天麻野生变家种工作，自 20 世纪 60 年代开展，20 世纪 70 年代获得成功并提供商品以来，天麻栽培技术与经验日臻完善。在天麻栽培品种中主要是红天麻，在贵州、云南、四川的一些地区，还有乌天麻、绿天麻，以及红天麻与乌天麻或绿天麻的杂交品。

五、栽培技术

（一）选地整地

1. 选地 天麻喜凉爽、潮湿的环境，低山区气温高，尤其夏季高温干旱，温度长期高于 30℃，抑制蜜环菌和天麻生长，因此大面积生产不宜在平原地区栽种。天麻适合在海拔 1200～1600m 的山区栽种。土壤质地对天麻生长有极大影响，蜜环菌喜湿度较大的环境条件；天麻不宜在水浸土壤、黏性土壤、排水不良的土壤栽种，特别是雨季穴中长期积水天麻会染病腐烂，因此宜选沙土和沙壤土种植天麻和培养菌床。

2. 整地 天麻栽培不以"亩"为单位，而是以"窝""穴"或"窖"为单位。栽培场地不一定要求连片，根据小地形能栽几窝即可栽几窝，窝不宜过大，不能强求一致，可根据地形扩大或缩小。天麻对整地的要求不严格，只要砍掉地面上过密的杂树以便于操作，挖掉大块石头，把土表渣滓清除干净即可，不需要翻挖土壤，便可直接挖穴栽种。雨水多的地方栽培场不宜过平，应保持一定的坡度，有利于排水。陡坡地区做小梯田后，穴底稍加挖平，但是为了方便排水，也应有一定的斜度。

（二）繁殖方法

天麻主要有有性繁殖和无性繁殖两种方法。有性繁殖即箭麻抽薹开花后，经过受粉产生种子，用种子培育。无性繁殖是用白麻、米麻（源于箭麻和白麻）或去芽的小箭麻进行营养繁殖。

1. 无性繁殖 栽培天麻无性繁殖技术操作简单成熟，为目前商品天麻的主要栽培方法。

（1）蜜环菌的培养 蜜环菌为好气性兼性寄生真菌。夜间可见菌索前端的幼嫩部分和菌丝发出荧光。在土壤板结、透气性不良及浸水环境下，生长不好。蜜环菌 6～8℃ 开始生长，20～25℃生长最快，超过30℃停止生长，培养好的"菌材"是提高天麻产量的关键。备料：能生长蜜环菌的树种很多，常用的有北方的柞树、桦树等，南方的青杠、野樱桃、水橡树等。选直径 3～7cm 的新鲜树干、枝条，锯成 30～50cm 的小段，每一个木段必须把树皮砍成深达木质部 3mm 左右的鱼鳞口 2～3 列。培植蜜环菌菌材：一般以每年封冻至次年的春天树木开始生长之前采集木棒较好，此时树木不易脱皮，气温较低，湿度较大，所采木棒接菌后容易发菌。蜜环菌菌材的培养方法有堆培、窖培等，其中以窖培为好。选天麻栽培地附近较湿润的地方挖窖，深33～50cm，大小根据地势及菌材数量而定。菌材窖培时，将窖底挖松 7～10cm，放入适量沙土或腐殖土，底部松土平后即可铺放木材，中间留有间隙，放平后在鱼鳞口处接蜜环菌。一般用纯沙覆盖，菌材间可用沙土或腐殖土充填缝隙超过木材1cm，覆沙土或腐殖土要求实而不紧，之后再放另一层木材和菌种，依次堆放4～5层，最后盖沙土或腐殖土10cm，浇水保持穴内湿度。

（2）栽培时间 适宜的栽植期是天麻增产的关键之一。天麻栽培期有冬栽和春栽。我国南、北方天麻产区适宜的栽培期不同，在长江流域等天麻产区，冬季温度不十分严寒，天麻可正常越冬，冬、春两季都可栽培，在不同海拔高度地区适宜的栽培期略有早晚。一般春栽以早春解冻后栽培越早越好。

（3）栽培层数和深度的确定 天麻栽培层数多必然栽培穴也深，通常栽培两层，一般栽培穴顶覆沙或腐殖土 10～15cm。高山地区雨水多，空气相对湿度较大，土壤湿润，温度低，宜浅栽；东北地区为了能提高栽培层温度，不宜栽深，一般覆土6～10cm，但最好能有塑料薄膜覆盖，冬季应加强保温措施。

（4）栽培方法 用作无性繁殖的种麻材料（米麻、白麻）于栽前必须进行严格选择，其标准：无机械损伤、色泽正常、无病虫害，以有性繁殖后的第 1～3 代的米麻和白麻为好。种麻应摆在两棒之间靠近菌棒，种麻的放置数量以米麻、白麻的大小而定，要有一定间隔，但菌棒两头放应各放种麻 1～2 个，大的米麻或小的白麻一般每穴栽种麻 500g 左右。米麻和白麻分开栽植为好，栽培米麻的菌床，菌棒间距离应稍窄些，两棒相距 1.5～2.0cm，在两棒之间均匀放米麻种麻 15～20 个，每穴播种米麻种麻 100～150g。第一层栽后覆一层薄沙土盖住蜜环菌菌材，再按上述方法栽种第二层，最后覆沙土 10～15cm。所有覆盖要求实而不紧。

2. 有性繁殖　栽培用种子繁殖是目前天麻先进的栽培技术，可得到生长势强、抗逆性也强的一代种麻，因而可大幅度提高天麻产量。

（1）播种场地选择　播种场地的选择与无性繁殖培养菌床和栽培天麻场地的条件基本相同，但种子发芽和幼嫩原球茎喜湿润环境，因此，在选择播种场地时就应考虑到水资源。

（2）菌材及菌床的准备　预先培养的蜜环菌菌材与菌床都可用来伴播天麻种子。选择蜜环菌培养时间短、菌索幼嫩、生长旺盛、菌丝已侵入木段皮层内，尤其是无杂菌感染的菌材、菌床播种天麻种子，并备好足够的生长良好的蜜环菌菌枝。

（3）播种期的选择　天麻种子在 15～28℃ 时都可发芽，因此，春季播种期越早，萌发后的原球茎生长越长，接蜜环菌的概率和天麻产量越高。

（4）播种量　一个天麻果实中有万粒以上种子，而萌发后只有少数原球茎被蜜环菌侵染获得营养生存下来。利用天麻种子数量多的优势，加大播种量，保证发芽原球茎有较多的数量，增加与蜜环菌接触的概率，是目前生产中采取的有效措施。一般 60cm×60cm 的播种穴，播 5～8 个果实。

（5）播种深度　天麻播种穴一般播两层，深 30cm 左右，上面覆土 5～8cm，但在不同地区不同气候条件下，由于天麻、蜜环菌具有好气性，播种深度应有不同。

（6）播种方法　蜜环菌菌叶拌种，播前先将已培养好的小菇属萌发菌的树叶生产菌种从培养瓶中掏出，放在洗脸盆、塑料薄膜或搪瓷盘中，每窝用菌叶 1～2 瓶，将黏在一起的菌叶分开备用。将成熟的天麻果实撕裂，把种子抖出，轻轻撒在菌叶上，边撒边拌均匀。菌叶拌种工作应在室内或背风处进行。播种方法：利用预先培养好的蜜环菌床或菌材拌播。如是蜜环菌床，应播种时挖开菌床，取出菌棒，在穴底先铺一薄层壳斗科树种的湿树叶，然后将拌好种子的菌叶分为两份，一份撒在底层，按原样摆好下层菌棒，棒间仍留 3～4cm，覆沙土或腐殖土至菌棒平，再铺一层湿树叶，然后将另一半拌种菌叶撒播在上层，放蜜环菌菌棒后覆土高菌材 8～10cm，覆沙土或腐殖土同样要求实而不紧，穴顶盖一层树叶保湿。

（三）田间管理

1. 防寒　冬栽天麻在田间越冬，为防止冻害，必须在 11 月份覆盖沙土或树叶 20～30cm 以上，翌年开春后再除去覆盖物。

2. 调节温度　开春后，为加快天麻长势，应及时覆盖地膜增温，5 月中旬气温升高后又必须撤去地膜，待 9 月下旬再盖上地膜，以延长天麻生长期。夏季高温时，要覆草或搭棚遮阴，把地温控制在 28℃ 以下。天麻生长期间不必拔草、追肥。

3. 防旱排涝　春季干旱时要及时浇水、松土，使沙土的含水量在 40% 左右。夏季 6～8 月份，天麻生长旺盛，需水量增大，可使沙土含水量达 50%～60%。雨季要注意排水，防止积水造成天麻腐烂。

（四）病虫害及其防治

1. 病害及其防治

（1）块茎腐烂病，主要有块茎锈腐病和其他杂菌引起的天麻块茎腐烂。染病天麻早期出现黑斑病，后期腐烂；天麻的维管束系统被病菌侵染而出现中柱黑斑，导致天麻腐烂。防治方法：杂菌污染的栽培穴不能再栽种天麻；培养菌枝、菌材、菌床时选用的蜜环菌一定要纯；培养菌枝、菌材、菌床时尽量不用干材培菌；菌坑不宜过大过深。

（2）日灼病，主要是天麻有性繁殖时栽种的箭麻由于遮阴不良，烈日照射花茎所致，表现为天麻花茎向阳面受强光照射颜色加深、变黑，遇阴雨天感染霉菌后，茎秆倒伏。防治方法：育种圃应该选择在树荫下或遮阳的地方，太阳照射应搭棚遮阴。

2. 虫害及其防治

（1）蝼蛄，嚼食天麻块茎，使与天麻接触的蜜环菌菌索断裂，破坏天麻与蜜环菌的关系。防治方法：用90%的敌百虫30倍液搅成毒饵进行诱杀。

（2）蛴螬，成虫与幼虫都能为害，以幼虫为害最严重。幼虫是常见的地下害虫，以咬食根、地下茎为主，也咬食地上茎。成虫主要为害地上部分。防治方法：晚上用灯光诱杀成虫；发生期间用90%敌百虫1000倍液或E605乳油1000倍稀释液浇灌洞穴；用25g氯丹乳油拌炒香的麦麸5kg加适量水配成毒饵，于傍晚撒于植株附近诱杀。

（3）介壳虫，天麻收获时常见有粉蚧群集于天麻块茎上，受危害的天麻块茎色深，严重时块茎瘦小停止生长，有时在菌材上也见群集的粉蚧。防治方法：发现天麻块茎或菌材上有粉蚧，如系个别穴发生，应将菌棒插入原穴中架火焚烧；白麻、米麻和箭麻一起水煮加工入药，不能与其他种麻混合，更不能作种麻用。如果大部分栽培穴都遭介壳虫危害，就应将所有菌棒烧毁处理，此块地也要停止种天麻，杜绝蔓延。

六、采收加工

（一）采收

天麻以块茎入药，最佳采收期在其休眠期。冬栽的第二年冬或第三年春采收；春栽的当年冬或第二年春采收。休眠期采收，加工折干率高，质量好。采收时，要细心起上，勿损伤麻嘴或块茎。待菌材现出后，先取菌材，再取天麻，将商品麻、种麻、米麻分开盛放。种麻留种，米麻和白麻继续培育，白麻应摘除营养繁殖茎后栽种；种麻也可埋入湿润沙土，放于3℃左右阴凉处保存备用。箭麻则按大小和形状分等级，洗净泥土后迅速加工成药。

（二）加工干燥

1. 分级和清洗　天麻的大小及完好程度直接影响到蒸煮时间和干燥速率。因此，应根据天麻块茎的大小分为3～4个等级。150g以上的为一等，70～150g的为二等，70g以下的为三等，一些被挖破的箭麻和白麻、受病虫危害的、切去受害部分的箭麻和白麻归于等外品。将以上四个等级的天麻，分别用水冲洗干净，量少时可在水盆中刷洗，或装入竹篓在河水中淘洗，量多时运输困难，即可在竹篓中用水管冲洗，洗净泥土为原则。当天洗净的天麻，一定要在当天蒸煮完毕。

2. 蒸煮　洗净后的天麻分等级放在沸水中煮，要轻轻地翻动几次，使受热均匀。天麻大小不同，煮沸时间不同，一等天麻在下锅后，重新煮沸 5～8 分钟，以下均次减少。检验是否煮好的方法：将天麻捞起后体表水分能很快散失；对着阳光或灯光看，天麻体内没有黑心，呈透明状；用细竹插能顺利进入天麻体。达到上述程度应及时出锅，放入清水里浸后即捞出，防止过熟和互相黏缩，扯伤表皮。

3. 烘干　蒸煮之后及时进行干燥，晒干或烘干均可。烘干时应慢火干燥，初温掌握在 50℃左右，水汽敞干之后，可升温至 60℃慢慢干燥，防止因表皮水分散失过快而形成硬壳，中间髓心。当烘至七八成干时，取出用手压扁整形，堆起来外用麻袋等物盖严，使之发汗 1～2 天，然后再进烘房至全部干燥。相互敲击发出清脆声、表面无焦斑鼓泡现象、断面白色坚实者为佳。

【复习思考题】

1. 天麻常见的病虫害都有哪些？如何进行防治？
2. 简述天麻的加工方法。

黄　芩

第十九章　补益药 ▷▷▷▷

【学习目的】

1. 掌握黄芪、当归、白芍、石斛和百合的种质资源概况、栽培和采收加工技术要点。

2. 熟悉黄芪、当归、白芍、石斛和百合的生态习性和生长发育规律。

3. 了解黄芪、当归、白芍、石斛和百合的分布情况和植物形态特征。

补益药能够补充人体气血阴阳之不足，改善脏腑功能，增强体质，提高抵抗疾病的能力，消除虚证。现代研究证明，补益药能增强人体各种免疫功能，提高人体适应性、增强心肌收缩力、扩张血管、降压、抗心肌缺血等。根据功效与主治症候的不同，补益药又分为补气药、补阳药、补血药及补阴药四类。补气药以补气为主要功效，可以治疗气虚病证，常用中药有人参、党参、西洋参、太子参、黄芪、白术、山药、扁豆、甘草、刺五加、绞股蓝、饴糖、大枣、蜂蜜等。补阳药，治疗阳虚病症，具有助肾阳、益心阳、补脾阳的功能，适用于肾阳不足、心阳不振、脾阳虚弱等；常用中药有鹿茸、巴戟天、淫羊藿、杜仲、冬虫夏草、紫河车等。补血药，就是用于治疗血虚病症的药物；常用中药有当归、熟地黄、何首乌、白芍、阿胶、龙眼等。补阴药，多甘寒质润，主入肺、胃、肝、肾经，主要具有滋养阴液、生津润燥等功效，用于治疗阴虚证。常用中药有北沙参、南沙参、明党参、玉竹、黄精、石斛、麦门冬、天门冬、百合、枸杞子、桑葚、黑芝麻、墨旱莲、女贞子、鳖甲、龟甲、银耳、燕窝、鱼鳔胶等。此处仅介绍黄芪、当归、白芍、石斛、百合的栽培技术。

黄　芪

黄芪为豆科植物蒙古黄芪 *Astragalus membranaceus*（Fisch.）Bge. var. *mongholicus*（Bge.）Hsiao 或膜荚黄芪 *A. membranaceus*（Fisch.）Bge. 的干燥根，属于著名常用滋补中药，已有 2000 多年的应用历史。蒙古黄芪分布于黑龙江、吉林、河北、山西、内蒙古等地；膜荚黄芪分布于黑龙江、吉林、辽宁、河北、山东、山西、内蒙古、陕西、宁夏、甘肃、青海、新疆、四川和云南等地。此处仅介绍膜荚黄芪的栽培技术。

一、形态特征

膜荚黄芪为多年生草本，主根肥厚，木质，常分枝，灰白色。茎直立，上部多分枝，有细棱，被白色柔毛。羽状复叶有 13～27 片小叶；托叶离生，卵形，披针形或线状披针形，面被白色柔毛或近无毛；小叶椭圆形或长圆状卵形，先端钝圆或微凹，具小尖头或不明显，基部圆形，上面绿色，近无毛，下面被伏贴白色柔毛。总状花序稍密，有 10～20 朵花；总花梗与叶近等长或较长，至果期显著伸长；苞片线状披针形，背面被白色柔毛；花梗连同花序轴稍密被棕色或黑色柔毛；小苞片 2；花萼钟状，外面被白色或黑色柔毛，有时萼筒近于无毛，仅萼齿有毛，萼齿短，三角形至钻形；花冠黄色或淡黄色，旗瓣倒卵形，顶端微凹，基部具短瓣柄，翼瓣较旗瓣稍短，瓣片长圆形，基部具短耳，瓣片半卵形；子房有柄，被细柔毛。荚果薄膜质，稍膨胀，半椭圆形，顶端具刺尖，两面被白色或黑色细短柔毛，果颈超出萼外；种子 3～8 颗。花期 6～8 月，果期 7～9 月。

二、生态习性

膜荚黄芪喜阳光，耐干旱，怕涝，喜凉爽气候，耐寒性强，可耐受 -30℃ 以下低温，怕炎热，适应性强，多生长在海拔 800～1300m 的山区或半山区的干旱向阳草地上，或向阳林缘树丛间；植被多为针阔混交林或山地杂木林；土壤多为山地森林暗棕壤土。黄芪忌重茬，不宜与马铃薯、菊花、白术等连作。

膜荚黄芪一年生和二年生幼苗的根对水分和养分的吸收能力强，随着生长发育吸收功能逐渐减弱，但贮藏功能增强，主根变得粗大。生长周期为 5～10 年，如果水分过多，易发生烂根。对土壤要求虽不甚严格，但土壤质地和土层厚薄不同对根的产量和质量有很大影响：土壤黏重，根生长缓慢，主根短，分枝多，常畸形；土壤砂性大，根纤维木质化程度大，粉质少；土层薄，根多横生，分枝多，呈鸡爪形，质量差。在 pH7～8 的沙壤土或冲积土中根垂直生长，长可达 1m 以上，俗称"鞭竿芪"，品质好，产量高。

三、生长发育规律

膜荚黄芪从播种到种子成熟要经过 5 个时期：幼苗生长期、枯萎越冬期、返青期、孕蕾开花期和结果种熟期。

(一) 幼苗生长期

种子萌发后，在幼苗五出复叶出现前，根系发育不完全，入土浅，吸收差，怕干旱、高温、强光。五出复叶出现后，根系吸收水分、养分能力增强，叶片面积扩大，光合作用增强，幼苗生长速度显著加快。通常当年播种的黄芪处于幼苗生长期不开花结果。

（二）枯萎越冬期

地上部分枯萎到第二年植物返青前称为枯萎越冬期，一般 9 月下旬植株叶片开始变黄，地上部枯萎，地下部根头越冬芽形成，此期为 180～190 天。黄芪抗寒能力强，不加覆盖物也可安全过冬。

（三）返青期

越冬芽萌发并长出地面称为返青。春天当地温达到 5～10℃时，开始返青，先长出丛生芽，后分化出茎、枝、叶，形成新植株。返青初期生长迅速，30 天左右即可长到正常株高，随后生长速度又减缓，此期受温度和水分影响很大。

（四）孕蕾开花期

二年生以上植株一般在 6 月初出现花芽，逐渐膨大，花梗抽出，花蕾逐渐形成，蕾期 20～30 天。7 月初花蕾开放，花期为 20～25 天。

（五）结果种熟期

7 月中旬进入果期，约为 30 天。果实成熟期若遇高温干旱，会造成种子硬实率增加，使种子质量降低。根在开花结果前生长速度最快，地上光合产物主要运输到根部，而以后则由于生殖生长会大量消耗养分，使根部生长减缓。

四、种质资源状况

黄芪在我国品种繁多，分布广泛，《中华人民共和国药典》2020 年版规定蒙古黄芪或膜荚黄芪为正品。此外，其同属近缘植物如金翼黄芪 *A. chrysopterus* Bge.、梭果黄芪 *A. ernestii* Comb.、多花黄芪 *A. floridulus* Benth、云南黄芪 *A. yunnanensis* Franch、茂汶黄芪 *A. maowenensis* Hisao. mss、红芪 *Hedysaum polybotrys* Hand.–Mazz 等在我国四川、云南、新疆、甘肃等地也代替正品黄芪入药。为科学评价黄芪质量及合理利用黄芪资源，有人对 18 个产地的不同种黄芪的毛蕊异黄酮和黄芪甲苷含量进行了分析，并以含量作为化学特征变量进行了系统聚类分析，结果大多数蒙古黄芪和膜荚黄芪聚为一类。通过对甘肃、陕西、山西、吉林等地产的黄芪分析结果显示，不同来源黄芪中黄芪甲苷含量差异显著，其中以陕西凤县产者最高，推测黄芪药材质量与产地生态因子密切相关。山东等地在长期种植膜荚黄芪的基础上，已经选育出"文黄 11 号"等多倍体新品种。

五、栽培技术

（一）选地与整地

黄芪是深根植物，应选土层深厚疏松、排水良好的砂质壤土，同时具有排灌条件、无荫蔽、阳光充足的条件。整地时深耕 30 ～ 45cm，结合翻地施基肥，每 667m² 施农家肥 2500 ～ 3000kg、过磷酸钙 25 ～ 30kg；春季翻地要注意土壤保墒，然后耙细整平，做畦或垄，一般垄宽 40 ～ 45cm，垄高 15 ～ 20cm，排水好的地方可做成宽 1.2 ～ 1.5m 的高畦。

（二）繁殖方法

黄芪以有性繁殖为主，生产中既可大田直播，又可育苗移栽。

1. 种子处理　黄芪种子的种皮具有很厚的栅栏细胞，栅栏细胞内含有蜡质和果胶质，在成熟过程中十分容易脱水，使种皮硬化，造成硬实现象，种皮致密也使种子失去吸水膨胀的能力，使得硬实现象进一步加剧。因此种子播前应进行处理。

（1）砂磨法　将种子置于石碾上，待种子碾至外皮由棕黑色变为灰棕色时即可播种。生产上将温汤浸种法与砂磨法结合使用，效果良好。

（2）温汤浸种法　是将种子置于容器中，加入适量开水，不停搅动约 1 分钟，然后加入冷水调水温至 40℃，放置 2 小时，将水倒出，种子加覆盖物焖种 8 ～ 10 小时，待种子膨大或外皮破裂后播种。

（3）浓硫酸处理　每克种子用 90% 的浓硫酸 5mL，在 30℃ 的温度条件下处理 2 分钟，随后用清水冲洗干净后即可播种，发芽率达 90% 以上，比不处理的提高 50% 左右。

2. 大田直播　黄芪可在春、夏、秋三季播种。春播在清明到谷雨之间进行，地温达到 5 ～ 8℃ 时即可播种，保持土壤湿润，15 天左右即可出苗；夏播在 6 ～ 7 月雨季到来时进行，土壤水分充足，气温高，播后 7 ～ 8 天即可出苗；秋播一般在"白露"前后，地温稳定在 0 ～ 5℃ 时播种。播种方法一般采用条播或穴播。条播行距 20cm 左右，沟深 1 ～ 2cm，播种量 2 ～ 2.5kg/667m²。播种时，种子拌适量细沙，均匀撒于沟内，覆土 1cm，镇压。穴播多按 20 ～ 25cm 穴距开穴，每穴点种 3 ～ 5 粒，覆土 1cm，用脚踩平，播种量 1kg/667m²。播种到出苗期要保持地面湿润或加覆盖物以促进出苗。

3. 育苗移栽　选土壤肥沃、排灌方便、疏松的沙壤土，要求土层深度 40cm 以上，在春夏季育苗，育苗时做育苗畦，播种方式以撒播为主，直接将种子撒在平畦内，覆土 2cm，种子量 15 ～ 20kg/667m²，加强田间管理，促进苗齐苗壮。移栽一般于黄芪休眠期进行，可在秋季取苗贮藏到次年春季移栽，或在田间越冬次年春季边挖边移栽，栽种方式为平栽与斜栽，株行距为 10 ～ 20cm，行距根据移栽方式不同而定。起苗尽量完整，严防损伤根皮或折断芪根，移栽苗分级栽培。

（三）田间管理

1. 中耕除草与间苗、定苗　幼苗有 5 片小叶时，苗高 6 ～ 10cm 时按株行距 6 ～ 8cm 间苗。缺苗处及时补苗。结合间苗进行一次中耕除草。苗高 8 ～ 10cm 时第二次中耕除草。当苗高 15 ～ 20cm 时，按株距 20 ～ 30cm 定苗，穴栽的按每穴 1 ～ 2 株定苗。

2. 肥水管理　黄芪年生长量大，需肥量也大。黄芪定苗后要追施 N 肥和 P 肥，一般田块每 667m² 追施硫铵 15～17kg 或尿素 10～12kg、硫酸钾 7～8kg、过磷酸钙 10kg。花期追施，每 667m² 过磷酸钙 5～10kg、氮肥 7～10kg，促进结实和种子成熟。在土壤肥沃的地区，尽量少施化肥。黄芪有两个需水高峰期，即种子发芽期和开花结荚期。幼苗期灌水需少量多次，小水勤浇；开花结荚期视降水情况适量浇水。黄芪地中湿度过大易诱发（加重）沤根、麻口病、根腐病及地上白粉病等病害，故生长季雨季应随时进行排水。

（四）病虫害及其防治

1. 病害及其防治

（1）白粉病，主要为害黄芪叶片，发病初期叶两面生白色粉状物；严重时，整个叶片被一层白粉所覆盖，叶柄和茎部也有白粉。被害植株往往早期落叶，产量受损。防治方法：加强田间管理，合理密植，注意株间通风透光；施肥以有机肥为主，注意氮、磷、钾肥比例配合适当，不要偏施氮肥；实行轮作，尤其不要与豆科植物和易感染此病的作物连作；生长期发病用 25% 粉锈宁可湿性粉剂 800 倍液，或 50% 多菌灵可湿性粉剂 500～800 倍液，或 75% 百菌清可湿性粉剂 500～600 倍液，或 30% 固体石硫合剂 150 倍液喷雾，每隔 7～10 天喷 1 次，连续喷 3～4 次。

（2）白绢病，发病初期病根周围及附近表土产生棉絮状白色菌丝体，初为乳白色，后变米黄色，最后呈深褐色或栗褐色。被害植株根系腐烂殆尽或残留纤维状的木质部，极易从土中拔起，地上部枝叶发黄、枯萎死亡。防治方法：合理轮作，轮作时间以 3～5 年为好；播种前施入杀菌剂进行土壤消毒，常用杀菌剂为 50% 可湿性多菌灵 400 倍液，拌入 2～5 倍细土，要求在播种前 15 天完成，也可用 60% 棉隆作为消毒剂，但需提前 3 个月进行，10g/m² 与土壤充分混匀。用 50% 混杀硫或 30% 甲基硫菌悬浮剂 500 倍液，或 20% 三唑酮乳油 2000 倍液浇注，每隔 5～7 天 1 次；也可用 20% 利克菌（甲基立枯磷乳油）800 倍液于发病初期灌穴或淋施，每隔 10～15 天 1 次。

（3）根结线虫病，根部被线虫侵入后，导致细胞受刺激而加速分裂，形成大小不等的瘤结状虫瘿，罹病植株枝叶枯黄或落叶。6 月上中旬至 10 月中旬均有发生，砂性重的土壤发病严重。防治方法：忌连作；及时拔除病株；施用农家肥应充分腐熟；土壤消毒参照白绢病。

（4）根腐病，被害植株地上部枝叶发黄，植株萎蔫枯死。地下部主根顶端或侧根首先罹病，然后渐渐向上蔓延。受害根部表面粗糙，呈水渍状腐烂，其肉质部红褐色。严重时，整个根系发黑溃烂。极易从土中拔起。土壤湿度较大时，在根部产生一层白毛。5 月下旬至 6 月初开始发病，7 月以后严重发生。防治方法：整地时进行土壤消毒；对带病种苗进行消毒后再播种；药剂防治参考白粉病。

（5）锈病，被害叶片背面生有大量锈菌孢子堆，常聚集成一堆。锈菌孢子堆周围呈红褐色至暗褐色。叶面有黄色的病斑，后期布满全叶，最后叶片枯死。北方地区 4 月下旬开始发生，7～8 月严重。防治方法：实行轮作，合理密植；彻底清除田间病残体，及时喷洒硫制剂或 20% 粉锈宁可湿性粉剂 2000 倍液；注意开沟排水，降低田间湿度；选择排水良好、向阳、土层深厚的沙壤土种植；发病初期喷 80% 代森锰锌可湿性粉剂（1:800～1:600 倍液）或敌锈钠。

2. 虫害及其防治

（1）食心虫，主要是黄芪籽蜂，对种子为害率一般为 10%～30%，严重者达到 40%～50%。其他食心虫还有豆荚螟、苜蓿夜蛾、棉铃虫、菜青虫等，这四类害虫对黄芪种荚的总为害率在 10% 以上。防治方法：及时消除田内杂草，处理枯枝落叶，减少越冬虫源；种子收获后用多菌灵 1:150 倍液拌种；在盛花期和结果期各喷 50% 辛硫磷乳油 1000～1500 倍液 1 次；种子采收前喷 5% 西维因粉 1.5kg/667m²。

（2）芫菁，为害黄芪的芫菁共 9 种，在内蒙古丘陵或山区为害尤重，取食茎、叶、花，严重时可在几天之内将植株吃成光秆。防治方法：冬季翻耕土地，消灭越冬幼虫；人工网捕成虫，因成虫有群集为害习性，可于清晨网捕；用 2.5% 敌百虫粉剂喷粉，每 1.5～2kg/667m²，或喷施 90% 晶体敌百虫 1000 倍液，每 667m² 用药液 75kg。

（3）蚜虫，主要有槐蚜和无网长管蚜，为害茎叶，成群集聚于叶背、幼嫩茎秆上吸食汁液，严重者造成茎秆发黄、叶片卷缩、落花落荚、籽粒干瘪、叶片早期脱落，以致整体干枯死亡。防治方法：冬季清理田园；50% 辛硫磷乳油 1000～1500 倍液，或 2.5% 敌百虫粉剂喷粉，每 3 天喷 1 次，连续 2～3 次。

六、采收加工

（一）采收

黄芪以生长 3～4 年者质量最好，但生产中一般都在 1～2 年采挖。在萌动期和休眠期活性成分黄芪甲苷含量较高，故应在春季（4 月末至 5 月初）、秋季（10 月末至 11 月初）采挖。采收时可先割除地上部分，然后将根部挖出。黄芪根深，采收时注意不要将根挖断，以免造成减产和商品质量下降。

（二）加工

将挖出的根，除去泥土，剪掉芦头，晒至七八成干时剪去侧根及须根，分等级捆成小捆后再阴干。以根条粗长，表面淡黄色，断面外层白色，中间淡黄色，粉性足、味甜者为佳。

当 归

当归为伞形科当归属植物当归 *Angelica sinensis*（Oliv.）Diels 的干燥根，又名秦归、云归、西归、岷归等，始载于《神农本草经》。当归野生资源分布于甘肃宕昌、漳县、岷县、舟曲等，主产于甘肃、云南、陕西、贵州、四川、湖北等地。以甘肃当归栽培历史悠久，产量大，质量佳。

一、形态特征

当归根为肉质直根系，主根明显，黄白色，肉质；二年生当归根略呈圆柱形，当归外表皮细密，断面粉状白色，干后断面有棕色点状分泌腔（油点），形成层呈棕黄色环状。茎直立，紫色或绿色，有明显的纵直槽纹，无毛。茎上有节，一般具有 5～7 节，营养生长期茎节间极度短缩，进入生殖生长阶段后，才显现茎的状态。叶互生，为 2～3 回奇数羽状复叶；叶片卵形，小叶 3 对，近顶端的一对无柄、呈 1～2 回分裂，裂片边缘有缺刻。叶片基部膨大呈鞘状，抱茎。花为复伞形花序，顶生，密被细柔毛；萼齿 5，细卵形；花瓣 5，白色，长卵形，先端狭尖略向内折；雄蕊 5，花丝向内弯；子房下位，2 室，花柱短，花柱基部圆锥形。双悬果椭圆形，背棱线形隆起。花期 7 月中下旬，果期 8 月中下旬。

二、生态习性

当归适宜在海拔 2000～3000m 的高寒地区生长，喜凉爽湿润、空气相对湿度大的环境。一般采用高海拔育苗，低海拔移栽。当归适宜生长区为年平均气温 4.5～5.7℃，7～8 月平均气温 15～17℃，≥0℃积温 2460℃左右，年降水量 570～650mm，于 3～5 叶需水关键期降水量必须在 110mm 以上，成药生长期降水量达 450mm 以上，海拔高度在 2200～2400m 的区域。土壤以富含有机质的沙质壤土为宜，耕地坡度一般为 5°～10°。当归苗期要求温度较低，一般为 12～16℃，喜阴，怕强光照射。产区一般在 6 月上旬播种，育苗期正值 7～8 月强光期，强光直射后，小苗易枯萎死亡，所以，要用秸秆覆盖或搭棚遮光、控光。当归生长的第二年，较耐高温、强光照。

三、生长发育规律

当归种子寿命短，当年种子的发芽率一般在 90% 左右，在室温条件下，放置一年后发芽率不足 40%。温度达到 20～25℃时，种子一般 4 天就可发芽，15 天内即可出苗。

二年生当归在气温 5～8℃时开始发芽，9～10℃时出苗。随气温升高生长逐渐加快，平均气温高于 14℃生长最快。总体来看，当归地上部分的生长呈现"慢–快–慢"的"S"形增长的趋势。营养生长于 8 月下旬开始逐渐降低，9 月下旬至 10 月中旬地上部分几乎停止生长。10 月上中旬，在地上部分开始枯萎时，当归根部增长达到最大值。此后，植株的生长开始进入第二次冬眠期。

采用夏季育苗后，当归的生长发育要在三年中完成，头两年为营养生长阶段，第三年为生殖生长阶段。如果第二年当归抽薹开花，栽培上称为"早期抽薹"，将丧失药用价值。当归全生育期可分为苗期、第一次返青、成药期、第二次返青、抽薹、开花及种子成熟期几个时期，历时 700 天左右。

四、种质资源状况

当归种植历史悠久，种质出现了明显分化，在此基础上，选育出了一些优良品系或品种，如甘肃定西旱农中心经重离子处理种子，育成了新品系 DGAr2000-03 和 DGAr2000-02，前者产量最高，较对照增产鲜当归的增产率为 19%，后者抗病性较强，麻口病发病率较对照品种降低 0.4%～0.8%。经系统法选育的新品种 9002 也已通过省级审定，并在生产中大面积推广，显著提高了当归药材的产量与品质。

五、栽培技术

（一）选地整地

1. 育苗地　育苗地宜选阴凉潮湿的生荒地或熟地，以土质疏松肥沃、结构良好的砂质壤土、黑土为好，以微酸性和中性为宜。熟地黄以豆科植物前茬为好，忌重茬。最好在前一年的秋季整地，深耕 25～30cm，使土壤充分熟化，播种前耙平，并清除枯枝落叶、作物根茬、杂草根及石块。按宽 1～1.5m、高约 25cm、畦沟宽 30～40cm 整理苗床。

2. 移栽地　移栽地应选择土层深厚，质地疏松肥沃，富含腐殖质，排水良好，前茬为小麦、马铃薯、豆类、亚麻、油菜为宜。当归不宜连作，轮作周期应在三年以上。选好地后结合深耕施入基肥，每 667m² 施 1000～3000kg 优质腐熟农家肥，入冬前或早春结合深耕，翻埋土中，耙平地表，清除杂草及石块。当归一般每 667m² 施 20kg 纯 N、10kg P_2O_5、5kg K_2O，使 N∶P∶K=1∶0.5∶0.25。施肥时，将农家肥和磷肥、钾肥一次性集中深施作为底肥，氮肥的 2/3 作底肥、1/3 作追肥。

（二）繁殖方法

1. 育苗移栽

（1）播种　一般 5 月下旬至 6 月上旬播种，高海拔寒冷地区宜早播，低海拔地区适当晚播。播种方法分为条播和撒播两种。播种前 3～4 天可先将种子用水浸 24 小时，然后保湿催芽，播种后，覆土，稍加镇压，使种子和土壤紧贴。条播按行距 15～20cm 开横沟，沟深 3～5cm，将种子均匀播入沟内，覆土 0.5～1cm。整平畦面，盖草保湿遮光。

（2）苗期管理　播种后的苗床必须盖草保湿遮光，以利于种子萌发出苗。一般播后 10～15 天出苗，选阴天或傍晚抖松覆草。出现旱情要及时喷灌，出现积水时要及时排水。在 10 月上中旬，当苗子的叶片刚刚变黄、气温降到 5℃ 左右，即可采挖。将挖出的苗子抖掉一部分泥土，在阴凉、通风、干燥处晾干，根体开始变软，叶柄萎缩后就可贮藏。

（3）种苗贮藏　当归苗可堆藏、窖藏、密闭储苗和冷冻储苗。堆藏要选择地势高燥、通风良好、不生火、阴凉干净的房间或墙角等地方，先在地面上铺一层厚约 5cm 的生干土，然后上面摆一层扎成小把的当归苗，苗头向外，根朝内，用土填满空隙，压实，上面铺一层半干细土 1～2cm，如此摆苗盖土 5～7 层，最后在苗堆周围覆土 20cm，形成一个高约 80cm 的梯形苗土堆。如果苗的数量少，可用竹篓放一层细沙一层苗把，分层储放，上盖草帘防寒，置室内阴凉避风处。选择干燥阴凉、无鼠洞、不渗水的地方挖窖用于窖藏。另外，采用冷冻储苗可有效降低当归的早期抽薹率。

（4）移栽　有平栽、垄栽和地膜覆盖三种方法。次年3月下旬至4月上旬为移栽适宜期。地膜当归栽植比露地当归提早5～7天，一般在春分后5～10天栽植。栽时，选健壮、无病虫感染、无机械损伤、少侧根、表面光滑、质地柔软种苗。平栽时将地整平，按株行距25cm×30cm开穴，深15～20cm，每穴种大小均匀的2株，在芽头上覆土2～3cm。

2. 直播　在气温低的高海拔地区，宜于7月下旬至8月上旬播种，在气温稍高的低海拔地区宜于8月中旬至9月上旬播种。春季直播是当年种，当年收，不会早期抽薹，但当归产量低、品质差。冬季直播由于在越冬期间，种子尚处于未萌动的状态，不能感受冬季低温进行春化阶段，故也能防止早期抽薹，产量要高于春直播。也可以采用条播或穴播。在整好的畦上按行距30cm、株距25cm，三角形错开挖穴，穴深5cm，每穴点入种子3～5粒，盖土2cm以内，耙平后盖草保温保湿。苗出齐后揭去盖草。播种量1～2kg/667m^2。

（三）田间管理

1. 间苗和定苗　移栽和直播者均要进行间苗，如有缺苗，应及时补栽。在阴天或傍晚带土移栽，栽后及时灌水。结合中耕疏去过密的弱苗。苗高3cm时，对生长过于稠密的穴行进行间苗，拔除弱苗。苗高10cm时定苗。地膜覆盖栽培每穴留1～2株定苗。

2. 中耕除草　每年在苗出齐后，进行三次中耕除草。当苗高5cm时进行第一次中耕除草，要早锄浅锄。当苗高15cm时进行第二次锄草，要稍深一些。当苗高25cm进行第三次中耕除草。立秋后当归根系多已肥大，如有杂草，应及时拔除，中耕结合培土。

3. 追肥　当归为喜肥植物，除施足腐熟厩肥、油渣和炕土等农家肥作基肥外，还应及时追施不含重金属的氮、磷、钾化肥。7月中下旬当归根增长前期，应追施钾肥和氮肥。通常使用磷酸二氢钾、磷酸二铵，以及其他氮、磷、钾复合肥作为追肥。微量元素Mo、Zn、Mg、B的施用也会对当归起到增产效果，同时也可提高当归的品质。

4. 控制早期抽薹　主要措施如下。

（1）选留良种　于三年生采种田，选择当归根体大，生长健壮，花期偏晚，种子成熟度适中、均一的种子留种。

（2）育苗地　选择光照日数短、阴凉湿润、土壤疏松肥沃的地块作苗床。

（3）适时播种，起苗贮藏，合理施肥，控制苗龄和苗重　大苗和高龄苗是产生早期抽薹的有利因素。

（4）降低苗子贮藏温度　如把贮藏温度降低至0℃以下时抽薹率降低。

（5）直接摘除花薹　5月中旬至6月中旬进入抽薹盛期，发现后立即摘除。

（四）病虫害及其防治

1. 病害及其防治

（1）褐斑病，主要为害叶片，于5月下旬开始发病，7～8月较重，一直延至10月，高温多湿条件有利发病，初期叶面上产生褐色斑点，之后病斑扩大，外围有褪绿晕圈，边缘呈红褐色，中心灰白色，后期出现小黑点，严重时全株枯死。防治方法：冬季清园，烧毁病残株，减少病菌来源；发病初期及时摘除病叶，并喷1：1：（120～150）倍波尔多液，7～10天喷1次，连续2～3次。

（2）根腐病，主要为害根部，受害植株根部组织初呈褐色，进而根尖和幼根腐烂呈黑色水渍状，随后变黄脱落，主根呈锈黄色腐烂，最后仅剩下纤维状物；地上部叶片变褐至枯黄，变软下垂，最终整株死亡。5月初开始发病，6月为害严重，直至收获。高温高湿有利于病害的发生。防治方法：与禾本科作物轮作，忌连作；高垄栽种，雨后及时排除积水；选用无病健壮种苗；用65%可湿性代森锌600倍液浸种苗10分钟；晾干栽种或育苗时用多菌灵、托布津按种子重量的0.3%～0.5%拌种。

（3）麻口病，主要为害根部，发病后根表皮出现黄褐色纵裂，形成累累伤斑，内部组织呈海绵状、木质化。防治方法：选生荒地、黑土地或地下害虫少的地块种植；对土壤、种苗进行药剂处理；种、苗用含杀虫剂和杀菌剂的种衣剂浸沾；施用腐熟农家肥；合理轮作、深耕；在育苗、起苗及栽培管理中尽量减少当归根部创伤，以避免微生物侵入；定期用杀虫剂、杀菌剂灌根，每667m²用托布津0.6kg加水150kg，每株灌稀释液50g。

（4）菌核病，为害叶部，植株发病初期叶片变黄，低温高湿条件下易发生，病原菌以菌核在土壤表层或种子内越冬，在12月至翌年2～3月形成子囊果，产生子囊孢子，借风雨飞散，扩大为害，7～8月为害较重。防治方法：秋收后，彻底清除田间残茬杂草、病虫危害植株等有机废弃物，保持田园清洁；不连作，与禾谷类作物实行轮作；移栽前用0.05%代森铵浸泡10分钟，种苗消毒后再移栽；在发病前15天用1000倍的50%甲基托布津喷药，每隔10天喷1次，连续3～4次。

（5）白粉病，发病初期叶面上出现灰白色粉状斑。后期病斑上出现黑色小颗粒，病情发展迅速，全叶布满白粉，逐渐枯死。植株生长衰弱，容易发病。防治方法：实行轮作，避免连作；及时拔除病株，集中深埋；种子经福尔马林500倍液浸泡5分钟或闷种2小时；发病初期，每隔10天左右喷洒1000倍50%的甲基托布津或50倍65%的代森锌进行防治，连续喷施3～4次。

2. 虫害及其防治

（1）种蝇，又名地蛆，以幼虫为害，蚕食根茎。当归出苗时从近地面处咬孔钻入根部取食，蛀空根部并导致腐烂，引起植株死亡。防治方法：施肥要用腐熟肥，施后用土覆盖，减少种蝇产卵；发现种蝇为害，用90%敌百虫1000倍液，或80%敌敌畏2000倍液灌根，每7天灌1次，连续2～3次。

（2）黄凤蝶，以幼虫为害，幼虫于夜间咬食叶片，造成缺刻，严重时将叶片吃光，仅剩叶柄和叶脉。防治方法：幼虫较大，初期和3龄期以前，可人工捕杀；用90%敌百虫800倍液喷杀，7～10天喷1次，连续2～3次。

（3）蝼蛄，是地下害虫，以成虫和若虫取食种子和幼苗。蝼蛄活动形成的隧道又可使幼苗的根与土壤分离，失水干枯死亡。防治方法：用50%辛硫磷乳油拌煮好的谷子或炒香的豆饼、棉籽饼、麦麸等制成毒饵，于无风闷热的傍晚成小堆分散施入田间，或用50%辛硫磷乳油1500倍液灌根。

（4）蛴螬，幼虫咬食根部。防治方法：清除杂草，消灭越冬虫卵；施用腐熟的厩肥、堆肥，施后覆土，减少成虫产卵量；利用昆虫趋光性，用紫光灯诱杀；为害期用90%敌百虫1000～1500倍液浇注，亦可用50%辛硫磷乳油1000倍液灌根。

（5）地老虎，以幼虫为害，昼伏夜出，咬断根茎，造成缺苗。防治方法：改善排水条件，铲除田内外青草，堆成小堆，7～10天更换一次鲜草，用毒饵诱杀；减少小地老虎的过渡寄主，或用50%辛硫磷乳油1000倍液、2.5%溴氰菊酯1000倍液喷施在幼苗上或幼苗根际处。

（6）金针虫，幼虫吞食根部，使幼苗和植株黄萎枯死，造成缺苗、断垄。防治方法：每50kg种子用75%辛硫磷乳油50g拌种；豆饼、花生饼或芝麻饼炒香后添加适量水分，按50:1比例拌入60%西维因粉剂，制成毒饼，于傍晚在害虫活动区诱杀，或与种子混播。

六、采收加工

（一）采收

移栽的当年（秋季直播的在第二年）10月中下旬寒露与霜降之间，地上部分开始枯萎时即可采挖，采挖过早，根部不充实，产量低，品质差；过迟，土壤结冻，根易断。在收获前，割去地上部分，留3～5cm的短茬，以便收挖时识别。地上部茎叶收割后在阳光下晒3～5天，加快根部成熟。采挖当归要使用加长的挖药三齿镢头，小心挖起全根，采挖时力求根系完整无缺，抖净泥土，挑出病根，除去残茎，置通风处晾晒。

（二）加工干燥

1. 晾晒　采收运回后，不能堆置，应放干燥通风处晾晒数日，直至侧根失水变软，残留叶柄干缩为止。

2. 扎捆　晾晒好的当归，将其侧根理顺，切除残留叶柄，除去残留土块，扎成小捆，大的2～3支，小的4～6支，每把鲜重约0.5kg。当归扎把时，用藤条或树皮从头至尾缠绕数圈，使其成圆锥体，即可上棚熏烤。

3. 熏干　传统当归干燥主要采用烟火熏烤，在设有多层棚架的烤房内进行。熏烤前，先把扎好的当归根把在烤筐下部平放一层，中部立放一层（头朝下），上部再平放3～4层，使其总厚度不超过50cm，然后将此筐摆于烤架上。熏烤以暗火为好，忌用明火。生火用的木材不要太干，半干半湿利于形成大量浓烟，这既起到上色作用，还有利于成分转化，减少成分损失。熏烤要用慢火徐徐加热，使室内温度控制为 50 ～ 60℃。熏烤期间，要定期停火降温，使其回潮，还要定期翻堆，使其干燥均一。当归熏烤，一般需 10 ～ 15 天，待根把内外干燥一致，用手折断时清脆有声，外皮赤红色、断面乳白色时为好。若断面呈赤褐色，即为火力太大，熏烤过度。

4.修整 搓去泥沙毛须，修去或分离过细根，以主根粗长、油润、干净、无虫霉，以及外皮黄棕色、断面黄白色、香气浓郁者为质优。主根短小，支根多，气味较弱，断面变红棕色者质次。

白 芍

白芍为毛茛科植物芍药 *Paeonia lactiflora* Pall. 的干燥根，始载于《神农本草经》，被列为中品，主要分布于东北、河北、山西、内蒙古等地，现栽培于安徽、浙江、山东、四川等地。白芍产于安徽亳州者称为"亳白芍"，产于浙江杭州者称为"杭白芍"，产于四川中江地区者称为"川白芍"或"中江白芍"。

一、形态特征

芍药为多年生草本。根肥大，通常呈圆柱形或略呈纺锤形。茎丛生，直立，无毛。叶互生，具长柄，茎下部为二回三出复叶，上部为三出复叶；小叶狭卵形、披针形或椭圆形，先端渐尖或锐尖，基部楔形，全缘，叶缘骨质细乳突。花大，单生于茎的顶端，萼片 3 ～ 4，叶状，花瓣 10 片或更多，白色、粉红色或紫红色，雄蕊多数，心皮 3 ～ 5，分离。蓇葖果 3 ～ 5，卵形，先端外弯成钩状，无毛。花期 5 ～ 6 月，果期 7 ～ 8 月。

二、生态习性

芍药分布范围广，适应性强，栽培或野生于平坝、丘陵或较低山地，在年均温 14.5℃、7 月均温 27.8℃、极端最高温 42.1℃的条件下生长良好。喜气候温和、阳光充足、雨量中等的环境，耐寒性强，在 -20℃气温下能露地越冬，一般 10 月下旬地冻前，在离地面 8cm 处剪去枝叶，并于根际培土保护，即可过冬。芍药也能耐高温，抗干旱，在 42℃高温下能越夏。喜湿润，怕涝，水淹 6 小时以上易死亡。以土层深厚、疏松肥沃、排水良好、中性至微碱性的沙壤土或壤土为好，盐碱地不宜栽种。

三、生长发育规律

芍药为宿根性植物，每年 3 月份萌发出土，4 月上旬现蕾，4 月底至 5 月上旬开花，开花时间比较集中，1 周左右。5、6 月根膨大最快，5 月间芍头上已形成新的芽苞，7 月下旬至 8 月上旬种子成熟，8 月高温植株停止生长，9 月上旬地上部分开始枯萎并进入休眠期。9 月下旬至 11 月为发根期，以 10 月发根为最盛。以后随气温下降而发根缓慢。种子具有休眠的习性，低温处理、赤霉素处理有打破休眠促进发芽作用。种子宜随采随播，或用湿沙层积于阴凉处，不能晒干，晒干就不易发芽。9月中下旬播种，播后当年生根。种子的寿命约为 1 年。

四、种质资源状况

白芍有悠久的栽培历史，园艺品种众多。但药用芍药品种相对单一，花色主要为红色或粉红色。据调查，亳州和菏泽培育了 4 个农家栽培品种，如线条型、蒲棒型、鸡爪型、麻茬型。从栽培面积和产量看，线条型占 70%、蒲棒型占 20%、其他两种合占10%。从品种质量分析，线条型为优，其特点是根条长、体质实、粉性足、产量高；蒲棒型的特点是根条短粗、体质松、产量较高；鸡爪型和麻茬型，根条多而短，品质较次。

五、栽培技术

（一）选地与整地

宜选向阳、地势干燥、土层深厚、排水良好、疏松肥沃、富含腐殖质的土壤、沙土壤或沙淤两合土栽培。芍药不宜连作，一般需间隔 2 ～ 3 年后再栽种，前茬选择豆科作物，产区多与高粱、紫菀、红花、菊花轮作。栽种前应精耕细作，结合耕地每 667m² 施腐熟的厩肥或堆肥 3000 ～ 4000kg，然后深翻土地 30 ～ 60cm，耙平做畦，畦宽1.2 ～ 1.5m，高 30 ～ 40cm，沟宽 30cm。在栽培地四周，还要开设排水沟，以利排水。

（二）繁殖方法

白芍繁殖方法主要有芍头繁殖、分根繁殖和种子繁殖。

1. 芍头繁殖　在收获芍药时，切下根部加工成药材。选取形体粗壮、芽苞饱满、色泽鲜艳、无病虫害的芽头作为繁殖用。切下的芽头以留有 4 ～ 6cm 的根为好，过短难于吸收土壤中养分，过长影响主根的生长。然后按芍头的大小、芽苞的多少，顺其自然用不锈钢刀切成 2 ～ 4 块，每块有 2 ～ 3 个芽苞。将切下的芍头置室内晾干切口，便可种植。若不能及时栽种，也可暂时沙藏或窖藏。沙藏的方法：选平坦高燥处，挖深20cm 的坑，坑的底层放置 6cm 厚的沙土，然后放上一层芍头，芽苞朝上，再盖一层沙土，厚 5 ～ 10cm，芽苞露出土面，以后经常检查贮藏情况，保持沙土不干燥为原则。储备至 9 月下旬～ 10 月上旬取出栽种。芍药栽种时按行株距 60cm×40cm 开穴，穴深10 ～ 15cm，栽种前先在穴底施入适量腐熟的厩肥或火土灰，肥上覆一层薄土，每穴放入健壮芍芽 1 ～ 2 个，芽苞朝上，覆土固定芍芽，以芽头在地表以下 3 ～ 5cm 为宜。栽后施以腐熟的人畜粪水，再盖熏土和原土，将畦面做成龟背形即可。每 667m² 栽种芍头 2500 株左右。

2. 分根繁殖　在收获芍药时，切下粗壮的根部加工成药材。选择笔杆粗细的芍根，按其芽和根的自然形状切分成 2 ～ 4 株，每株留芽和根 1 ～ 2 个，根长以 18 ～ 22 cm为宜，剪去过长的根和侧根，供栽种用。每 667m² 用种根 100 ～ 120kg。

3. 种子繁殖　8 月中、下旬，采集成熟而籽粒饱满的种子，随采随播。若暂不播种，应立即用湿润黄沙土（1 份种子、3 份沙土）混拌后贮藏于阴凉通风处，至 9 月中下旬播种。播种可采用条播法，按行距 20 ～ 25cm 开沟，沟深 3 ～ 5cm，先在沟内淋入清淡粪水，将种子均匀地撒入沟内，覆盖火土灰和细土将畦面做成龟背形，再铺盖一层薄草，保温保湿。翌年 4 月上旬，幼苗出土时，及时揭去盖草，以利幼苗生长。由于种子繁殖，苗株需要 2 ～ 3 年才能进行定植，生长周期长，故生产上应用较少。每 667m² 用种量 30 ～ 40kg。

（三）田间管理

1. 中耕除草　早春松土保墒。芍药出苗后每年中耕除草和培土 3 ～ 4 次。10 月下旬，在离地面 5 ～ 7cm 处割去茎叶，并在根际周围培土 10 ～ 15cm，以利越冬。

2. 施肥　芍药是喜肥植物，除施足基肥处，每年要进行追肥 3 ～ 4 次，春夏应以人粪尿以及碳酸铵为主，秋冬以土杂肥、栏肥为主。施肥量在第 1、2 年较少，第 3、4 年用量应增多。肥料种类，亳州药农喜以棉饼、菜籽饼肥与农家肥各一份，掺匀并发酵；每 667m² 每次施肥 100kg，或施过磷酸钙 100kg。施肥时，应在植株两侧开穴施入。

3. 排灌　芍药喜旱怕水，通常不需灌溉。严重干旱时，宜在傍晚浇水。多雨季节应及时排水，防止烂根。

4. 亮根　白芍生长 2 年后，每年在清明节前后，将其根部的土扒开，使根露出一半晾晒，此法俗称"亮根"，晾 5 ～ 7 天，再培土壅根，起到提高地温、杀虫灭菌的作用，促进主根生长，提高产量。

5. 摘蕾　为了减少养分损耗，每年春季现蕾时应及时将花蕾全部摘除，以促使根部肥大。

（四）病虫害及其防治

1. 病害及其防治

（1）灰霉病，为害叶、茎、花部。叶片发病后，先从下部叶片的叶尖或叶缘开始出现淡褐色、圆形或不规则形病斑，病斑上有不规则轮纹，在天气潮湿时长出灰色霉状物（病原子实体）；茎部被害，出现褐色、梭形病斑，致使茎部腐烂，重则引起全株倒伏；花蕾颜色变褐腐烂，也生有灰色霉状物。5 月开花后先从下部叶片开始发病，6 ～ 7 月较重，在阴雨连绵、湿度较大时容易发病。防治方法：轮作或下种前深翻土地，将表层翻入下层，以减轻来年发病；合理密植，并增施磷钾肥，提高抗病能力；加强田间管理，注意雨后及时排水；发病初期喷 50% 多菌灵 800 ～ 1000 倍液，或喷施 1 : 1 : 100 波尔多液，每隔 10 ～ 14 天 1 次，连喷 3 ～ 4 次。

（2）叶斑病，又称轮纹病，为害叶片。发病初叶正面为褐色近圆形圆斑，后逐渐扩大，呈同心轮纹状。病斑多时，互相连接成为大病斑，使叶片枯死。在湿度大时，病斑背面产生黑绿色霉状物，即为病菌的分生孢子梗和分生孢子。一般下部叶片先发病，逐渐向上部叶片扩展。发病严重时，致使叶片焦枯，提早落叶，植株生长势衰弱。防治方法：收获后清除残株病叶，集中烧毁，消灭越冬病菌；深翻土地，实行三年以上轮作，增施磷钾肥抗病；发病初期喷 50% 多菌灵 800～1000 倍液，或 50% 托布津 1000 倍液，在梅雨季节选晴天喷药 1 次，9 月上旬和中旬各喷 1 次。

（3）锈病，为害茎叶，初期叶片背面出现黄色至黄褐色颗粒状物（夏孢子堆），后期叶面出现圆形、椭圆形或不规则形的灰褐色病斑，较大的病斑还见有轮纹，在叶背病斑处丛生暗褐色的刺毛状物（冬孢子堆），被害茎叶弯曲、皱缩，植株生长不良，易引起白芍枝叶提前枯死。5 月上旬开花后发生，7～8 月严重，直至地上部分枯死。时晴时雨、温暖潮湿或地势低洼容易积水的情况下发病严重。防治方法：实行 3 年期以上的轮作；栽培地周围不要栽种松柏类树木；收获后，将残株病叶收拾烧毁或沤肥减少越冬菌源；开花前喷 1∶1∶100 波尔多液 1 次，开花后继续喷 2 次，每次间隔 10～15 天；发病初期喷 25% 粉锈宁或 65% 代森锌 500 倍液，每 3～7 天 1 次，连喷 3～4 次，两药交替喷雾。

（4）软腐病，为害种芽或加工时的半成品。病原菌从种芽切口处侵入，发病后切口处病部起初现水渍状褐色病斑，后变软呈黑褐色，手捏可流出浆水。病部生灰白色绒毛，后顶端生出小黑点，最后干缩僵化。防治方法：贮藏地点应选通风干燥处，沙土、芍芽用 0.3% 新洁尔灭溶液消毒，沙土含水量以手握之成团，放开即散为度，不宜过大；加工时注意勤翻、薄摊，防止霉烂。

（5）褐斑病，主要危害叶片，叶柄和茎。发病初期叶片正面出现近圆形紫褐色斑点，斑点扩大后，逐渐形成中央淡褐色，边缘紫褐色的病斑，病斑背面褐色，其直径 2～3cm，质脆，易破裂，病斑上生有黑色霉层。发病轻时影响植株正常的光合作用而降低产量，发病重时全株叶片黑褐焦枯，最终死亡。一般从 6 月份开始发生，7～8 月雨量多，空气湿度大，为发病高峰期，9 月份病害停止发展。防治方法：清洁田园，烧毁病残枝叶并深埋；加强田间管理，及时清沟排渍，降低田间湿度；合理种植，植株间要保持良好的通风透光条件；发病初期用 1∶1∶100 波尔多液，或 65% 代森锌 500～600 倍液喷雾，每隔 7～10 天 1 次，直到 9 月为止。

2. 虫害及其防治

（1）蛴螬，为害种子、幼苗期的根茎基部、成株期的根。防治方法：用 50% 辛硫磷乳油 250～300mL/667m^2，在田间湿度较大年份应提倡使用微生物农药 BT 乳剂（100 亿孢子/毫升）300～350mL/667m^2。

（2）地老虎，幼虫为害白芍幼苗，主要咬食幼苗嫩叶，造成孔洞缺刻。3 龄以后，幼虫长大进入暴食期，常从地面咬断幼茎，造成缺苗断垄。防治方法：铲除杂草；用 98% 敌百虫晶体 1000 倍液，或 5% 杀虫菊酯乳油 3000 倍液，或 50% 辛硫磷乳油 1000 倍喷雾。

六、采收加工

（一）采收

一般种植 3～4 年后采收，采收时间多在 8～10 月，过早过迟都会影响产量和质量。采收时，宜选择晴天割去茎叶，先用鹰嘴抓钩掘起主根两侧泥土，再掘尾部泥土，挖出全根，起挖中务必小心，谨防伤根。亳白芍因品种不同，采收时间亦不同，"线条"型芍药一般在栽后 4～5 年采收；"蒲棒"型芍药一般在栽后的第三年收获。

（二）加工干燥

1. 传统白芍加工法 挖出全根，去净泥土，修去头尾和支根，在修切芍头时，注意选留健壮饱满的芍芽作种栽用。将修好的芍根按粗细分为大、中、小 3 档，清水洗净，然后放入已烧开的沸水中烫煮，煮时要不断翻动。粗根煮约 15 分钟，中根煮 10 分钟，细根煮约 5 分钟，待芍根表皮发白，有香气，手能捏动，竹签能不费力穿透或能用手将根折断，内外色泽一致，表明已煮透。煮烫时，宜 3～4 锅换 1 次清水，勤换水。将煮透的芍根迅速捞出浸入凉水中，用竹片或不锈钢刀刮去外皮。去皮后，切齐头尾及时晾晒干燥。晒时要经常翻动，切忌强光暴晒，通常上午晒，中午收回，下午 2 点以后再晒，晒至 7～8 成干（否则会出现"刚皮"，即外皮刚硬，内部潮湿，易发霉变质，一般以多阴少晒为原则），装入麻袋或堆放室内，用草包或芦席盖上，闷 2～3 天，使内部水分蒸出，然后再晒 3～5 天，反复至内外完全干燥。如果刮皮后遇阴雨天，可先用硫黄熏 1 次，然后摊放通风处，可防止发霉。

2. 生晒芍加工法 生晒芍主要出口日本及东南亚国家。有全去皮、部分去皮和连皮 3 种规格。全去皮：即不经煮烫，直接刮去外皮晒干；部分去皮：即在每支芍条上刮 3～4 刀皮；连皮：即采挖后，去掉须根，洗净泥土，直接晒干。去皮与部分去皮的白芍，当地药农和科研单位认为在晴天上午 9 点至下午 3 点进行比较好，用竹刀或玻璃片刮皮或部分刮皮，晒干即得。以根粗、坚实、无白心或裂隙者为佳。

石 斛

石斛为兰科植物金钗石斛 *Dendrobium nobile* Lindl.、鼓槌石斛 *D. chrysotoxum* Lindl. 或流苏石斛 *D. fimbriatum* Hook. 的栽培品及其同属植物近似种的新鲜或干燥茎，属于传统中药，始载于《神农本草经》，被列为上品。铁皮石斛 *D. officinale* Kimura et Migo 分布于我国江西、广西、广东、贵州、云南、安徽、浙江、湖南、陕西、河南、福建等地，生长于海拔 500～1500m，附生在悬崖峭壁上或阔叶树的树干上及石灰岩上，属国家二级保护植物，因表皮呈铁绿色而得名，位居"中华九大仙草"之首。此处仅介绍铁皮石斛的栽培技术。

一、形态特征

铁皮石斛茎直立，圆柱形，不分枝，具多节，常在中部以上互生 3～5 枚叶；叶两列，纸质，长圆状披针形，先端钝并且多少钩转，基部下延为抱茎的鞘，边缘和中肋常带淡紫色；叶鞘常具紫斑，老时其上缘与茎松离而张开，并且与节留下 1 个环状铁青的间隙。总状花序常从落了叶的老茎上部发出，基部具 2～3 枚短鞘；花序轴回折状弯曲；花苞片干膜质，浅白色，卵形，先端稍钝；萼片和花瓣黄绿色，近相似，长圆状披针形，先端锐尖，具5条脉；侧萼片基部较宽阔；萼囊圆锥形，末端圆形；唇瓣白色，基部具1个绿色或黄色的胼胝体，卵状披针形，比萼片稍短，中部反折，先端急尖，不裂或不明显3裂，中部以下两侧具紫红色条纹，边缘多少波状；唇盘密布细乳突状的毛，并且在中部以上具1个紫红色斑块；蕊柱黄绿色，先端两侧各具1个紫点；蕊柱足黄绿色带紫红色条纹，疏生毛；药帽白色，长卵状三角形，顶端近锐尖并且2裂。蒴果椭圆形，成熟时黄绿色。花期3～6月。

二、生态习性

铁皮石斛附生于海拔500～1500m悬崖峭壁上或阔叶树的树干上及石灰岩上，喜温暖湿润气候和半阴半阳的环境，通常与地衣、苔藓类、蕨类植物互生，对环境条件要求苛刻。铁皮石斛适宜生长温度为20～32℃，空气相对湿度要求70%以上，耐干旱，耐严寒，但长时间的低温或高温都会造成其死亡。

三、生长发育规律

铁皮石斛繁殖包括有性繁殖和无性繁殖。开花期主要集中在5月至6月下旬，花期3～6个月，蒴果于10月至翌年2月陆续成熟。种子细小，胚胎发育不完全，无胚乳，自然状态下萌发率极低。繁殖主要依靠无性繁殖，从根部不断分蘖或从茎的上部茎节处生根长出新的植株。铁皮石斛茎寿命一般5～6年，一年生新茎萌发须根，春夏季是生长高峰，秋季进入休眠后，叶不脱落，属于常绿生活型。两年生茎主要是积累营养和孕花，一般不再伸长生长。三年生茎开花结果，开花茎有叶或落叶，落叶后一般不再萌生新叶。四年生茎丧失分蘖能力，五年生或六年生茎相继枯萎死亡。

四、种质资源状况

石斛属约有1000种，主要分布亚洲热带和亚热带地区与大洋洲，我国有74种2变种，主产秦岭以南各省区，尤其是云南南部为多。该属植物均为附生草本，其中许多种类可以药用，药效相近。铁皮石斛实现全人工栽培是在20世纪90年代，时间较短。经对不同地区的自然居群进行形态与解剖观察，可将铁皮石斛划分为F型和H型，其中F型的茎相对短而柔软，具有黏性，适合加工成铁皮枫斗；H型茎较长，质地较硬，黏性差，不适合加工成铁皮枫斗。在引种、选育、栽培过程中，发现铁皮石斛无论是多糖、生物碱、氨基酸、微量元素等成分含量，还是抗寒性、抗病虫害能力、萌蘖能力、外观等农艺性状存在显著差异，表明铁皮石斛种质资源遗传多样性丰富。至今，浙江省先后认定了"天斛1号""仙斛1号""森山1号""仙斛2号"等多个良种。

五、栽培技术

铁皮石斛人工栽培主要有仿野生栽培、半野生栽培和设施栽培等三种模式。设施栽培是使用最为广泛的栽培模式。此处仅介绍设施栽培的大棚栽培中的床式栽培。

（一）栽培设施准备

1. 大棚搭建　棚的大小要根据种植规模的大小合理设计，温室一般长 30m、宽 6 ～ 8m、肩高 1.8m、总高 4m。搭建材料可选择钢架、水泥柱、竹木等，棚顶覆盖塑料薄膜和遮阴度为 70% 左右的遮阴网，大棚四周和入口装上防虫网。棚内最好安装自动或手动控制的喷雾系统（喷雾、喷肥、喷药）。

2. 栽培床准备　棚内搭建高架栽培床，使其能够轻松控制水分与透气性。一般用角钢、木条等材料作为苗床的框架，栽培床长度跟大棚长度等同，宽 1.2m、架空高度 40cm。床与床之间配有通道，以便栽培操作。栽培床底部一般采用钢丝网铺设，为了使基质不从空隙间漏出，在钢丝网上铺设一层 40 目的防虫网。

3. 栽培基质准备　常用的基质材料有碎石、水苔、花生壳、苔藓、椰子皮、松树皮、刨花、木屑、木炭、木块等，根据规模化生产的需要，因地取材。将准备好的基质平铺于栽培床上，厚度以 7 ～ 15cm 为宜。

（二）繁殖方法

铁皮石斛的繁殖方法有种子繁殖、分株繁殖、扦插繁殖、压条繁殖及组织培养繁殖等等。利用外植体进行组织培养，可以获得与母体相同性状的大量高整齐度的新植株，是目前铁皮石斛规模化栽培的主要繁殖方式。此处仅介绍组织培养繁殖。

1. 外植体选择与处理　选择植株健壮、丰产性好、无病虫植株的茎尖、茎段等器官作为组培的外植体，在超净工作台上进行表面灭菌，先用浸润 75% 酒精的纱布擦拭材料表面，再用 0.1% 氯化汞消毒 15 分钟，最后用灭菌水清洗 4 次后备用。

2. 培养方法　以 MS 为基础培养基，将灭菌过的外植体接入 1/2MS + 6- 苄基腺嘌呤（6-BA）1.0mg/L 培养基诱导产生原球茎，将原球茎转入 MS ++ 6- 苄基腺嘌呤（6-BA）3.0mg/L+ α - 奈乙酸（NAA）1.0mg/L+ 激动素 1.0mg/L+ 3% 香蕉提取液的培养基中培养获得丛生小苗；将丛生小苗转入 1/2 MS + NAA 0.5mg/L + 3% 香蕉提取液 + 0.5% 活性炭培养基中培养获得生根苗。

3. 炼苗假植　当培养瓶中丛生铁皮石斛小苗每丛有 3 ～ 5 株、每株有根 3 条以上、根系长到 2cm 左右、叶 3 ～ 5 片、茎粗 0.3cm 以上、茎高 3 ～ 5cm 时，可移至室外进行练苗。逐渐打开培养瓶口进行炼苗，炼苗时间 1 ～ 3 个月，以叶色翠绿、茎段肥厚粗壮且茎秆稍硬化时为宜，可以出苗假植。取出小苗洗净培养基中的琼脂等，阴干根系水分至根部发白时，将苗移栽至苗床（苗床基质与栽培床基质基本相同，最好经过高温消毒）按 250 丛 / 平方米进行假植驯化，驯化期间每周叶面喷施 0.3% 磷酸二氢钾等肥料 1 次，假植驯化 3 个月以上，以苗茎段肥厚粗壮、嫩叶鲜绿、老叶浓绿且革质化、根蔸芽少量显露为宜，可以移栽定植。

4. 移栽定植　经假植驯化后的铁皮石斛苗，根据苗的大小和健壮程度分级，按株行距 8cm×10cm ～ 8cm×15cm、80 ～ 100 丛 / 平方米移栽至大棚栽培床定植栽培。

（三）大棚管理

1. 栽培基质管理　随着栽培年限的延长基质将不断被消化，每年需添加基料 1 ～ 2 次，以满足铁皮石斛正常生长所需要的基质厚度。

2. 光照和温度管理　铁皮石斛属于阴生植物，耐旱而喜阴凉湿润环境，怕直射光，光线过强会抑制石斛生长，叶子黄化脱落。夏季大棚要遮蔽 70% 光线，冬季要遮蔽 30% 光线，同时避免因光照不足而造成植株生长不良；要通过调控大棚的通风设施，使大棚内温度控制为 15 ～ 30℃，铁皮石斛可以短时间耐受 -5℃低温或 38 ～ 40℃高温，长时间过低或过高温度会导致铁皮石斛生长不良直至死亡。

3. 水肥管理　水肥管理是铁皮石斛栽培的技术关键。水分管理要求保持基质湿润，但不能积水，大棚内湿度 70% 左右。基质表面很容易失水，造成缺水假象，如果在这种情况下浇水，可能会因基质渍水引起烂根和病害发生，影响植株正常生长。通常当基质厚度 6 ～ 8cm 处干燥时浇水为宜，浇水时要一次性浇透，采用细水喷灌，以防冲走茎基部基质，使根裸露，忌茎基部积水。夏天气温高，蒸发量大，每 2 ～ 3 天浇水 1 次，并在早晚喷雾；冬天温度低水分不易散失，每 10 ～ 15 天浇水 1 次。铁皮石斛生长缓慢，肥料需求量不多，从小苗移栽半个月后开始施缓释肥，以后每月施 1 次，冬天植株停止生长时，亦停止施肥。在植株生长期间每周喷施 1 次磷酸二氢钾和有机养分浸出液叶面肥。

4. 摘除花芽　一年以上铁皮石斛茎条具有开花能力，要及时摘除茎条上的花芽，防止开花消耗植株养分导致生长不良和品质下降。

（四）病虫害及其防治

1. 病害及其防治

（1）黑斑病，发生在 3 ～ 5 月，症状为嫩叶上出现褐色小斑点，以后扩大成近圆形黑褐色病斑，其边缘呈放射状黄晕。严重时病斑相连成片，直至叶片枯黄而脱落。防治方法：发病前期用 50% 多菌灵 1000 倍液预防和控制；若有植株发病，要及时清理病枝落叶，减少病害侵染来源，并用 20% 戊唑醇 2000 倍液防治。

（2）叶斑病，为害叶片，症状是嫩叶上出现褐色小斑点，斑点周围黄色。严重时整个叶连成片，直至全叶枯黄、脱落。防治方法：用 50% 多菌灵 1000 倍液预防和控制，用代森锰锌 500 倍液或 75% 百菌清 600 倍液防治。

（3）煤污病，常发生在 3 ～ 5 月或多雨天气。防治方法：用 50% 多菌灵 1000 倍液或甲基硫菌灵 1000 倍液预防和控制。

（4）软腐病，该病通常在 5 ～ 6 月发生，症状主要是植株茎杆呈水渍状由上往下软腐而腐烂，造成死亡。防治方法：做好控水工作；严重时用农用链霉素 4000 倍液和百菌清 1000 倍液混合，或农用链霉素 4000 倍液和扑海因 1000 倍液喷雾。

（5）猝倒病，主要发生在组培苗移栽苗床后，由于地表温度过高、湿度大，易诱发猝倒病，严重时组培苗成批枯萎死亡。防治方法：加强通风，降低温度和湿度，拔除受害苗株立即烧毁，再用 50% 多菌灵可湿性粉剂 500 倍液处理栽培基质。

（6）病毒病，在梅雨季节为病毒病的高发期。受害叶片产生轮状褪色斑，主要受黄瓜花叶病毒（MV）侵害。防治方法：及时消灭杂草，防止虫害，消灭病源，发现病株立即拔除并销毁。在梅雨季节每月喷施 1 次杀菌剂，发病初期用 20% 吗啉胍 400 倍液喷洒，每周 1 次，连喷 3 ～ 4 次。

2. 虫害及其防治

（1）介壳虫，粗放管理、通气不良、日光不足时容易发生。通常危害叶背、叶腋和假鳞茎基部。介壳虫刺吸汁液，使叶片变黄，枝梢枯萎，诱发煤污病，严重时造成整株死亡。防治方法：发现少量介壳虫时用软牙刷擦落或用速灭松乳剂 800 倍液喷洒，每半月喷 1 次。

（2）粉虱，为害叶片，造成叶片褪色、变黄、枯萎，严重时植株枯死。防治方法：三唑锡 2000 倍 + 阿维菌素 4000 倍 +20% 啶虫脒 2000 倍或乐斯本 2000 倍液，每隔 7 ～ 10 天喷 1 次，连续防治 3 次。

（3）红蜘蛛，常在气温高、干燥时发生。被害叶片汁液被吸之后，形成皱纹状的白斑，受害严重植株呈灰色，植株衰弱。防治方法：危害初期可用三唑锡 2000 倍 + 阿维菌素 4000 倍或 2% 农螨丹 1000 倍液喷洒，注意交替使用，以减少红蜘蛛的抗药性。

（4）夜蛾，主要以咀嚼式口器危害幼嫩的叶和茎，被危害的叶片成缺刻状，新芽与幼茎啃断或成缺口。防治方法：少数发生时，可于晚上人工捕杀；大面积危害时，可选用高效低毒的阿维菌素 4000 倍液、乐斯本 1500 倍液在傍晚混合喷施于叶面。

六、采收加工

（一）采收

当铁皮石斛茎段生长年限达到 1 年以上时就可以采收，采收的最佳时间是冬季石斛停止生长至翌年春季石斛开花前。采收时用剪刀从基部缩窄处留 5 ～ 7cm 根头，剪老留嫩，以利继续采收。

（二）加工

铁皮石斛可进行多种产品加工，此处仅介绍枫斗加工。

1. 整理　鲜石斛原料去根、叶、花序梗并剥去叶鞘，短条留用，长条切成 10cm 左右的茎段。

2. 烘焙　低温烘焙，温度不超过 60℃，除去水分并软化，边烘烤边扭成螺旋形或弹簧状，并用砂纸或稻草秆捆绑固定。同时在软化过程中，尽可能除去残留的叶鞘。

3. 分档处理　经干燥后的枫斗，按规格进行分档，并根据需要进行外表拉毛或打光处理，密封保存。

百 合

百合为百合科植物卷丹 *Lilium lancifolium* Thunb.、百合 *L. brownii* F. E. Brown var. *viridulum* Baker 或细叶百合 *L. pumilum* DC. 的干燥肉质鳞叶，属于传统中药，生于山坡灌木林下、草地、路边或者水旁，海拔 400 ～ 2500m。百合主要分布于江苏、浙江、安徽、江西、湖南、湖北、广西、四川、青海、西藏、甘肃、陕西、山西、河南、河北、山东和吉林等地。全国各地均有栽培。此处仅介绍卷丹的栽培技术。

一、形态特征

卷丹为多年生草本植物。鳞茎近宽球形，鳞片宽卵形，白色。叶散生，矩圆状披针形或披针形。花 3 ～ 6 朵或更多；苞片叶状；花梗紫色，有白色绵毛；花下垂，花被片披针形，反卷，橙红色，有紫黑色斑点。蒴果狭长卵形。花期 7 ～ 8 月，果期 9 ～ 10 月。

二、生态习性

卷丹宜生长在酸性至微酸性土壤，稍耐碱性或石灰岩土，忌黏土，对气候要求不甚严格，喜温暖气候，稍冷凉的气候也能生长。耐寒力较强，耐热力较差，一般生长温度为 5 ～ 30℃，最适宜生长温度为 25 ～ 28℃。卷丹具有较好的耐旱性，不耐水涝，在酷热高温多湿的环境中生长不良，容易引发病害。在生长盛期和开花期需要充足的水分。喜半阴半阳的环境，在过于遮阴或长时间阳光直射的情况下，生长均受抑制。

三、生长发育规律

卷丹为秋植鳞茎植物，秋凉后生根，新芽不生出，鳞茎以休眠状态在土中越冬。春暖后由鳞茎中心迅速长出茎、叶至开花。气温低于 10℃ 时，生长受到抑制，幼苗在气温低于 3℃ 以下时易受冻害。6 月上旬现蕾，7 月上旬开花，7 月中旬盛花，7 月下旬为终花期，果期 8 ～ 10 月。8 月上旬地上茎叶进入枯萎期，鳞茎成熟。6 ～ 7 月为干物质积累期，花凋谢后进入高温休眠期。

四、种质资源状况

卷丹的变种有大卷丹 var. *splendens*，花大，橙红色；毛卷丹 var. *fortuni*，地上茎密被绒毛。日本发现有野生三倍体植株，花大美丽。在主产地湖南省龙山县卷丹野生品种较少分布，以栽培品种为主。其栽培品种是于 1959 年从江苏宜兴引种的，为卷丹的宜兴百合品种，经过 40 余年的引种驯化，现已分化形成适于龙山县的高海拔山区气候条件的龙山百合品种。其他栽培品种少见。

五、栽培技术

(一) 选地与整地

应选择土壤肥沃、地势高爽、排水良好、土质疏松的砂质壤土栽培，前茬以豆类、瓜类、蔬菜或禾本科作物为好，每667m²施有机肥3000～4000kg或复合肥100kg作为基肥，施50～60kg石灰或50%地亚农0.6kg进行土壤消毒。精细整地后，做高畦，畦面宽3.5m左右，沟宽30～40cm，深40～50cm，以利排水。

(二) 繁殖方法

无性繁殖和有性繁殖均可。

1.无性繁殖 主要有鳞片繁殖、小鳞茎繁殖和珠芽繁殖。

(1) 鳞片繁殖 繁殖系数最高。秋季收获时，选健壮无病、肥大鳞片，在1∶500的多菌灵或克菌丹溶液中浸30分钟，取出后晾干，基部向下，将1/3～2/3鳞片插入苗床中，密度（3～4）cm×15cm，插后盖草遮阴保湿，约20天后，鳞片下端切口处便会形成1～2个小鳞茎，培育2～3年鳞茎可重达50g。每667m²约需种鳞片100kg，能种植大田1hm²左右。

(2) 小鳞茎繁殖 老鳞茎的茎轴上能长出多个新生的小鳞茎，收集无病植株上的小鳞茎，消毒后按株行距25cm×6cm播种。经1年的培养，一部分可达种茎标准（50g），较小者，继续培养1年再作种用。

(3) 珠芽繁殖 夏季采收成熟珠芽，与湿润细沙混合，贮藏在阴凉通风处。当年9～10月，在苗床上按行距12～15cm、深3～4cm播种珠芽，覆3cm细土，盖草。翌春出苗后揭去盖草，培育两年后，可移栽定植。

2.有性繁殖 秋季将成熟的种子采下，在苗床内播种，第二年秋季可产生小鳞茎。此法时间长，种性易变，生产上少用。

3.移栽和定植

(1) 栽种时间 以9月份栽植为宜，此时平均气温在20℃左右，可促进地下鳞茎萌发新根，能充分利用冬前的有效温度，使其在越冬期间形成良好的根系，以利于翌春尽早出苗、出壮苗。若栽种过早，夏季暑热高温容易造成鳞茎灼伤影响出苗。

(2) 种鳞茎选择 对收获后准备作种用的鳞茎去除枯皮，切除老根，置于室内摊晾数日，以促进鳞茎表面水分蒸发和伤口愈合。摊晾时间一般以5～7天为宜。栽种时要选择抱合紧密、色白形正、无破损、无病虫害的鳞茎作种，并按大小分档。一般每667m²用种量为300～400kg。

(3) 种鳞茎处理 栽植前可将选好的种鳞茎用50%多菌灵或甲基托布津可湿性粉剂1kg加水500倍，或用20%生石灰水浸种15～30分钟，晾干后播种。也可将杀虫药加土拌匀后，撒在种球上，然后再盖土。

(4) 栽种密度与深度 株行距为25cm×15cm；种植的深度根据种鳞茎的大小而

定，小的为 3 ～ 5cm，大的为 5 ～ 8cm。

（5）种植方法 栽种前先按行距开深 9 ～ 12cm 的沟，锄松沟底土，将种鳞茎底部朝下摆正，覆土。盖草防冻和保持土壤湿润，以利于发根生长。

（三）田间管理

1. 中耕除草 一般中耕除草与施肥结合进行。锄草 2 ～ 3 次，宜浅锄，以免伤鳞茎。植株封行后可不再中耕除草。

2. 追肥 第一次在 3 月下旬，每 667m² 追施三元素复合肥 30kg、尿素 15kg；第二次于 4 月下旬，每 667m² 追肥三元素复合肥 30kg、尿素 25kg；第三次于 6 月中旬，每 667m² 叶面施肥 0.2% 磷酸二氢钾和 0.1% 钼酸铵 100kg。

3. 灌溉和排水 卷丹怕涝，春夏多雨高温，土壤易板结，极易引发病害，故要结合中耕除草和施肥，经常疏沟排水。如遇久旱无雨，亦应适度灌溉。

4. 摘除花蕾和珠芽 5 ～ 6 月植株孕蕾期间，除作留种外，其余花蕾要及时摘除。同时摘除珠芽，避免养分的无效消耗，影响鳞茎生长。

5. 盖草 出苗后，应铺盖稻草，可保墒和防治杂草滋生，不使土壤板结，保持湿润，并可防止夏季高温而引起鳞茎腐烂。

（四）病虫害及其防治

1. 病害及其防治

（1）病毒病，为全株性病害，受害植株生长缓慢，植株矮小，早期枯萎，出现黄绿相间的花叶，叶面凹凸不平，并有黑斑，花朵发育不良，严重时全株枯死。病毒主要在鳞茎内越冬，成为第二年初侵染来源。田间再侵染主要是由蚜虫传播引起的，在带病鳞茎多、天气干燥、蚜虫发生数量多时，此病发病严重。防治方法：选用抗病品种及无病种鳞茎；异地育种或换种；连片地尽量一茬种完，如果是坡地要自下而上栽种，以减少病毒流传；增施磷钾肥，促使植株健壮，增强抗病能力；及时施药，消灭蚜虫、种蝇等传毒媒介，可用 10% 吡虫啉 20g 兑水 30kg，喷雾。

（2）立枯病，多发于鳞茎及茎、叶上。鳞茎受害后，逐渐变褐，鳞片上形成不规则的褐色病斑，最后腐烂。成株受害后，叶片从下而上变黄，直至全株变黄立枯而死。防治方法：选择排水良好、土壤疏松的地块种植；加强田间管理，改善通风、光照条件，增施磷钾肥，避免过量施用氮肥；实行水旱轮作；出苗前喷施 1 : 2 : 200 波尔多液 1 次，出苗后喷施 50% 多菌灵 600 倍液 2 ～ 3 次；发病后，及时清除病株，病区用 50% 石灰乳消毒。

（3）灰霉病，主要因田间湿度过高引发，严重时往往造成叶片枯萎，直至全株死亡。高发期间叶背病斑处可见灰色霉状物，为病原菌的分生孢子。防治方法：合理密植，注意通风；在病害易发季节，用 70% 速克灵 1000 倍液，或 50% 扑海因可湿性粉剂 1000 ～ 1200 倍液，或 40% 施加乐可湿性粉剂 1000 ～ 2000 倍液喷雾，每隔 7 ～ 10 天喷施 1 次。

2. 虫害及其防治

（1）蚜虫，常群集在嫩叶花蕾上吸取汁液，使植株萎缩，生长不良，开花结实均受影响。防治方法：清洁田园，铲除田间杂草，减少越冬虫口；发生期间喷杀灭菊酯2000倍液，或50%马拉硫磷1000倍液。

（2）蛴螬，危害鳞茎、基生根。防治方法：施用充分腐熟的农家肥；每 $667m^2$ 用90%晶体敌百虫 100～150g，或50%辛硫磷乳油100g，拌细土 15～20kg 做成毒土撒施，也可用辛硫磷溶液灌根。

六、采收加工

（一）采收

移栽后第二年秋季，当茎叶枯萎时，选晴天挖取，除去茎叶，将大鳞茎用作药用，小鳞茎作种栽。

（二）加工干燥

将大鳞茎剥离成片，按大、中、小分级，洗净泥土，沥干水滴，然后投入水中烫煮一下，大片约10分钟，小片5～7分钟，捞出，在清水中漂去黏液，摊晒在席上，晒至全干。

【复习思考题】

1. 简述补益药的种类及相应的药理作用。
2. 简述黄芪的栽培技术和采收加工要点。
3. 简述白芍的加工技术要点。

第二十章　收涩药 ▷▷▷▷

【学习目的】

1. 掌握山茱萸的种质资源概况、栽培和采收加工技术要点。

2. 熟悉山茱萸的生态习性和生长发育规律。

3. 了解山茱萸的分布情况和植物形态特征。

收涩药多酸涩，性温或平，主入肺、脾、肾、大肠经，具有固表止汗、敛肺止咳、涩肠止泻、固精缩尿、收敛止血、固崩止带等收敛固脱作用，用于治疗久病体虚、正气不固、脏腑功能衰退所致的自汗、盗汗、久咳虚喘、久泻、久痢、遗精、滑精、遗尿、尿频、崩带不止等滑脱不禁病证。现代药理研究证明，该类中药多含大量鞣质。鞣质味涩，是收敛作用的主要成分。根据作用特点的不同，又分为固表止汗药、敛肺止咳药、涩肠止泻药、涩精止遗药及固崩止带药等几类。

固表止汗药能行肌表，调节卫分，顾护腠理，而发挥固表敛肺止汗的功效，用于治疗肺脾气虚、卫阳不固、腠理不密、津液外泄的自汗证，以及肺肾阴虚、阳盛则生内热、热迫津液外泄的盗汗证，常用中药有麻黄根、浮小麦、糯稻根须等。敛肺止咳药酸涩收敛，主入肺经，具有收敛肺气、止咳平喘的功效，主要用于治疗咳喘久治不愈、肺虚喘咳、动则气促，或肺肾两虚、摄纳无权、呼多吸少的肺肾虚喘等；常用中药有五味子、乌梅、诃子、罂粟壳、五倍子等。涩肠止泻药酸涩收敛，主入大肠经，具有涩肠止泻止痢的功效，主要用于治疗脾肾虚寒、久泻久痢、肠滑不禁、腹痛喜按喜温、舌淡苔白等；常用中药有赤石脂、禹余粮、肉豆蔻、石榴皮、芡实、莲子等。涩精止遗药酸涩收敛，甘温补虚，主入肾、膀胱经，具有固肾涩精、缩尿止遗之功效，主要用于治疗肾虚失藏，下焦不固或肾虚不摄、膀胱失约所致的遗精滑精、遗尿尿频等；常用中药有山茱萸、桑螵蛸、金樱子、覆盆子、刺猬皮等。固崩止带药酸涩收敛，具有收敛止血止带之功效，主要用于治疗冲任不固、带脉失约所致的崩漏下血、带下等；常用中药有海螵蛸、鸡冠花等。此处仅介绍山茱萸的栽培技术。

山茱萸

山茱萸为山茱萸科植物山茱萸 *Cornus officinalis* Sieb. et Zucc. 的干燥成熟果肉，别名萸肉、山萸肉、药枣、枣皮，属于传统中药之一，始载于《神农本草经》。山茱萸主要分布于陕西、山西、河南、山东、安徽、浙江、四川等地，主产于浙江。

一、形态特征

落叶乔木或灌木；树皮灰褐色；小枝细圆柱形，冬芽顶生及腋生，卵形至披针形，被黄褐色短柔毛。单叶对生；叶片纸质，卵状披针形或卵状椭圆形，先端渐尖，基部宽楔形或近于圆形，全缘，上面绿色，无毛，下面浅绿色，稀被白色贴生短柔毛，脉腋密生淡褐色丛毛，侧脉 6～7 对，弓形内弯；叶柄稍被贴生疏柔毛。伞形花序生于枝侧，有总苞片 4，卵形，厚纸质至革质，带紫色，两侧略被短柔毛，开花后脱落；花小，两性，先叶开放；花萼裂片 4，阔三角形；花瓣 4，舌状披针形，向外反卷；雄蕊 4，花丝钻形；花盘垫状，无毛；子房下位，花托倒卵形，密被贴生疏柔毛，花柱圆柱形，柱头截形；核果长椭圆形，呈红色至紫红色；核骨质，狭椭圆形，有几条不整齐的肋纹。花期 3～4 月，果期 9～10 月。

二、生态习性

山茱萸适宜于温暖、湿润的地区生长，畏严寒。正常生长发育、开花结实要求平均温度为 5～16℃。花芽萌发需气温在 5℃以上，最适宜温度为 10℃左右，如果温度低于 4℃则受危害。山茱萸喜阳光，透光好的植株坐果率高。山茱萸由于根系比较发达，耐旱能力较强。山茱萸对土壤要求不严，能耐瘠薄，但在土壤肥沃、湿润、深厚、疏松、排水良好的砂质壤土中生长良好。冬季严寒、土质黏重、低洼积水以及盐碱性强的地方不宜种植。

三、生长发育规律

山茱萸从种子播种出苗到开花结果一般需要 7～10 年。若采用嫁接苗繁殖，2～3 年就能开花结果。山茱萸根据树龄可分为幼龄期（实生苗长出至第 1 次结果，一般为 7～10 年）、结果初期（第 1 次结果至大量结果，一般延续 10 年左右）、盛果期（大量结果至衰老以前，一般持续百年左右）、衰老期（植株衰老到死亡）。

山茱萸的花芽为混合芽，在 5 月底至 6 月初开始分化，其分化过程可分为花序的形成阶段和花的形成阶段，各阶段需历时一个多月；到 8 月花序基本分化完成。花蕾经过越冬于翌年春季开放，初花期一般在 3 月初。整个花期约 1 个月左右，此时日均气温应高于 5℃。山茱萸先花后叶，花期过后，叶一般在 3 月上旬展开，4 月下旬初步形成，4 月底叶的生长速度减慢，5 月上旬停止生长。山茱萸果实生长期在 4 月上旬至 10 月中下旬，历时 200 余天。4 月下旬至 5 月底是果实迅速生长期，是营养物质补充的阶段，干旱或养分不足将导致大量落果。

四、种质资源状况

山茱萸种内变异丰富，根据果实性状不同，可分为椭圆形果型、长圆柱形果型、圆柱形果型、短圆柱形果型、纺锤形果型、长梨形果型、短梨形果型等几种农家栽培品种，经结合经济学、化学指标和药效学评价结果，确定椭圆形、圆柱形、长梨形果型为优良栽培品种。

五、栽培技术

（一）选地或选址

1. 育苗地 山茱萸栽培大多在山区，因此在选择育苗地宜选择背风向阳、光照良好的缓坡地或平地。土层深厚、疏松、肥沃、湿润、排水良好的砂质壤土，中性或微酸性、有水源和灌溉方便的地块为好。为减少病虫害的发生，提高出苗率和苗木质量，育苗地不宜重茬。地选好后，在入冬前进行一次深耕，深 $30 \sim 40cm$，耕后整细耙平。结合整地每 $667m^2$ 可施充分腐熟的厩肥 $2500 \sim 3000kg$ 作为基肥。播种前，再进行一次整地作畦。北方地区多做平畦，南方多做高畦，但是不管是高畦或是平畦都应有排水沟。畦的长度根据育苗地具体情况而定，一般畦面宽 $1.5 \, m$。

2. 栽植地 山茱萸对土壤要求不严，以中性和偏酸性、具团粒结构、透气性佳、排水良好、富含腐殖质、较肥沃的土壤为最佳。选择海拔 $200 \sim 1200m$、坡度不超过 $20° \sim 30°$，以及背风向阳的山坡、二荒地、村旁、水沟旁、房前屋后等空隙地。高山、阴坡、光照不足、土壤黏重、排水不良等处不宜栽培。由于山茱萸种植多为山区，在坡度小的地块按常规进行全面耕翻；在坡度为 $25°$ 以上的地段，按坡面一定宽度沿等高线开垦，即为带垦。在坡度大、地形破碎的山地或石山区采用穴垦，其主要形式是鱼鳞坑整地。全面垦复后挖穴定植，挖松底土，每穴施土杂肥 $5 \sim 7kg$，与底土混匀。在土壤肥沃、水肥好、阳光充足条件下种植的山茱萸，结果早、寿命长、单产高。

（二）繁殖方法

1. 有性繁殖

（1）种子处理 山茱萸种皮坚硬，内含透明的黏液树脂，影响种子萌发，且存在后熟现象。因此，在育苗前必须进行处理，否则需经 $2 \sim 3$ 年才能萌发。种子处理方法有浸沤法、腐蚀法、砂贮催芽覆膜法。

（2）育苗移栽 秋季果熟时选个大、色红、肉厚的果实，剥去果肉，洗净。经处理后待播。做育苗畦，在畦上按行距 $25 \sim 30cm$ 开沟，沟深 $3 \sim 5cm$，将种子均匀播入沟内，覆土搂平，稍镇压，上盖一层草，保持畦面湿润，播后一周出苗。若水肥供给及时，管理良好，幼树可长 $65 \sim 100cm$ 高，当年可定植；如生长不好，$2 \sim 3$ 年才能定植。

（3）直播 在栽培地按株行距 $1.7m \times 2m$，开深约 $6cm$ 的穴，施入厩肥或堆肥，每穴播种子 $3 \sim 4$ 粒，覆土 $0.6 \sim 1cm$。

2. 无性繁殖

（1）压条繁殖 秋季收果后或在地解冻萌动前，将近地面的二年生、三年生枝条弯曲至地面，在近地处将枝条切割至木质部 $1/3$，将枝条埋入已施腐熟厩肥的土中，盖 $15cm$ 沙壤土。绑在木桩上，固定压紧，枝条先端露出地面。勤浇水，春季施少量腐熟的稀人粪尿。压条第二年或第三年春将已长根的压土扒开，割断与母株连接部分，将自根苗另择地定植。

（2）扦插繁殖　5月中下旬将性状优良植株无病害、无机械损伤、已木质化的枝条按 15 ～ 20cm 用消毒刀片斜切，上口横切，枝条上部保留 2 ～ 4 片叶，插入腐殖土和细砂混匀所做的苗床，株行距 20cm×8cm，深 12 ～ 16cm，覆土 12 ～ 16cm，压实。浇足水，加盖农用塑料膜，保持气温 26 ～ 30℃、相对湿度 60% ～ 80%，上部搭遮阴棚，透光度25%，6月中旬透光度调至10%，保持床面湿润，避免强光照射，越冬前撤去遮阴棚，浇足水。次年适当松土拔草，加强水肥管理，深秋冬初或翌年早春起苗定植。

（三）田间管理

1. 苗期管理　出苗前保持土壤湿润，防止地表干旱板结。用草覆盖，旱时浇水，出苗后除去盖草。幼苗期常拔草，苗高 15cm 时可锄草并追肥 1 次。若小苗太密，在苗高 12 ～ 15cm 时可间苗。幼苗松土施肥 2 ～ 3 次。当年幼苗达不到定植高度时，入冬前浇 1 次冻水，加盖杂草或牛马粪，以利保温保湿安全越冬。

2. 移植后的管理

（1）灌溉　一年应至少浇灌三次，第一次在春季发芽开花前，第二次是夏季果实灌浆期，第三次在入冬前，俗称封冻水。其他时间土壤干旱时选适当时机灌溉。

（2）树盘管理　山茱萸根系较浅，通过树盘管理可使植株生长健壮、促进产量提高。每年秋季果实采收后或早春解冻后至萌芽前进行冬挖、深翻，夏季 6 ～ 8 月浅锄山茱萸园地。耕作深度一般为 18 ～ 25cm，掌握"冬季宜深，夏季宜浅；平地宜深，陡坡宜浅"的原则，适当调节。树盘覆盖可以减少地表蒸发，保持土壤水分，提高地温，有利于根系活动，从而促进山茱萸的新梢生长和花芽分化。树盘覆盖的材料可用地膜、稻草、麦秸、马粪及其他禾谷类秸秆等，覆盖的面积以超过树冠投影面积为宜。根据山茱萸根系分布特点，覆盖范围从树主干周围直到枝展外缘。山茱萸树盘覆草可延迟开花期，减轻冻害影响，提高坐果率和产量，减少降雨引起的树盘土壤冲刷，并能抑制杂草的萌发和生长。

（3）施肥　山茱萸施肥分土壤施肥和根外施肥（叶面喷肥）两种。土壤施肥在树盘土壤中施入，前期追施以氮素为主的速效性肥料，后期施肥则应以氮、磷、钾，或氮、磷为主的复合肥为宜。幼树施肥一般在 4 ～ 6 月，结果树每年秋季采果前后于 9 月下旬至 11 月中旬注意有机肥与化肥配合施用。施肥方法采用环状施肥和放射状施肥。根外施肥在 4 ～ 7 月，每月对树体弱、结果量大的树进行 1 ～ 2 次叶面喷肥，用 0.5% ～ 1% 尿素和 0.3% ～ 0.5% 的磷酸二氢钾混合液进行叶片喷洒，盛花及坐果期施肥，喷 0.1% 硼溶液效果也较好。

（4）整形　山茱萸以短果枝及短果枝群结果为主，根据其萌发力强、成枝力弱的特性和其自然生长习性，栽植后选择自然开心形、主干分层形及丛状形等丰产树形。

（5）修剪　包括幼树整形修剪：山茱萸定植后第二年早春，当幼树株高达到 80 ～ 100cm 时，就应开始修剪，以整形为主，修剪为辅。幼树应以疏剪（从基部剪除）

为主，短截（剪去枝条的一部分）为辅。疏剪的枝条包括生长旺、影响树形的徒长枝；骨干枝上直立生长的壮枝；过密枝和纤细枝；成年树的整形修剪：山茱萸进入结果期，先期仍以整形为主。进入盛果期后，则以修剪为主。此时的生长枝要尽量保留，特别是树冠内膛抽生的生长枝更为宝贵。山茱萸进入衰老期后，抗逆性差，容易被病虫害侵袭危害，导致山茱萸衰老死亡，因此必须更新修剪。其方法：疏除生命力弱的枝条和枯枝，迫使树体形成新的树芽。充分利用树冠内的徒长枝，将其轻剪长放培养成为树体内的骨干枝，促使徒长枝多抽中、短枝群，以补充内膛枝，形成立体结果。对于地上部分不能再生新枝的主枝或主干死亡而根际处新生蘖条，可锯除主枝主干，让新枝条长成更新植株。更新植株比同龄栽植的植株要提早 2～4 年结果。

（6）疏花　根据树冠大小、树势的强弱、花量多少确定疏除量，一般逐枝疏除 30% 的花序，即在果树上按每隔 7～10cm 距离保留 1～2 个花序，可达到连年丰产结果的目的，在小年则采取保果措施，即在 3 月盛花期喷 0.4% 硼砂和 0.4% 的尿素。

（四）病虫害及其防治

1. 病害及其防治

（1）灰色膏药病，菌丝在皮层上形成圆形、椭圆形或不规则形的厚膜，似膏药贴附状。在成年山茱萸植株上发生，通常活枝、死枝均能为害。受害后树势衰退，严重的不能开花结果，甚至枯死。防治方法：培育实生苗，并砍去有膏药病而树势衰弱的老树，新老林合理更换，确保林木健康生长；用刀刮去菌丝膜，涂上石灰乳或波美 5 度的石硫合剂进行保护，同时注意防治树干上的介壳虫；发病初期喷 1:1:100 波尔多液保护。

（2）炭疽病，于 6 月上旬发病，绿色果实上初为圆形红色小点，病斑扩大后，呈黑色具紫红色的边缘凹陷病斑，外围有不规则的红晕圈，使青果未熟先红。病斑后期变黑色，并生有小黑点，最后致使全果变黑干枯脱落，有部分干枯果实，仍悬挂枝头。防治方法：冬春季做好清园工作，将枯枝落叶、病残体清除和烧毁；发病初期，可喷 1:1:100 波尔多液或炭疽福美，或甲基托布津，在春季新梢生长后及发病中期（6 月）各喷 1 次，盛发期（8～9 月）每隔半月 1 次，连续喷 2 次；选育抗病品种，培育优良实生苗；苗木运输要加强检疫，种前应用 0.2% 的抗菌剂 401 浸 24 小时确保苗木健壮。

（3）白粉病，被害植株，叶片自尖端向内失绿，正面变灰褐色或淡黄色褐斑，背面生有白粉状病斑，后期散生褐色至黑色的小颗粒，最后干枯。防治方法：劈山造林，做到合理密植，使林内通风透光，植株健壮；发病初期，可喷施 50% 托布津 1000 倍液。

（4）角斑病，为害叶片和果实。初期叶正面出现暗紫红色小斑，中期叶正面扩展成棕红色角斑，后期病部组织枯死，呈褐色角斑。果实发病，为锈褐色圆形小点，直径在 1mm 左右，病斑数量多时，连接成片，使果顶部分呈锈褐色。果实发病，仅侵害果皮，病斑不深入果肉。角斑病多在 5 月初田间出现，7 月为发病高峰期，湿度较大时易发生。防治方法：增施磷钾和农家肥，提高抗病力；5 月份树冠喷洒 1:2:200 波尔多液保护剂，每隔 10～15 天喷 1 次，连续 3 次，或者喷 50% 可湿性多菌灵 800～1000 倍液。发病初期 75% 百菌清可湿性粉剂 500～800 倍液 2～3 次，每 7～10 天喷 1 次。

2. 虫害及其防治

（1）果蛾，又名食枣虫、黄肉虫、药枣虫，浙江称为"米虫"，河南称为"麦蛾虫"。一年发生1代，8月下旬～9月初危害果实，一般1果1虫，少数1果2虫。以老熟幼虫入土结茧越冬，成虫具趋化性。防治方法：及时清除早期落果，果实成熟时，适时采收，可减少越冬虫口基数；在山茱萸蛀果蛾化蛹、羽化集中发生的8月中旬，喷洒50%辛硫磷乳油1000～1500倍液，每隔7天喷1次，连续喷2～3次。

（2）大蓑蛾，又名大袋蛾、皮虫、避债蛾、袋袋虫、布袋虫。幼虫以取食叶片为主，也可食害嫩枝和幼果。据调查，在山茱萸产区，该虫多发生在10～20年生山茱萸树上，尤以长江以南地区发生为害重。1年发生1代，老熟幼虫悬吊在寄主枝条上的囊中越冬。防治方法：在冬季人工摘除虫囊；可选用青虫菌或BT乳剂（孢子量100亿个/克以上）500倍液喷雾，效果亦好。

（3）木尺蠖，又称量尺虫、造桥虫、吊丝虫等。幼虫以叶为食。一年发生1代，以蛹在土内或土表层、石块缝内越冬，6～8月为羽化期，7月中下旬为盛期，成虫喜在晚间活动，幼虫为害期长（7月上旬至10月上旬），达3个月左右。防治方法：开春后，在树干周围1m范围内挖土灭蛹；在幼虫发生初期喷2.5%的鱼藤精400～600倍液或90%敌百虫1000倍液。

六、采收加工

（一）采收

当山茱萸果皮呈鲜红色，便可采收。一般认为经霜打后质量最佳，故宜在霜降到冬至间采收。因各地自然条件和品种类型不同，采收时期也有所不同，一般成熟时间为10～11月前后，适时采收。

（二）干燥加工

目前干燥加工一般要经过净选、软化、去核、干燥四个步骤。

1. 净选　将采摘的果实除去其中的枝梗、果柄、虫蛀果等杂质。

2. 软化　各产区由于习惯不同，采取的软化方法也不同。

（1）水煮法　将果实倒入沸水中，上下翻动10分钟左右至果实膨胀，用手挤压果核能很快滑出为好，捞出去核。

（2）水蒸法　将果实放入蒸笼上，上汽后蒸5分钟左右，以用手挤压果核能很快滑出为好，取下去核。

（3）火烘法　果实放入竹笼，用文火烘至果膨胀变柔软时，以用手挤压果核能很快滑出为好，取出摊晾，去核。

3. 去核　将软化好的山茱萸趁热挤去果核，一般采用人工挤去果核或用山萸肉脱皮机去核。

4. 干燥　采用自然晒干或烘干。

【学习小结】

本篇重点介绍了常用中药植物的外部形态特征、分布、生态习性、生长发育规律、种质资源概况、栽培管理和采收加工技术要点等方面的内容。通过本篇内容的学习，了解不同中药植物各具有不同的生态习性，每种中药植物都有自己的生长发育规律，以及适宜生长的温度、湿度范围、光照、土壤条件等，分布于不同地区。每种中药植物适宜生长在不同的环境条件下，如天麻、附子等属于阴生植物，不易阳光直射，需要林下或遮阴种植。而金银花、菊花、苍术、远志等是阳生植物，需要种植在阳光充足的地方。由于不同中药植物的栽培历史不同，对每种中药植物的生长发育规律研究的深度不同，如人参、灵芝、天麻、地黄等对其生长发育规律有深入的研究，对其栽培管理措施有系统详细的描述，已培育出较多的优良种质资源。而一些中药植物栽培历史短，如连翘主要来自野生，对其栽培管理技术研究相对比较落后。因此，在栽培过程中需要根据每种中药植物的生长习性选择适宜的种植地、并采取不同的繁殖方法和栽培管理措施。

一般来说，中药植物在栽培过程首先要进行种植地或育苗地的选择，然后平整土地、起垄、做畦，施足基肥；选择优良品种，采取合适的播种时期、播种深度、密度和播种方式进行播种，播种后及时覆土或覆膜进行保温保湿，或进行育苗移栽。如果不易采取种子繁殖，则进行适宜的扦插、分株、嫁接等营养繁殖，注意营养繁殖的时期、方式和养护；出苗后要及时进行苗期的间苗、定苗、补苗、中耕除草，根据需要搭棚遮阴等，育苗的要适时进行移栽；生长期间适时进行追肥、灌溉或排水、打顶、修剪等农艺措施；进行病虫害防治时，要选择合适的防治方法，如需进行化学防治，则要选择适宜的低毒、高效、低残留的生物农药种类，选择适宜的喷施浓度，适期施用，尽量减少农药残留和环境污染；适时进行采种、越冬管理等；选择药效成分含量最好的发育阶段或生长年限适时采收，采收后进行晒干、晾干、烘干等不同的加工方式来保持药材的特有性状。

【复习思考题】

1. 根据山茱萸的生长发育规律应如何制定合理的栽培管理措施？
2. 山茱萸的采收加工有哪些技术要点？

主要参考文献

［1］段金康，周荣汉.中药资源学［M］.北京：中国中医药出版社，2013.

［2］王文全.中药资源学［M］.北京：中国中医药出版社，2012.

［3］万德光，王文全.中药资源学专论［M］.北京：人民卫生出版社，2009.

［4］郑汉臣.生药资源学［M］.上海：第二军医大学出版社，2003.

［5］陈士林，肖培根.中药资源可持续利用导论［M］.北京：中国医药科技出版社，2006.

［6］陈士林，等.中国药材产地生态适宜性区划［M］.北京：科学出版社，2011.

［7］王文全，沈连生.中药资源学［M］.北京：学苑出版社，2004.

［8］周荣汉.中药资源学［M］.北京：中国医药科技出版社，1993.

［10］中国药材公司.中国中药区划［M］.北京：科学出版社，1995.

［11］谢宗万.中药品种理论与应用［M］.北京：人民卫生出版社，2008.

［12］胡世林.中国道地药材［M］.哈尔滨：黑龙江科学技术出版社.1989.

［13］巢建国，裴瑾.中药资源学［M］.北京：中国医药科技出版社，2018.

［14］巢建国.中药资源学［M］.北京：中国医药科技出版社，2014.

［15］郭巧生.药用植物资源学［M］.北京：高等教育出版社，2007.

［16］赵志模，郭依泉.群落生态学原理与方法［M］.北京：科学技术文献出版社，1990.

［17］黄璐琦.中药资源生态学［M］.上海：上海科学技术出版社，2009.

［18］段昌群.资源生态学［M］.北京：高等教育出版社，2017.

［19］潘佑找.药用植物栽培学［M］.北京：清华大学出版社，2014.

［20］郭巧生.药用植物栽培学［M］.北京：高等教育出版社，2009.

［21］张永青，杜弢.中药栽培养殖学［M］.北京：中国医药科技出版社，2015.

［22］姜汉侨，等.植物生态学［M］.2版.北京：高等教育出版社，2010.

［23］王忠.植物生理学［M］.2版.北京：中国农业出版社，2008.

［24］康廷国.中药鉴定学［M］.3版.北京：中国中医药出版社，2012.

［25］蔡少青.生药学［M］.5版.北京：人民卫生出版社，2007.

［26］罗光明，刘合刚.药用植物栽培学［M］.2版.上海：上海科学技术出版社，2013.